AF401503

LA
DÉFENSE DE L'EUROPE

CONTRE

LE CHOLÉRA

CORBEIL. — IMPRIMERIE ÉD. CRÉTÉ.

LA
DÉFENSE DE L'EUROPE

CONTRE

LE CHOLÉRA

PAR

A. PROUST

PROFESSEUR A LA FACULTÉ DE MÉDECINE DE PARIS
MEMBRE DE L'ACADÉMIE DE MÉDECINE
MÉDECIN DE L'HOTEL-DIEU
INSPECTEUR GÉNÉRAL DES SERVICES SANITAIRES
DÉLÉGUÉ DU GOUVERNEMENT FRANÇAIS AUX CONFÉRENCES SANITAIRES
INTERNATIONALES DE VIENNE 1874. ROME 1885. VENISE 1892.

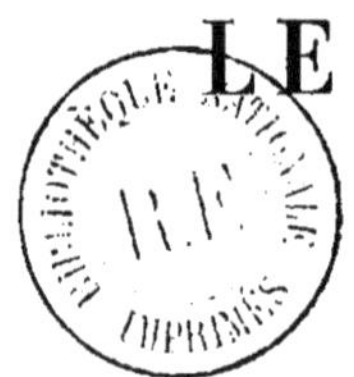

PARIS

G. MASSON, ÉDITEUR

LIBRAIRE DE L'ACADÉMIE DE MÉDECINE

120, boulevard Saint-Germain, en face de l'École de Médecine

1892

PRÉFACE

Le choléra ne continue pas seulement à sévir dans l'Inde. Il s'étend dans l'Extrême-Orient, dans le golfe du Bengale, en Birmanie, dans l'Indo-Chine, dans les ports à traités de la Chine, dans la Corée, au Japon, sur toute la côte des mers de Chine, jusqu'à Wladivostock. Il a sévi pendant ces dernières années en Irak-Arabie, en Mésopotamie, en Perse, en Syrie, en Arabie (la Mecque) et en Afrique (Massaouah).

Les transformations économiques qui se préparent sur toute la surface du continent africain, vont encore aggraver le danger.

Aussi la question de la défense de l'Europe contre le choléra se dresse-t-elle toujours avec un pressant intérêt et une actualité redoutable.

Le but vers lequel doivent tendre nos efforts consiste à intercepter toute communication directe entre les provenances contaminées de l'Extrême-Orient, d'un côté; l'Égypte, la Méditerranée et l'Europe, de l'autre.

Ce but est d'autant plus facile à atteindre que la

situation géographique de Suez est favorable à la défense et que nous possédons aujourd'hui un outillage sanitaire qui nous permet de détruire les germes des maladies exotiques sans recourir aux mesures surannées qui entravaient le commerce et la navigation.

Une visite médicale faite à Suez par une autorité compétente et d'un caractère international décidera si le navire est indemne, suspect, ou contaminé.

S'il est indemne, il aura immédiatement libre pratique, sans qu'il soit prescrit contre lui aucun arrêt sous le nom de quarantaine d'observation. Il pourra continuer sa route sans perte de temps, même s'il a patente brute.

Dans le cas extrêmement rare, 1 ou 2 sur 2000 ou 3000, de contamination ou de suspicion, il subira dans l'isolement, avant de traverser le canal, des mesures d'assainissement et de désinfection.

Eh bien, c'est au moment où le choléra s'étend dans tout l'Extrême-Orient et en Orient, alors que les garanties créées par notre outillage sanitaire nous permettent de supprimer d'inutiles entraves, que l'on avait songé à proposer le libre passage du canal de Suez, pour tous les navires anglais, même pour ceux qui ont le choléra à bord.

Si l'Europe, sous une influence prestigieuse, s'était laissée aller à sacrifier les mesures auxquelles elle a dû à plusieurs reprises son salut, elle n'eût pas tardé à payer cher son imprudence.

Le commerce et la navigation auraient d'ailleurs eu à souffrir autant que la santé publique ; car la

Méditerranée étant exposée à devenir le siège d'épidémies cholériques, sans cesse renouvelées, aurait vu renaître les longues et incessantes quarantaines d'une autre époque.

C'était pour empêcher la faute que l'on était sur le point de commettre que cet ouvrage a été écrit.

Il est consacré à la défense de la politique sanitaire française.

J'ai pensé avec le Comité de direction des services de l'hygiène, qu'il fallait réagir contre cette dangereuse doctrine : le passage en quarantaine du canal de Suez par tous les navires anglais, même par ceux qui ont le choléra à bord.

De là mon voyage en Égypte.

De là, également, mes propositions à la Conférence de Venise.

J'ai demandé au nom de la délégation française qu'il fût substitué à un régime spécial ne visant que le passage en quarantaine d'une seule catégorie de navires, les navires anglais, un système général de protection de l'Égypte, de la Méditerranée et de l'Europe contre les provenances de l'Extrême-Orient, système applicable aux navires de toutes les nationalités, donnant une garantie suffisante à la santé publique et causant moins de trouble au commerce et à la navigation que le système proposé dans le protocole présenté par l'Angleterre et l'Autriche. Les propositions que j'avais énoncées sous forme d'amendement ou de contre-projet devinrent la base des discussions de la Conférence; elles sont seules mentionnées dans la Convention qui a été signée, où le protocole austro-anglais n'est même pas visé.

Quel que soit d'ailleurs le résultat immédiat de cette Conférence, le principe est maintenant posé et les conséquences s'en feront certainement sentir.

La Conférence, en effet, a admis à l'unanimité la nécessité de l'organisation d'une surveillance sanitaire à Suez, et la création aux Sources de Moïse d'un hôpital et d'un établissement de désinfection.

Elle a réglé la question du passage en quarantaine du canal de Suez. Elle a refusé ce passage aux navires contaminés; elle ne l'a autorisé que pour les navires suspects et en l'entourant de garanties sérieuses médecin à bord, étuve), garanties qui ont été préconisées par le Comité de direction des services de l'hygiène et par le Comité consultatif. Les autres navires suspects devront, avant de transiter, subir une désinfection. Elle a créé un corps de gardes sanitaires pour assurer l'isolement pendant le transit.

Elle a réorganisé le Conseil d'Alexandrie, en a diminué l'élément local et en a fait une institution d'un caractère plus international.

Les résolutions prises par la Conférence ont donné lieu à une convention qui a été signée par la presque unanimité des puissances. De nouvelles négociations vont probablement avoir lieu pour que cette unanimité devienne complète.

L'œuvre accomplie est donc importante.

Jamais l'entente n'avait été si près de se réaliser entre l'Angleterre et la France et nos principes généraux de police sanitaire, sauf quelques réserves de détail, ont été acceptés par toutes les puissances.

Cet ouvrage n'est pas seulement destiné aux médecins. Comme l'a dit, en effet, un grand ministre d'Angleterre, lord Beaconsfield : « La santé publique est le fondement sur lequel reposent le bonheur des peuples et la puissance d'un pays. Le souci de la santé publique est le premier devoir d'un homme d'État ».

J'ai pensé qu'il fallait répandre les connaissances scientifiques sur le choléra, afin de donner à l'opinion les moyens de se rendre compte de ce que l'on doit faire, pour empêcher la maladie de pénétrer en Égypte, dans la Méditerranée et en Europe et cela sans apporter aucune entrave sérieuse au commerce et à la navigation.

Des discours tels que ceux prononcés en 1891 au Congrès d'hygiène de Londres par Cunningham et Lawson, qui en sont encore à contester la transmission du choléra, suffisent pour montrer que la vulgarisation de ces notions est loin d'être superflue.

LA DÉFENSE

DE

L'EUROPE CONTRE LE CHOLÉRA

INTRODUCTION

LE RÉGIME SANITAIRE DE LA FRANCE ENVISAGÉ AU POINT DE VUE INTERNATIONAL

Toutes les questions qui se rattachent à l'étude des grandes épidémies offrent un puissant intérêt, non seulement au point de vue de la médecine, mais encore au point de vue social et à celui de l'histoire générale de l'humanité.

Ce n'est pas un médecin, c'est un historien qui nous a légué la première description d'une de ces affections formidables qui, venues du dehors, s'abattent tout à coup sur une population, et, dans un court espace de temps, frappent mortellement un nombre considérable de victimes.

Le récit de Thucydide est d'autant plus important pour nous qu'il a été lui-même témoin de tout ce qu'il décrit.

Son tableau est aussi simple qu'il est grand. Thucydide a voulu nous conserver fidèlement le souvenir de l'épreuve

"

à laquelle sa patrie était soumise. Son intelligence, émue au contact douloureux des misères humaines, y cherche la vérité sur les caractères extérieurs et matériels de ces misères mêmes.

La peste d'Athènes, les grandes pandémies bibliques, la peste noire célèbre par les récits de Boccace, la lèpre au moyen âge, la syphilis lors de la Renaissance, la petite vérole au commencement du siècle dernier, de nos jours le choléra et la fièvre jaune, sont des événements qui intéressent l'histoire à un aussi haut degré que les révolutions et les batailles.

Au xvii° et au commencement du xviii° siècle, la petite vérole avait pris les proportions d'une véritable calamité publique.

Toute la descendance directe de Louis XIV (un enfant de cinq ans qui fut plus tard Louis XV, excepté, et qui, du reste, devait en mourir) y succomba dans un court espace de temps; et il faut lire les mémoires contemporains, ceux de Saint-Simon par exemple, pour se rendre compte de la terreur qu'inspirait justement cette redoutable maladie.

Dans les pays où elle faisait apparition pour la première fois et qui étaient vierges jusque-là d'infection variolique, ses ravages étaient considérables.

Lorsque la variole fut importée au Mexique par les compagnons de Narvaez, il mourut trois millions et demi d'habitants, et il en périt encore 800 000 dans une éruption qui a eu lieu quelque temps après. Plus que les cruautés des Espagnols, plus que l'eau-de-vie et l'invasion anglo-saxonne, la petite vérole a contribué à la destruction des populations indigènes des deux Amériques.

L'histoire des maladies des peuples ne peut plus être

séparée de l'histoire de la civilisation. C'est en attaquant l'ignorance, l'intempérance et l'imprévoyance que l'on évitera ces grandes épidémies faméliques dont le typhus est l'inséparable cortège.

« Le typhus, a dit Virchow, est un châtiment qu'un peuple s'inflige à lui-même par son ignorance et son indifférence. »

Sous ce rapport, de grands progrès ont déjà été réalisés, et il y aurait injustice à les méconnaître.

Cependant l'Irlande et la Prusse orientale sont toujours sous l'imminence des mêmes désastres, et il suffit d'une mauvaise récolte pour placer ces populations sous le coup de la disette et du typhus.

Hors de l'Europe les conditions sont bien plus déplorables.

En Algérie, l'incurie et le fatalisme des Arabes les exposent perpétuellement à la disette et à ses tristes conséquences ; le typhus algérien de 1869 en est un lamentable exemple.

Des conditions analogues, mais sur une échelle bien plus vaste, se retrouvent dans les Indes orientales, où la vie de plus de deux cents millions d'individus dépend du hasard d'une récolte de riz.

Il va de l'honneur de la France, ainsi que de la Grande-Bretagne, de chercher, dans la mesure du possible, à prévenir ces grandes catastrophes qui placent sous la menace constante de la famine et du typhus une portion notable de l'humanité.

Rien n'établit mieux l'action directe et énergique qu'exercent sur le développement des maladies infectieuses et contagieuses, l'hygiène et tous les auxiliaires dont elle dispose, que l'histoire même de ces maladies, de celles surtout qui, après avoir affligé l'humanité, ont finalement cédé devant les progrès du bien-être et de la civilisation.

La peste, la grande maladie populaire de l'antiquité et du moyen âge, a quitté l'Europe, ainsi que son ancien foyer classique, l'Égypte.

La suette anglaise, cette terrible maladie qui, née en Angleterre à la suite de la guerre des Deux-Roses, a, vers le milieu du xvie siècle, décimé tout le nord-est de l'Europe n'existe presque plus ; et, si la vaccination se pratiquait avec toutes les précautions que la science recommande, il ne serait plus question de variole.

En réalité, si les maladies infectieuses et contagieuses sont un des plus cruels fléaux qui puissent désoler l'humanité, ce sont aussi les maux sur lesquels nous avons le plus de prise, soit pour arrêter leur progrès, soit peut-être même pour en détruire le germe.

Nous ne saurions trop nous pénétrer de cette vérité, à notre époque où la dépopulation de la France préoccupe les esprits. Comme l'a dit récemment M. Brouardel : « Avant de chercher les moyens d'augmenter les naissances, ce qui n'est au pouvoir d'aucun gouvernement, tâchons d'abord de conserver les vivants, diminuons la mortalité. »

Les maladies infectieuses et contagieuses sont les vraies maladies évitables.

Un fait, pris dans la médecine vétérinaire, nous servira d'exemple.

La peste bovine éclata, il y a une vingtaine d'années, presque simultanément en France et en Angleterre.

Les vétérinaires français, convaincus du caractère contagieux de la maladie, et étant armés par la loi d'une autorité suffisante, prirent immédiatement les mesures les plus rigoureuses pour couper le mal dans sa racine.

Il a suffi d'abattre une centaine de têtes de bétail pour mettre un terme aux progrès de l'épidémie.

En Angleterre il n'en a pas été ainsi, et l'anarchie des opinions ainsi que l'insuffisance de la législation ayant laissé les choses suivre leur cours naturel, il en est résulté une mortalité colossale qu'on évalua à plus de 300 000 têtes pour toute l'étendue du Royaume-Uni. Je dois ajouter, qu'instruite par cette leçon, l'Angleterre modifia sa législation et sa manière de faire.

Mais je reviens et me bornerai à l'étude des trois maladies les plus graves qui ressortissent de l'hygiène internationale ; la peste, la fièvre jaune et surtout le choléra, en examinant les mesures qui doivent nous protéger contre leur invasion. La peste causa, au moyen âge, des désastres affreux. Au milieu du XIV° siècle, elle enleva, dit-on, à l'Europe, 25 millions d'hommes, c'est-à-dire, à cette époque, le quart de ses habitants. Il s'agissait de la peste noire, appelée si justement la *mort noire* qui, dans le cours de ce siècle, s'est montrée de nouveau sous le nom de peste de Pali, dans les montagnes de l'Himalaya.

Dans la Tripolitaine et au sud de la Chine, la peste est limitrophe de nos possessions coloniales.

Depuis quinze ans, la maladie s'est, deux fois au moins, propagée à de très grandes distances, de la province de Bagdad en Perse, et de ce dernier pays jusque sur le cours du bas Volga.

La conclusion principale à tirer de ces observations, c'est qu'il ne faut point se départir d'une active surveillance à l'égard de la peste.

L'apparition et le progrès de la peste ont toujours été en raison inverse du bien-être, de l'hygiène et de la civilisation des peuples au milieu desquels elle se développait. Aussi, son dernier réduit, ses derniers retranchements sont dans les régions orientales.

Dans les cités d'Orient, on voit en effet, à côté d'anciennes splendeurs, la misère, la saleté et des immondices de toute nature. Ce contraste est surtout saisissant dans les villes dont la situation est admirable, comme Constantinople. En voyant l'état actuel de ces illustres cités, on se prend à se demander quel pouvait bien être celui de ces cités helléniques, si brillantes à travers le mirage des siècles, mais qui, vues de près aux plus beaux jours l'antiquité, devaient ressembler au tableau que nous offrent aujourd'hui les villes de l'Orient et même quelques-unes de nos villes méridionales.

La première apparition, en Europe, de la fièvre jaune, date du commencement du xviii° siècle à Cadix. Une des épidémies les plus redoutables a été celle de Barcelone, en 1821. L'effroi fut tel qu'il eut pour conséquence notre *loi sanitaire* du 3 mars 1822, dont on connaît la sévérité.

Quant au choléra, je me bornerai à rappeler ses quatre invasions en Europe : 1830 et 1846 importées par voie de terre, 1865 et 1884 par voie maritime.

En ce qui concerne la défense de la frontière de terre, l'expérience qui vient d'être faite sur la ligne des Pyrénées, pour nous protéger du choléra d'Espagne, est intéressante et pleine d'enseignements ; mais elle a été faite trop récemment ponr que nous ayons le droit d'en tirer une conclusion définitive.

Je crois donc devoir, quant à présent, réserver la question de la voie de terre, et j'insisterai seulement sur les moyens de défense de la France et de l'Europe, contre l'importation des maladies pestilentielles exotiques, par voie maritime.

Et d'abord, l'utilité de ces mesures peut-elle être mise en doute? Leur légitimité peut-elle être contestée?

- Évidemment non.

Du moment où il est démontré que la peste, la fièvre jaune et le choléra ont chacun leur foyer d'origine, que le berceau de ces maladies peut être circonscrit, qu'elles sont susceptibles de quitter ce berceau, qu'enfin elles peuvent être importées ; cette importation doit être prévenue par des mesures sanitaires. L'humanité les commande, elles sont en droit d'une justice absolue, et chaque gouvernement doit chercher à sauvegarder la santé des citoyens dont les intérêts lui sont confiés.

Avant de préciser l'orientation actuelle de notre politique sanitaire, quelques mots d'historique me paraissent nécessaires.

La première maladie exotique dont l'importation ait été combattue par des mesures restrictives, est la peste d'Orient. L'introduction du système sanitaire suivie de son application la plus immédiate, la création des lazarets, paraît appartenir à la République de Venise.

Venise sortant de ses lagunes fit, avec les musulmans, ses premiers essais de commerce.

Tant que ce commerce fut limité, ou lorsqu'il se trouva suspendu par les rivalités des Orientaux, Venise ne fut point affligée par la peste. Mais lorsqu'elle fut devenue assez forte pour entreprendre des conquêtes, lorsqu'elle eut couvert la Méditerranée de ses vaisseaux et qu'elle fit à la fois le commerce et la guerre, elle fut envahie par une suite de pestes qui avaient le Levant pour origine.

En six siècles, de 904 à 1400, elle en eut 63.

Ainsi maltraitée, Venise fut conduite, par l'excès de ses malheurs, d'abord à proscrire la vente, puis à détruire et brûler les effets des morts.

Elle créa bientôt des provéditeurs de la santé (1348), un bureau de santé et finalement un lazaret qui a servi de modèle à l'Europe et a obtenu les suffrages de Montesquieu et de Voltaire. Ce lazaret fut établi dans une île appartenant aux Pères Augustins et appelée Sainte-Marie de Nazareth.

L'essai de défense de Venise fut imité par les autres villes qui étaient en relations avec le Levant. Gênes d'abord, puis en 1526, Marseille, eurent un établissement d'isolement contre la peste. La Santé de Marseille acquit une influence considérable et montra des allures despotiques dont le souvenir n'est pas encore effacé, mais elle rendit de réels services, et depuis 1720, date de la dernière épidémie de peste à Marseille, épidémie qui illustra le nom de Belzunce, jusqu'en 1837, elle reçut à neuf reprises des individus atteints de cette maladie, qui toujours, s'éteignit dans le lazaret, sans avoir gagné la ville.

Plusieurs périodes peuvent être distinguées dans l'histoire des mesures restrictives.

Tout d'abord, les populations sont saisies de terreur, elles sont affolées ; elles veulent être protégées à tout prix ; c'est la période de la superstition et de la terreur.

La publication, en 1546, du livre de Fracastor, dans lequel prédominent des idées de contagion, donna un nouvel aliment à cet état de choses. C'est ainsi que des villages atteints de peste ont été incendiés.

On avait résolu de brûler la ville de Digne ; toutefois Gassendi rapporte que cette décision avait été abandonnée au moment d'être mise à exécution, parce que l'autorité, ayant su que la peste était dans trois ou quatre villes voisines, recula devant la nécessité de tout brûler.

L'allusion de Fracastor avait été saisie :

Proderit et lætos stipularum incendere campos
Et nemora intacta et sanctos exuere lucos (1).

Il faut cependant reconnaître qu'au milieu de ces craintes aveugles, il surgit quelques vérités utiles.

C'est aux mesures édictées par les gouvernements de l'époque que l'on doit la disparition de la lèpre qui couvrait autrefois toute la surface de l'Europe et qui se voit reléguée dans quelques coins de la Norvège et de l'Orient.

Du reste, on croyait alors à la contagion bien plus qu'on n'y croit aujourd'hui, et l'on agissait en conséquence.

Je pourrais citer, à titre d'exemple, la fameuse ordonnance par laquelle le parlement enjoint à tous les vérolés de sortir de Paris, sous les peines les plus sévères.

Il était interdit sous peine de mort de porter secours à des naufragés partis de lieux mis à l'index par l'intendance sanitaire.

Dans un fait observé en 1784, au lazaret de Marseille, nous lisons que le malade ne peut se rendre de sa chambre à la grille intérieure de l'enclos Saint-Roch pour être *vu de loin* par les hommes de l'art.

Dans un autre fait de 1786, il est dit que le malade est trop faible pour venir à la barrière de fer. Le bubon fait des progrès, le délire persiste, le malade paraît avoir bu les boissons déposées auprès de lui.

M. Michel Laroche, médecin, ne voyant pas le malade, mais étant renseigné par le garde de santé, dit, dans le certificat qu'il adresse à l'intendance, que les secours ne pouvant être administrés aux pestiférés que par les fené-

(1) *Opera omnia de contagione.* Lib. II, cap. vii, p. 289.

tres et à l'aide de machines, celui-ci n'a ni assez de connaissances, ni assez de forces pour se suffire dans sa chambre. « Nous prions, ajoute-t-il, l'intendance de vouloir bien examiner avec son attention ordinaire, si l'on doit abandonner un malade dans un tel état de délire et de prostration, ou placer auprès de lui quelqu'un de bonne volonté. »

Cette dernière demande est refusée.

Au Caire, des moines du presbytère italien ont poussé la frayeur, en 1841, jusqu'à saisir avec de petites pincettes l'hostie qu'ils donnaient à des communiants.

En Égypte également, l'habit des médecins et autres personnes visitant les pestiférés était de maroquin du Levant, le masque avait les yeux de cristal et on avait adapté un long nez rempli de parfums.

A Marseille, de malheureux pestiférés mouraient sans avoir vu médecin ni chirurgien. A ceux-ci on jette des bistouris pour qu'ils ouvrent eux-mêmes leurs bubons. Dans un cas, un malade, après être resté trois jours sur le carreau, est tiré sur un matelas à l'aide de crochets.

Ailleurs, des malheureux, accusés d'avoir empesté une ville en frottant des rampes d'escalier avec des emplâtres chargés de pus de bubons pestilentiels, ont été livrés au dernier supplice.

A une époque plus rapprochée de nous, un pestiféré n'était vu qu'au sixième jour et avec des lunettes d'approche. Et vers la fin de notre siècle, en 1878, la peste a donné lieu, sur les bords du Volga, à des scènes qui rappellent le moyen âge.

« Par un froid de — 8 à — 10° Réaumur, les malades restèrent abandonnés, sans soins, sans aliments, sans vêtements, dans des maisons dont les vitres avaient été brisées par quelques fanatiques.

» Des enfants déguenillés, amaigris, couraient les rues en pleurant, chassés partout et mourant de froid et de faim.

» Une femme entrée au lazaret y reste sans connaissance un jour ou deux, et, revenant à elle, se trouve entourée d'une vingtaine de cadavres et constate qu'elle a les pieds gelés. Elle crie inutilement pendant plusieurs heures, et le *mortuus* (infirmier spécial des pestiférés), en arrivant, tombe ivre devant elle. Les cadavres restent une dizaine de jours sans être ensevelis.

» Un pope meurt, et, comme personne ne veut l'enterrer, sa sœur et sa femme enceinte creusent un fossé dans la terre gelée; elles succombent toutes deux trois jours après. »

Le choléra de Naples, en 1884, et tout récemment celui d'Espagne, ont donné lieu à des scènes presque aussi sauvages.

Le premier règlement général qu'ait eu la France est du 25 août 1683. Il prescrit les précautions à prendre pour empêcher que la peste ne s'introduise dans le royaume.

Ce règlement, fait à Fontainebleau, porte la signature de Louis XIV et de Colbert.

Au xviiiᵉ siècle, et même au commencement du xixᵉ, l'application des longues quarantaines correspondait non seulement à l'esprit des populations encore terrifiées par le souvenir de la peste de 1720, mais encore aux convenances des marins.

La navigation au long cours se faisait par des voiliers de 200, 300, très rarement 500 tonneaux.

Le capitaine et les officiers, préoccupés de la grave responsabilité qu'ils encouraient, s'astreignaient souvent, pendant de longs mois, à une surveillance de jour et de nuit.

Les équipages, surmenés par des manœuvres à peu près constantes, aspiraient au repos du mouillage. L'eau de boisson, conservée en barriques, ne tardait pas à s'altérer ; la nourriture, consistant en viandes ou poissons salés, provoquait vite une répugnance invincible.

Il était donc naturel que chacun appelât de ses vœux le jour du repos, la distribution des vivres frais et d'une eau de bonne qualité ; la quarantaine, qui offrait ce repos et ce régime, était supportée sans impatience par les marins.

D'ailleurs pendant cette longue période notre navigation fut très limitée ; nous étions en guerre avec l'Angleterre : nous avions perdu la plupart de nos colonies ; enfin, sous la première République et sous le premier Empire, nos côtes étaient bloquées.

Sous la Restauration, l'esprit des populations et la tendance du gouvernement se modifièrent peu. Je citerai comme exemple la loi du 3 mars 1822.

Mais après la conquête de l'Algérie. après la révolution de Juillet, à la suite de l'essor de plus en plus marqué du commerce, il se produisit une transformation dans l'esprit des populations relativement aux longues quarantaines.

Les intendances sanitaires furent vivement attaquées ; elles apportaient des entraves très préjudiciables aux intérêts du commerce et de la navigation.

L'Académie de médecine se prononça contre des pratiques surannées, en contradiction avec les progrès de la science.

D'un autre côté, la navigation à vapeur se substitua presque partout à la navigation à voiles ; les traversées rapides succédèrent aux voyages interminables des voiliers.

Les grandes dimensions des paquebots permirent de

mieux loger les hommes de l'équipage ; la jauge ne fut plus de 200 ou 300, mais de 2000, 3000 et 4000 tonneaux.

Les vivres frais constituèrent la ration journalière, et aujourd'hui, l'eau conservée dans des caisses en fer, doit être irréprochable.

Dans cette nouvelle situation la quarantaine devait apparaître comme un obstacle à la réalisation des progrès de notre époque.

Ses adversaires lui reprochaient d'entraver la rapidité des voyages et des échanges.

Cependant les partis opposés finirent par arriver à des concessions réciproques, et il sortit de ces débats une transaction consacrée par l'acte de la Conférence de 1852, qui ne constitue, en réalité, ni une quarantaine efficace, ni la libre pratique pure et simple.

Toutefois, si la Conférence sanitaire de 1852 a proposé parmi ses règlements certaines mesures dont on a pu voir les imperfections, l'existence même de cette conférence constitue à elle seule un grand progrès dans l'histoire du système sanitaire.

Jusqu'ici, en effet, chaque pays avait pris ses propres mesures sanitaires, mais il les prenait pour lui seul, sans concert préalable avec ses voisins.

En 1852 la question entra dans une nouvelle phase.

La France, qui déjà à plusieurs reprises avait essayé de réunir une conférence sanitaire internationale, y réussit enfin. Les délégués des différents pays furent convoqués à Paris. Pour la première fois les puissances se concertaient dans un but d'intérêt commun ; l'hygiène internationale était fondée.

Douze États furent convoqués. Tous, sauf le Portugal, étaient riverains de la Méditerranée ou avaient des possessions sur cette mer.

C'étaient l'Autriche,

les Deux-Siciles,

l'Espagne,

les États du pape,

la France,

la Grande-Bretagne,

la Grèce,

le Portugal,

la Russie,

la Sardaigne,

la Toscane,

Et la Turquie.

Chaque État était représenté par deux délégués : un diplomate et un médecin. La Conférence avait pour but d'arriver, par une entente, à l'application de mesures sanitaires uniformes pour prévenir l'importation des maladies pestilentielles exotiques.

Elle avait également pour objet de rédiger une convention internationale, dont les règles devaient être obligatoires pour les États contractants.

L'acte fut rédigé, mais la Sardaigne et le Portugal seuls signèrent la convention avec la France ; les autres États refusèrent d'y adhérer.

Une seconde conférence fut tenue à Paris en 1859 ; composée exclusivement de diplomates, elle n'avait d'autre but que de reviser, en les simplifiant, les résolutions votées en 1851.

Mais la guerre d'Italie survint ; la conférence se sépara, sans aboutir à l'entente espérée ; et même, en 1865, la convention de 1851 fut dénoncée par le gouvernement italien et par le Portugal, qui reprirent chacun leur liberté d'action.

Depuis cette époque, il n'y eut plus aucun traité pour

aucun des gouvernements européens, lorsque, en 1865, éclata avec une rapidité foudroyante une nouvelle épidémie de choléra. Les populations du Midi furent terrifiées; l'Europe comprit qu'elle ne pouvait rester ainsi chaque année, à la merci du pèlerinage de la Mecque. Le gouvernement français prit l'initiative d'une conférence internationale réunie à Constantinople, ce centre stratégique de toute action contre le choléra.

Ce fut la troisième conférence internationale, conférence dans laquelle Fauvel représenta la France avec éclat. C'est à partir de ce moment que les quarantaines furent établies sur des bases réellement scientifiques.

Tout en acceptant en effet, que les quarantaines eussent été souvent mal appliquées, la Conférence a proclamé les heureux effets du système protecteur.

Elle a établi en principe que les mesures restrictives connues d'avance et appliquées préalablement, sont beaucoup moins préjudiciables pour le commerce et les relations internationales, que la perturbation qui frappe l'industrie et les transactions commerciales à la suite d'une invasion de choléra.

L'épidémie de 1884 est venue donner à cette dernière opinion, une consécration saisissante, et a montré combien les épidémies sont funestes à la prospérité du commerce et de la navigation.

En 1883, suivant des renseignements qui nous ont été fournis par M. Charles Roux, il était arrivé par mer, 149 192 passagers à Marseille.

En 1884, il n'en est arrivé que 98 277. D'où une différence en moins pour 1884, de 50 915.

En 1883, il était parti par mer, 87 804 passagers.

En 1884, il n'en est parti que 72 663. D'où une différence en moins pour 1884, de 15 141.

Si nous réunissons les départs et les arrivées, nous atteignons un total de 66 056 passagers de moins en 1884 qu'en 1883.

Ces chiffres sont éloquents, mais ils le deviennent bien davantage si l'on considère que le choléra n'a éclaté qu'en juillet, et que la diminution constatée ne porte que sur quatre mois.

Voilà pour les passagers : considérons les marchandises et le mouvement des navires.

Depuis longtemps, le mouvement de la navigation du port allait toujours en augmentant dans son ensemble. Et les six premiers mois de 1884 accusent un accroissement de 138 391 tonneaux pour le semestre.

A partir de juillet jusqu'au 30 novembre 1884, on constate une diminution (comparaison faite avec la période correspondante de 1883) entrées et sorties réunies, de 3 233 navires et de 1 347 875 tonnes.

L'année 1885 présente à peu près le même résultat, et si le choléra n'avait pas visité l'Italie en 1886-87, tandis que nous en avons été préservés, le chiffre de notre commerce général serait certainement demeuré au point où il était tombé en 1884, et il lui aurait fallu nombre et nombre d'années pour reprendre son rang.

Quand une marchandise est détournée de sa route, il est bien difficile de l'y ramener, surtout quand les pays concurrents ne reculent devant aucun sacrifice pour l'attirer et la conserver.

En 1884, toutes les branches du commerce marseillais ont été à peu près aussi maltraitées que l'armement, et je prendrai comme exemple le commerce des cuirs.

Pendant toute l'épidémie, l'importation des cuirs venant de Marseille, a été absolument interdite en Sicile, en

Grèce, en Espagne, et rendue impossible dans d'autres pays tels que la Russie et la Turquie.

Ces mesures ont porté un coup funeste à Marseille dont les débouchés n'ont été, en 1884, que de 336 000 pièces au lieu de 524 765 en 1883.

Mais Anvers a expédié, en 1884, 801 640 cuirs au lieu de 643 800 en 1883, et il suffit de rapprocher les chiffres de Marseille et d'Anvers pour voir que ce dernier port a bénéficié de tout ce que perdait le nôtre et que nos clients d'Espagne et du Levant sont allés se pourvoir à Anvers.

Il en est de même pour le sucre raffiné.

Avant 1884, Marseille avait presque le monopole des sucres raffinés au Maroc. Il a suffi de quelques mois, pendant lesquels nos provenances ont été prohibées, pour que les Allemands nous aient supplantés.

On pourrait faire la même observation pour la majeure partie des objets fabriqués.

Quant à évaluer la perte en argent qu'entraîne une épidémie cholérique, cela me paraît impossible à calculer exactement, parce que cette perte résulte non seulement du mouvement maritime, commercial et industriel, mais encore de tous les faux frais amenés par les quarantaines ; du renchérissement de la main-d'œuvre ; des difficultés financières ; du bouleversement général motivé par le brusque isolement auquel on est condamné.

Le chiffre, en apparence le plus exagéré, serait au-dessous de la vérité.

Je reviens à la Conférence de Constantinople.

Après avoir proclamé l'utilité des quarantaines, elle a montré, en ce qui concerne le choléra, que les quarantaines ont une efficacité d'autant plus grande, qu'elles sont appliquées plus près du point d'origine de la maladie.

Elle a précisé les points voisins de la mer Rouge où les postes sanitaires devaient être placés ; moi-même, dans une mission qui m'a été confiée à ce sujet, j'ai déterminé les points de la frontière russo-persane, qui devaient protéger l'Europe contre le choléra.

La Conférence de Constantinople ne fut suivie d'aucune convention diplomatique. Mais, composée de représentants de tous les États de l'Europe, d'un délégué d'Égypte, et d'un délégué de Perse; ayant mis huit mois à l'accomplissement de sa tâche, ayant étudié d'une façon très complète les solutions pratiques demandées, elle eut une grande influence sur le régime sanitaire de chaque État, régime qui fut plus ou moins modifié suivant les principes qu'elle avait posés.

Nous ajouterons même que la Turquie dans la Méditerranée et la mer Rouge, l'Angleterre dans l'Inde, exécutèrent une partie des mesures que la Conférence avait recommandées. Il est regrettable toutefois que le gouvernement anglais de l'Inde n'applique plus le *native passenger act*.

La quatrième conférence européenne, celle de 1874, réunie à Vienne, sur l'initiative du gouvernement austro-hongrois, donna lieu à deux projets de conventions internationales : l'une relative aux mesures prophylactiques contre le choléra; l'autre concernant la création d'une commission permanente des épidémies. Ces deux projets qui devaient sanctionner les résolutions de la Conférence, furent suivis de négociations diplomatiques qui n'ont pas abouti.

La cinquième conférence tenue en 1881, à Washington, eut exclusivement pour but la prophylaxie de la fièvre jaune.

On semble croire aux États-Unis que la fièvre jaune y est toujours importée, principalement de Cuba.

Une commission envoyée en 1879, à la Havane, a énuméré les améliorations indispensables pour supprimer, à Cuba, cette maladie. Elle estime à 20 millions de dollars la dépense nécessaire pour assurer l'approvisionnement en eau potable, la construction des égouts, le pavage des rues, etc.

La génération actuelle n'est pas destinée à voir ces améliorations, dit le rapport. Aussi, la commission fut-elle d'avis que les États-Unis ne pourront éviter l'invasion de la fièvre jaune, qu'en prohibant l'entrée dans leurs ports, pendant la saison dangereuse, de tous les navires infectés.

Les résolutions de la Conférence pouvaient être ultérieurement consacrées par une convention internationale, mais l'entente ne put s'établir.

La sixième conférence se réunit à Rome, le 20 mai 1885.

Elle était composée des représentants des divers États de l'Europe, des États-Unis de l'Amérique du Nord,
du Mexique,
Brésil,
République Argentine,
Chili,
États-Unis de Colombie,
Guatemala,
Uruguay,
Inde,
Chine et Japon.

La France était représentée à la Conférence par notre ambassadeur M. Decrais, par M. Brouardel, M. Rochard et par moi.

Les résolutions qui ont été adoptées par le comité technique de cette conférence correspondent exactement, à quelques détails près, aux prescriptions de nos règlements modifiés par les projets de réforme que j'avais fait adopter par le Comité d'hygiène avant mon départ pour Rome.

Les résolutions votées à Rome nous satisfont donc complètement.

Nos doctrines sanitaires y ont reçu l'approbation presque unanime de l'Europe et des divers États d'Amérique.

Nous avons établi les bases d'une sorte de code sanitaire international, composé de prescriptions rationnelles, modérées, uniformes, qui pourront servir de base à une entente ultérieure.

La Conférence de Rome ne fut cependant suivie d'aucune convention diplomatique.

De cet insuccès des six conférences, il serait néanmoins injuste de conclure que leur réunion n'a pas eu d'influence sur la pratique sanitaire des divers États.

Ces réunions, en effet, ont contribué à faire disparaître, un peu trop lentement peut-être, les mesures excessives, absurdes et même barbares, usitées jusqu'alors.

Les conférences, par les discussions auxquelles elles donnent lieu, par les échanges d'idées entre les représentants sanitaires des divers pays, par les raisons données des décisions prises, ont une tendance à rendre les mesures plus uniformes, plus rationnelles, moins rigoureuses, de sorte que, même en l'absence de la signature d'une convention, il est impossible de ne pas reconnaître qu'elles sont le point de départ d'améliorations successives.

Mais, dans toutes, dans celle de Rome surtout, la question égyptienne aurait dû évidemment tenir le premier rang.

Quel que soit, en effet, le programme adopté par une conférence internationale réunie pour chercher les moyens qui protégeront le plus sûrement l'Europe contre une épidémie de choléra, que ce programme embrasse tout un

ensemble de vues, ou soit limité à certains points particuliers, la question vraiment capitale et d'où dépend en
réalité la préservation de l'Europe, est la défense de la
mer Rouge et l'installation d'un système de protection
sur cette mer.

Il faut absolument empêcher la communication directe
des navires provenant des régions contaminées de l'Inde
et de l'Extrême Orient avec l'Égypte, la Méditerranée et
l'Europe.

Le nombre des navires traversant le canal de Suez est
considérable.

En 1889 on a compté 4173 bateaux à vapeur et 1057
voiliers, soit un total de 5230 navires.

En 1888 ce chiffre avait été de 5103.

La navigation de nuit, dans le canal maritime, est
devenue très facile, grâce à l'emploi de la lumière élec-
trique sous forme de projection et à l'installation de
bouées lumineuses et de feux fixes en certains points du
canal.

Aussi, le nombre des bâtiments traversant pendant la
nuit se rapproche-t-il du chiffre de ceux qui passent
pendant le jour.

Le service de nuit est donc très important, il ne peut
que le devenir davantage.

Ajoutons que la mer Rouge est traversée chaque année
par les pèlerins de l'Inde qui se rendent à la Mecque.

Le choléra qui s'est déclaré si souvent et cette année
encore pendant le pèlerinage, montre l'imminence du
danger.

On a signalé dans ces derniers temps, comme étant plus
particulièrement dangereux les pèlerins qui, venant du
Turkestan et de l'Afghanistan, pays où ne règne pas habituellement le choléra, traversent l'Inde en chemin de

fer, et viennent s'embarquer à Bombay où la maladie est endémique.

Ces nouveaux arrivés, non acclimatés, prennent dans la ville le germe de la maladie qui n'éclate que plus tard lorsque les pèlerins sont entassés sur les bateaux qui les amènent à Djeddah, ce qui ressort des faits constatés dans les derniers pèlerinages.

Un autre péril réside dans les transport des troupes anglaises de l'Inde pour Souakim ou Suez.

Enfin une source de danger, beaucoup moins sérieuse il est vrai que la première, se trouve dans les paquebots-poste qui font en dix ou onze jours la traversée de Bombay à Suez.

Le règlement sanitaire égyptien actuel, dont les principales lignes sont empruntées en partie à notre règlement de police maritime de 1876, renferme des dispositions excellentes ; mais le personnel sanitaire du canal, ainsi que le conseil d'Alexandrie lui-même, sont passibles de plusieurs critiques.

Dans l'état actuel des choses, il n'existe aucune surveillance à Suez ; tous les agents consulaires ou sanitaires des divers gouvernements sont d'accord sur ce point.

Cependant, au moment du retour du pèlerinage de 1890, notre médecin sanitaire à Suez a obtenu que l'on procédât à une visite médicale effective des navires ramenant des pèlerins dans la Méditerranée. Plusieurs de ces navires étaient dans une situation déplorable.

Un de ces vapeurs surtout, le *Malacca*, aggravait son état de saleté sordide par la présence d'un équipage équivoque composé de Maltais, de Syriens, de Grecs, même de Malais plus que suspects.

Comme il y avait plusieurs malades à bord, dont un

gravement atteint, la commission dont faisait partie notre agent sanitaire demanda s'il y avait un médecin à bord. Le capitaine fit alors appeler un Grec d'allures dégagées et embarrassées tout à la fois. C'était le docteur. Il ignorait complètement l'existence sur son navire d'un moribond. Et comme on le mettait en demeure de rendre compte de son état, il dit que « c'était un homme bien faible ». Deux heures après le malade mourait.

Le conseil d'Alexandrie n'a d'international que le nom.

Depuis qu'on y a fait entrer sous le titre de fonctionnaires égyptiens des personnages anglais, la majorité est toujours entre les mains du président qui est Anglais lui-même ; de sorte que l'on arrive à ce résultat singulier de voir dans ce conseil dit international, tous les représentants de l'Europe voter en faveur d'une mesure, et cette mesure repoussée, parce que l'Angleterre et les fonctionnaires égyptiens ne veulent pas l'accepter.

Cette situation ne peut durer plus longtemps.

Les inconvénients en sont tellement évidents que c'est elle qui a donné l'idée au gouvernement italien, il y a deux ans, de proposer la réunion d'une nouvelle conférence internationale pour régler, entre autres sujets, cette qnestion.

Ce sont également les dangers créés par cette situation qui ont poussé, il y a plusieurs années, le gouvernement allemand à Londres, et le gouvernement austrohongrois à Alexandrie, à faire émettre, par leur ambassadeur et leur consul, des propositions analogues.

Mais afin que les mesures restrictives soient sérieusement et complètement exécutées, il faut placer sur les bords de la mer Rouge, surtout à Suez, à Ismaïlia et à Port-Saïd, un personnel sanitaire pouvant inspirer confiance à l'Europe.

Il est bien entendu que le personnel de surveillance du canal, ainsi que le personnel directeur des lazarets, devrait être exclusivement européen, et qu'il obéirait au conseil sanitaire international d'Égypte réorganisé.

Il serait aussi nécessaire que des peines fussent attachées aux infractions commises, et dans ce but il faudrait établir les bases d'un code pénal international applicable aux contraventions sanitaires.

D'autre part, nos préoccupations doivent se porter aussi vers Constantinople, comme vers l'un des points les plus importants de surveillance contre les invasions de choléra.

Or, l'épidémie de 1884 et de 1885 a changé gravement la forme et le fond des institutions sanitaires internationales en Turquie, en portant une atteinte des plus sérieuses au fondement même de ces institutions, c'est-à-dire au Conseil international de santé de Constantinople, tel qu'il avait été organisé par l'accord des puissances vers 1840.

Il fonctionnait avec indépendance ; ses attributions et ses résolutions étaient respectées. Le gouvernement ottoman y a porté atteinte en allant plusieurs fois à l'encontre de ses décisions, après avoir essayé de lui imposer sept médecins militaires ottomans pour se constituer une majorité.

Or, le Conseil international de Constantinople représente un intérêt sanitaire de premier ordre et sa ruine aurait, pour la santé de l'Europe, pour l'intérêt du commerce et de la navigation, des conséquences désastreuses.

Toutes les mesures sanitaires dépendraient alors du bon plaisir du sultan ; et, à ce point de vue, les quarantaines excessives et injustifiées que le gouvernement

ottoman a prescrites dans ces dernières années, en disent
assez.

Il est donc indispensable que les cabinets d'Europe
arrivent à une entente pour obtenir du gouvernement
ottoman que le Conseil international et l'administration
sanitaire de l'empire, soient réintégrés, conformément
d'ailleurs aux principes établis par les capitulations,
dans la situation indépendante et privilégiée dont ils
jouissaient et qui ne leur avait jamais été contestée
antérieurement.

A défaut de cette entente, des difficultés nouvelles s'élè-
veront et s'accroîtront sous l'influence d'une circonstance quelconque, sous le prétexte le plus futile, et le
Conseil de santé perdra son autorité et son crédit.

J'ai, à plusieurs reprises, déjà parlé des modifications
que j'ai essayé d'apporter à notre direction sanitaire,
modifications que j'ai fait adopter par le Comité d'hygiène, et qui ont été consacrées par la Conférence de
Rome, les Congrès de La Haye, d'Anvers et de Vienne.

Il s'agit maintenant de préciser ce qu'est cette nouvelle orientation.

Parmi les mesures nécessaires pour prévenir l'importation des germes morbifiques, la désinfection a certainement le premier rôle.

Sans elle, en effet, la quarantaine n'est qu'un leurre.
Prescrivez-la pendant des semaines, et, une fois qu'elle
est terminée, si vous laissez sortir les passagers avec leurs
bagages remplis de linges infectés, avec leurs vêtements
pouvant contenir des germes morbifiques, vous n'avez
rien prévenu, vous avez seulement prescrit une mesure
vexatoire, troublant les intérêts commerciaux et vous
n'avez sauvegardé en rien la santé publique.

La désinfection seule au contraire peut rendre la quarantaine presque inutile dans certains cas, et donner cependant une garantie complète à la santé publique.

Si en effet la désinfection a été rigoureuse pendant le voyage, sur les navires qui ont à parcourir une longue traversée, comme ceux de l'Inde et des Antilles, qui nous intéressent particulièrement comme lieu d'origine des maladies épidémiques exotiques, une inspection médicale sérieuse à l'arrivée donnera une garantie suffisante.

Lorsque cette inspection permet de constater l'absence de maladies pestilentielles, pendant le voyage et au moment de l'arrivée; lorsque l'agent sanitaire a l'assurance que toutes les mesures d'assainissement et de désinfection ont été rigoureusement exécutées, lorsque l'on peut avoir confiance dans la déclaration du médecin, j'estime que la libre pratique peut être accordée immédiatement.

Si donc le commerce et les compagnies de navigation veulent voir disparaître les dernières entraves quarantenaires, ils doivent faire exécuter les mesures que nous venons de conseiller et rassurer par leurs procédés, par la sincérité de leurs déclarations, les populations chez lesquelles la crainte des maladies pestilentielles réveille le sentiment si profond de la conservation.

Comme il existe une sorte de corrélation entre les garanties fournies par les mesures de désinfection et les mesures de quarantaine, l'administration pourra diminuer, sans inconvénient, la durée des quarantaines en raison des garanties données par la rigueur de la désinfection.

Si la désinfection était complète, il n'y aurait plus en Europe d'importation de choléra, ni de fièvre jaune, puisque les navires venant des pays originairement contaminés, ont toujours à parcourir une longue traversée.

La plupart des entraves produites par les quarantaines ne sont donc que l'effet de l'inobservance à bord des règles hygiéniques les plus élémentaires.

C'est en obéissant à ces idées que nous avons fait placer dans tous nos lazarets des étuves de désinfection par la vapeur sous pression.

Nos installations dans ces établissements, sans être luxueuses, sont des plus convenables ; l'isolement des malades et des quarantenaires y est facilement et soigneusement réalisé. Les infirmeries sont bien aménagées, et à tel point qu'après avoir visité le lazaret du Frioul, le professeur Robert Koch (de Berlin) s'est empressé de m'en demander les plans.

Nous ne nous en sommes pas tenus à notre pratique de désinfection dans les lazarets.

Nous faisons tous nos efforts pour qu'elle soit réalisée à bord même des bateaux en cours de traversée.

Sur ma demande, le ministre de la marine a prescrit d'installer une étuve à désinfection sur tous les navires ramenant du Tonkin des convalescents et des rapatriés.

Je pourrais citer plusieurs exemples des résultats obtenus : Je me contenterai de rappeler le cas du *Canton*, l'un des navires ramenant des troupes du Tonkin.

Parti de la baie d'Along, le 16 avril 1888, et ayant pris à Tourane, le 18 avril, le 2e zouaves, le *Canton* resta à Saïgon du 20 au 23 avril.

Les mesures de précaution, d'isolement, d'assainissement et de désinfection avaient été prises au départ, suivant nos recommandations.

Mais il n'en fut pas de même à Saïgon, où le choléra régnait.

Le 24 avril, il y eut à bord un premier cas de choléra

sur un individu employé à la cambuse, qui était descendu à terre avec deux de ses camarades.

Le 27 avril, deux autres cas de choléra se montrèrent;

Deux autres le 28 avril;

Et deux enfin le 3 mai;

Soit : 7 cas, dont 4 furent mortels.

Mais depuis le 5 mai jusqu'au 1er juin, jour de l'arrivée à Alger, aucun phénomène suspect ne se produisit plus.

Dès l'apparition du premier cas, le médecin du bord prescrivit l'isolement et la désinfection et il apporta le plus grand zèle à la surveillance des fumigations, lavages et désinfections. L'épidémie de choléra a été éteinte sur place sur un navire cependant très encombré par des malades, des convalescents, des anémiques rapatriés.

Que l'on compare à cet égard ce qui s'est passé sur le *Canton* avec l'épidémie formidable de la *Corrèze*, du *Château-Yquem*, ramenant aussi des troupes de l'Extrême Orient, il y a plusieurs années 50 à 60 décès cholériques sur 80 malades, mais ils ne possédaient pas d'étuve à vapeur.

Aussi n'ai-je pas hésité à déclarer, dans un rapport officiel, que le petit nombre de cas de choléra qui a été observé sur le *Canton* montre qu'il est possible d'arrêter à bord une épidémie de choléra lorsque les mesures d'isolement, d'assainissement et de désinfection sont appliquées avec décision et vigueur.

Il ne suffit pas, pour que la désinfection soit pratiquée à bord, que les navires soient munis d'étuves à vapeur sous pression. Il faut qu'ils aient également, pour présider à ces mesures, des médecins nous inspirant confiance.

Quel que soit le mode de leur nomination, il faut que ces médecins n'aient d'autre intérêt que l'intérêt du service sanitaire. Ils ne doivent pas, comme ils le sont aujourd'hui, rester sous la dépendance absolue des compagnies qui les payent, les maintiennent ou les révoquent à leur gré.

Nous ne devons pas les exposer à ce que leur conscience et leur intérêt puissent se trouver en opposition.

Nous devons être d'autant plus vigilants que nos ports ne sont pas suffisamment assainis et que nous ne possédons pas, comme l'Angleterre, une loi contre les maladies transmissibles.

Je ferai remarquer encore que, pour arriver à la suppression des quarantaines, il ne faut rien précipiter.

Il faut, pour éviter les réactions, une grande prudence.

L'exemple de l'Italie est là pour nous en montrer la nécessité.

Après nous avoir combattus à la Conférence de Vienne en 1874, comme trop quarantenaires, elle en est arrivée à établir chez elle des quarantaines terrestres, et même des cordons sanitaires en 1884 et 1885.

Il me sera permis ici de faire remarquer la différence qui existait entre notre situation à la Conférence de Vienne en 1874 et à celle de Rome en 1885.

A Vienne, en 1874, la France était isolée, elle avait seulement avec elle sa clientèle orientale, la Turquie et la Grèce.

Toutes les grandes puissances étaient contre nous.

En 1885, à Rome, nous avions avec nous l'Allemagne, l'Autriche, la Russie, l'Italie.

L'Italie même trouvait alors que nous ne demandions pas assez, c'était au tour de l'Angleterre d'être isolée.

J'ajoute que, si après la suppression de toute précaution, de toute garantie un accident arrivait, on reviendrait bien vite aux sévérités d'autrefois, et les populations affolées redemanderaient les quarantaines excessives que nous voulons supprimer peu à peu avec toute la prudence nécessaire.

Ainsi donc, depuis que l'inspection des services sanitaires m'a été confiée, j'ai eu surtout en vue de diminuer les entraves imposées au commerce et à la navigation, autant qu'elles pouvaient être restreintes, en sauvegardant, d'une manière absolue, les intérêts supérieurs de la santé publique.

J'ai cherché à substituer à d'interminables quarantaines, devant forcément disparaître en face des progrès et de la rapidité de la navigation, des mesures plus rationnelles, plus scientifiques et offrant des garanties tout aussi efficaces.

J'ai essayé de remplacer, dans la limite du possible, par les mesures d'assainissement exécutées au point de départ et pendant la traversée, les longues quarantaines prescrites à l'arrivée.

Mais nous ne pouvons espérer réussir que si nous sommes aidés par les armateurs et par les compagnies de navigation.

Nous sommes d'autant plus en droit d'obtenir cet appui que la réforme que nous proposons est entièrement dans l'intérêt bien compris de notre commerce. En outre, l'industrie permet cette réforme et l'exige aujourd'hui.

Limitée à notre pays, elle donnerait déjà des résultats heureux ; mais, si elle y est suivie de succès, elle sera certainement tôt ou tard acceptée par les autres peuples et deviendra la base de conventions internationales.

Nous n'assisterons plus aux exagérations et aux folies quarantenaires que nous déplorons chaque jour ; et qui, tout en étant une cause de ruine pour notre commerce, ne donnent pas à la santé publique des garanties en rapport avec le préjudice causé (1).

L'expérience a montré que le choléra, alors qu'il a été importé en Europe, gagne successivement ses différents états dans lesquels il ne s'éteint qu'au bout de plusieurs années.

Nous voulons d'une part éviter le retour de ces longues épidémies dont on connaît les désatres; d'autre part, essayer d'atténuer en Europe la rigueur des mesures restrictives, comme le démontrent d'ailleurs notre attitude à la Conférence de Rome et les projets de réforme de nos règlements sanitaires que nous avons fait adopter par le Comité d'hygiène.

Mais une tolérance plus grande n'est possible qu'alors que nous avons la certitude qu'aucun accès n'a été laissé aux maladies épidémiques.

Or, leur porte d'entrée principale, je le répète, est Suez, et cette porte ne sera absolument fermée que le jour où une surveillance médicale sérieuse y sera en vigueur.

Les quelques entraves au commerce et à la navigation que l'intérêt de la santé publique en France, aussi bien que dans le reste de l'Europe et en Amérique, nous commande d'imposer à Suez, ne sont rien en présence des longues quarantaines, des mesures vexatoires de toute sorte, qui sont appliquées dans le monde entier, lorsque le choléra a franchi le canal, mesures qui, pendant plusieurs années, restent profondément dommageables pour toutes les communications et les transactions.

____

(1) Je citerai l'exemple du *Matteo Bruzzo* dont l'odyssée est connue et sera racontée dans le cours de cet ouvrage.

Si dans l'avenir de nouvelles tentatives devaient se reproduire pour essayer d'arriver à un accord entre les diverses puissances de l'Europe et de l'Amérique, il faudrait, pour que cet accord devînt possible, ne pas réunir une nouvelle Conférence générale, dont le programme embrasserait toutes les questions, comme cela a été fait jusqu'ici, mais une série de commissions ayant chacune un point spécial à régler.

Voici, à cet égard, comment nous comprendrions ces réunions pouvant amener la conclusion de conventions internationales :

1° Une première réunion serait nécessaire pour fixer les conditions sanitaires générales des ports et des navires : salubrité des ports ; présence à bord d'un médecin soumis à l'agrément révocable du gouvernement ; étuve à désinfection par la vapeur sur le navire ; mesures d'assainissement et de désinfection au point de départ et pendant la traversée ; mesures d'informations sanitaires.

Sur ces différents points, l'accord serait facile à établir, et une convention pourrait être signée par toutes les puissances ; ce sont même les seules mesures qui pourraient être acceptées par les représentants de toutes les puissances du globe.

2° Une seconde réunion réglerait la question de la mer Rouge ; il serait nécessaire de greffer sur elle la réorganisation du conseil d'Alexandrie.

Pour les navires venant de l'Inde, se présentant dans de bonnes conditions sanitaires, nous ne demandons qu'une inspection médicale sérieuse, et nous réservons l'isolement et la désinfection seulement aux navires infectés.

Or, d'après le dire des délégués anglais, deux ou trois navires anglais seulement, par an, se présentent dans ces conditions ; nous ne pouvons croire que pour l'arrêt, pendant quelques jours, de ces deux ou trois navires, la Grande-Bretagne veuille résister au vœu unanime de l'Europe qui désire se protéger du choléra.

3° Une troisième convention devrait être signée entre les divers États qui ont des possessions sur la Méditerranée ; il serait utile, et au point de vue sanitaire et au point de vue commercial, qu'une entente s'établît entre ces États, de façon que des mesures rationnelles, modérées et uniformes, succédassent au régime irrégulier qui règne en ce moment.

Ici nous retrouvons l'Angleterre à Chypre, à Malte et à Gibraltar et nous la retrouvons ultra-quarantenaire et même quelquefois repoussant toute provenance.

Nous devons faire appel à sa modération et lui demander de diminuer la rigueur des mesures édictées par les gouverneurs de Chypre, de Malte et de Gibraltar.

Nous devons faire également appel à la modération de l'Espagne, de la Grèce, de la Turquie, qui souvent prescrivent des mesures excessives. L'entente sera sans doute difficile à obtenir, mais comme le but à réaliser serait extrêmement désirable pour tous les États riverains, nous espérons qu'avec des concessions de part et d'autre on pourra signer une convention.

4° Une quatrième convention devrait réunir les États d'Europe qui ont des possessions sur l'Océan. Ici, comme les mesures appliquées sont d'une manière générale beaucoup plus modérées pour tous les États, sauf l'Espagne et le Portugal, la signature de cette convention ne nous paraît pas impossible ; elle est d'ailleurs moins importante que celles dont nous avons parlé précédemment.

5° Enfin, une dernière convention devrait régler les rapports réciproques des peuples de l'Europe et ceux de l'Amérique.

Quant à la voie de terre, dans le but d'éviter à l'avenir les rigueurs inutiles des quarantaines terrestres, et de chercher à formuler des mesures uniformes, du genre de celles que nous avons installées à la frontière des Pyrénées en 1890, il y aurait lieu d'établir une entente avec les pays voisins : la Belgique, l'Allemagne, la Suisse, l'Italie et l'Espagne.

Tels sont les divers projets de conventions dont la réalisation nous paraît possible, et comme la Conférence internationale de Rome n'a pas abouti, le gouvernement de la République française pourrait prendre l'initiative de proposer aux États intéressés de conclure des conventions sur les divers points que nous avons posés. Il ne nous paraîtrait pas nécessaire de réunir de nouvelles conférences, et l'entente pourrait sur différents points s'établir par voie diplomatique.

Je terminerai par une réflexion qui m'est inspirée par une communication faite dans une des dernières séances de la Conférence de Rome par M. Thorn-Thorn, délégué d'Angleterre.

Dans les dix années écoulées entre la Conférence de Vienne et celle de Rome, de 1874 à 1885, les emprunts contractés pour différents services et en partie pour le service sanitaire, par les autorités locales, se sont élevés au chiffre énorme de 27 250 000 livres sterling. Or, de 1862 à 1870, la mortalité en Angleterre avait été de 22 p. 1000, depuis, elle n'a été que de 19, et bien que la population se fût accrue d'environ 5 millions d'habitants.

La marche des épidémies de fièvre typhoïde a offert un exemple frappant de l'efficacité de ces dépenses sanitaires. Il y a là pour nous un important enseignement.

Aussi si nous devons, au point de vue de la protection de notre pays, relativement à la prophylaxie des maladies exotiques, maintenir nos doctrines sanitaires, nous devons également, pour l'assainissement de nos villes, accroître notablement notre budget de la santé publique, en prenant, à cet égard, exemple sur le gouvernement anglais.

L'hygiène ainsi envisagée se présente à nous comme le complément de l'organisation des sociétés; et, tandis que les conditions matérielles de la vie, le développement de l'instruction et les progrès de la science nous rapprochent de conditions meilleures, l'hygiène nous donne l'espoir de réduire, dans une énorme proportion, le tribut que la mort prélève chaque jour parmi nous.

Nous ne supprimerons jamais toutes les causes de maladies, mais nous avons sur les maladies infectieuses et contagieuses une action énorme, c'est-à-dire sur les maladies qui jouent parmi nous, au point de vue de la mortalité générale, un rôle prépondérant.

Tel est le but que nous devons poursuivre, tel est l'idéal auquel nous devons atteindre, et nous répondrons ainsi à la grande pensée de Descartes, qui regardait la médecine comme destinée à prolonger, dans une vaste mesure, la durée de la vie humaine.

Sans doute, nous n'augmenterons pas la longueur de l'espace que les lois de la physiologie nous ont départi, mais nous donnerons à un nombre toujours croissant d'individus les années que la nature leur avait promises et que les accidents de chaque jour viennent trop souvent abréger. Et c'est ainsi que nous remplirons le rôle le plus élevé que puissent se proposer le médecin et l'hygiéniste.

CHAPITRE PREMIER

Le choléra (choléra asiatique), né dans les Indes orientales, s'est étendu à presque tous les points du globe. Il est caractérisé principalement par des vomissements, un flux intestinal contenant un microbe particulier, le bacille virgule (Koch), un facies spécial, la teinte cyanique des téguments, la diminution ou la suppression de la sécrétion urinaire, la perte plus ou moins complète de la voix, un trouble de l'innervation (crampes), de la calorification (algidité), de la circulation et de l'hématose.

Le poison cholérique affecte plus ou moins profondément l'économie et la maladie se présente sous plusieurs formes. La *diarrhée cholérique*, la *cholérine* et le *choléra proprement dit*, ne sont que des manifestations différentes de la même maladie. Ce ne sont que des degrés d'un même empoisonnement, la diarrhée cholérique en représentant la forme la plus atténuée et le choléra asphyxique en étant considéré comme l'expression la plus grave.

La diarrhée cholérique répond, dans quelques cas qu'on a beaucoup trop généralisés, à la *diarrhée prémonitoire* ; elle a été aussi appelée choléra muqueux. La cholérine a reçu également le nom de choléra **séreux**. Quant au choléra asiatique proprement dit, nommé aussi choléra asphyxique ou paralytique, il représente le degré le plus intense de la maladie.

C'est toujours la même cause spécifique, et les propriétés toxiques des déjections sont les mêmes dans les trois cas. La diarrhée cholérique peut transmettre le choléra asphyxique, comme le choléra asphyxique peut engendrer la diarrhée cholérique ou la cholérine.

Entre le choléra *asiatique* et le choléra *nostras*, il y a une certaine analogie symptomatique, mais la similitude ne porte que sur l'expression clinique. La spécificité de la cause sépare ces deux affections ; de même qu'entre une violente indigestion, provoquée par un simple écart de régime, et les phénomènes déterminés par l'ingestion de certaines substances toxiques il peut y avoir similitude apparente sans qu'il y ait identité de cause (1).

Le choléra *nostras* est connu de toute antiquité. Le choléra *asiatique* ne s'est montré aux portes de l'Europe qu'en 1823, et, s'il a reçu cette dénomination de choléra des premiers médecins européens qui l'ont observé dans l'Inde, cela tient à une apparence symptomatique commune. J'ai déjà dit que ces deux maladies étaient différentes par leurs causes. On les distinguera également par la filiation des accidents et par le mode de propagation des épidémies. Le choléra *nostras* est une maladie saisonnière et n'est pas transmissible.

Ce sont donc deux maladies absolument différentes : l'une, décrite par Hippocrate, Forestus, Lazare Rivière et Sydenham ; l'autre, d'origine exotique, indienne, asia-

____

(1) Fauvel, *le Choléra, étiologie et prophylaxie*, p. 20.

tique et ne se montrant en Europe, du moins jusqu'ici, que par importation.

Est-il possible de confondre le choléra nostras avec cette affection indienne, qui à trois reprises différentes et à plusieurs années d'intervalle a suivi toujours la même marche?

Né sur les bords du Gange et du Brahmapoutra, après la grande expansion de Jessor en 1817, le choléra asiatique envahit là Perse en 1822, le Ghilan et le Mazandéran, gagne Recht; de cette ville, suivant le littoral occidental de la mer Caspienne, franchit la frontière russe à Astara, puis gagne Lenkoran, Bakou et enfin Astrakan.

En 1830, même début : le Ghilan et le Mazandéran sont envahis; puis Recht, Enzeli, Astara, Lenkoran, Bakou. Le choléra prend deux directions : l'une à l'ouest, vers Tiflis; l'autre au nord, vers Astrakan.

En 1846, marche absolument identique : Ghilan, Mazandéran, Recht, Enzeli, Astara, Lenkoran, Bakou; même division à l'ouest, vers Tiflis, et au nord, vers Astrakan.

Est-ce que cette progression par étapes successives et toujours répétées, cette marche toujours identique du choléra, trait commun aux épidémies qui ont suivi la route de ter re, offre la moindre ressemblance avec l'apparition des cas de choléra nostras?

La pr ogression de l'épidémie de 1865 est encore plus sai sissante :

L 'épidémie a eu son point de départ à la Mecque ; elle avai t été importée dans le Hedjaz par des navires provenant des Indes et chargés de pèlerins. La marche de l'affection montre que partout elle a accompagné les pèlerins. L'Égypte fut, en raison de sa proximité avec la Mecque, le premier pays attaqué. Aussitôt que les hadjis arrivent à Alexandrie, le 2 juin, éclate un premier cas.

Le 5, deux autres cas se déclarèrent; du 5 au 11, il y en eut un plus grand nombre ; alors seulement on fut convaincu de la présence du choléra; la population étrangère surtout émigra en masse, et alla porter à la fois dans le monde entier le germe de la maladie.

Européens, Levantins, au nombre de 35 000, se dirigent vers tous les ports de la Méditerranée. Le choléra va se développer à Constantinople, à Smyrne, à Beyrouth, en Mésopotamie, sur la mer Noire à Kustendjé, à Odessa, porté jusqu'à New-York et à la Guadeloupe par les bateaux à vapeur, et apparaissant dans le port quelques jours après le moment même où le navire y a débarqué.

La marche des deux affections est également toute différente. Dans le choléra asiatique elle est continue avec tendance ascendante, puis la courbe descend et la maladie disparaît. Le caractère des courbes a bien indiqué cette marche dans les épidémies récentes de Toulon et de Marseille. C'est cette continuité de marche qui a été une des raisons pour nous faire conclure au caractère asiatique de l'épidémie de Toulon.

Quand, au contraire, il s'agit de choléra nostras, on observe quelques cas isolés ; puis il y a une période de silence qui est en rapport avec les modifications de la température, et si la chaleur survient de nouveau, les cas de choléra nostras peuvent réapparaître. Enfin, l'un est importable, et l'autre ne l'est pas ; l'un est contagieux, et l'autre ne l'est pas.

Le diagnostic peut également s'établir si l'on étudie les diverses périodes des deux maladies. La *période d'algidité*, qui est la plus saisissante, est celle qui donne le moins d'indications au point de vue du diagnostic.

L'algidité cyanique du choléra constitue en effet un syndrome qui apparaît dans une foule d'états morbides essentiellement différents : dans les diarrhées catarrhales aiguës, dans les diarrhées saisonnières, dans les diarrhées chroniques, dans les superpurgations avec le tartre stibié — d'où le nom de choléra stibié, — dans les empoisonnements avec l'arsenic, l'acide oxalique, le sublimé — d'où les noms de choléra arsénical, oxalique, bichlorurique ; enfin, dans le cas d'obstruction intestinale, d'étranglement herniaire (choléra herniaire).

Cette période, dis-je, donne peu d'indications ; il n'en est pas de même des deux autres périodes : la *période prodromique* et la *période de réaction*.

Dans le cas de choléra nostras la période prodromique existe toujours ou presque toujours.

Dans le cas de choléra asiatique au contraire, la diarrhée prémonitoire existe souvent, mais non d'une façon constante. Fréquemment un individu atteint ou non de diarrhée est frappé subitement sans que rien puisse expliquer ce choc inattendu, cette sidération profonde.

Dans l'épidémie de 1866, Damaschino a vu que, sur 101 cholériques, la diarrhée a manqué 35 fois, et chez 22 elle ne s'est montrée que de une à six heures avant le début. En somme, 57 fois sur 101, ce signe n'a pas eu d'importance.

A Toulon, il y a eu au début beaucoup de ces diarrhées, mais nous avons observé également quelques cas presque foudroyants.

La *période de réaction* donne également des indications importantes.

Dans le cas de choléra nostras, elle est habituellement bénigne. Si le malade n'est pas foudroyé dans la période algide, la réaction est prompte, aisée et modérée.

Dans le cas de choléra asiatique, au contraire, cette période est insidieuse, pleine de périls et souvent mortelle. Le premier cholérique de Toulon a succombé, au bout de huit jours, dans la période de réaction.

C'est d'ailleurs en me fondant sur les caractères distinctifs que je viens d'exposer que, au mois d'août 1883, j'ai pu, sur une demande qui m'avait été faite par M. le ministre de l'intérieur, nier l'existence du choléra asiatique dans la maison centrale de Poissy. Sur une population de 900 détenus, il y avait eu un certain nombre de diarrhées et 4 cas de choléra nostras. Je ne pouvais admettre que le choléra, qui existait alors en Égypte, fût venu, porté sur l'aile des vents, s'abattre sur la prison de Poissy.

Les faits s'y sont passés comme je l'avais indiqué, et la maladie a présenté, comme intensité, comme marche et comme développement, tous les caractères du choléra nostras.

Pour opposer à cette épidémie de choléra nostras de Poissy une épidémie de choléra asiatique dans un établissement également fermé, et afin de bien établir les caractères qui les séparent, je rappellerai le fait suivant.

Il s'agit d'une épidémie observée en 1849 dans un établissement d'aliénés du département de l'Oise.

La maladie a duré cinq semaines.

Sur 965 pensionnaires ou serviteurs, il y a eu 214 cholériques, dont 127 morts. On n'a pu constater que dans un petit nombre de cas l'existence préalable d'une diarrhée accidentelle prémonitoire.

L'invasion fut subite et rapide : l'épidémie commença le 26 juin, et, comme il n'y eut pas de nouveaux arrivants, le 1er août tout était terminé.

Cette épidémie était née dans les conditions suivantes : sept jours avant son éclosion, trois femmes aliénées, venant de l'hospice d'Amiens, où le choléra sévissait, avaient été reçues dans l'asile et placées dans la division des femmes où les premiers cas se montrèrent.

Les différences me paraissent tellement saisissantes dans les deux cas, que je crois inutile de les résumer de nouveau.

D'ailleurs cette distinction des deux choléras est aujourd'hui admise à peu près par tout le monde, et je ferai remarquer que le gouvernement anglais lui-même les accepte. Dans une dépêche adressée par le *Local Government Board*, nous trouvons la citation suivante. C'était en 1883, au mois de juillet; on avait observé à Londres quelques cas de choléra nostras, et le gouvernement anglais voulait démontrer que ce n'était pas du choléra asiatique.

Je cite :

« On enregistre chaque année, sous la rubrique de choléra, certains décès qui se produisent en Angleterre par suite de diarrhées d'un caractère particulièrement violent. Le registre général les mentionne habituellement comme *cas de choléra simple*, afin de les distinguer du choléra *épidémique* dit *asiatique*. On a constaté à Londres six décès de ce genre.

» ... Il n'y a rien dans cette statistique des décès provenant à Londres du choléra qui puisse donner lieu à la moindre inquiétude... »

Et plus loin :

« Sauf le cas de Kensington, le *Board* n'a pas connaissance de mort provenant du *choléra simple* à Londres, et n'a aucune raison, d'autre part, pour supposer qu'un *choléra de nature analogue à celui qui sévit en Égypte* règne à Londres. » On verra plus loin qu'en 1883, le choléra avait été importé en Égypte et y avait causé une grande mortalité.

Cette distinction, que j'ai tenu à établir, n'a pas seulement un intérêt scientifique : elle a une importance pratique considérable ; c'est sur elle, en effet, qu'est fondée toute notre prophylaxie sanitaire.

Le choléra nostras demande des soins médicaux, mais il n'exige pas l'organisation d'un système défensif. Le choléra asiatique ressortit seul à l'hygiène internationale.

CHAPITRE II

LE CHOLÉRA ASIATIQUE S'EST MONTRÉ DANS L'INDE AVANT 1817.
— DE L'INFLUENCE DES PÈLERINAGES SUR LE RENFORCEMENT,
LA PROPAGATION ET LA DISSÉMINATION DE LA MALADIE. — LE
CHOLÉRA N'EST PAS ENDÉMIQUE EN PERSE, SUR LES BORDS
DE LA MER CASPIENNE, DANS LE HEDJAZ ET A LA MECQUE.
— LE DELTA DU GANGE EST LE SEUL BERCEAU DU CHOLÉRA ;
MAIS IL Y A DES FOYERS ENDÉMO-ÉPIDÉMIQUES DANS L'INDE,
LA BIRMANIE, L'INDO-CHINE, LA CHINE ET LE JAPON.

I

Le choléra qui, parti des bords du Gange en 1817,
s'est étendu dans toute l'Europe, apparaissait-il pour la
première fois dans l'Inde, ou était-il, avant cette époque,
endémique dans ce pays ?

Les opinions qui ont été émises à cet égard peuvent
être rangées sous trois chefs.

M. Tholozan, qui défend la première (1), prétend que
le choléra a de tout temps existé dans l'Inde et qu'on en
retrouve les traces dans l'antiquité la plus reculée.
D'après d'autres médecins (2), le choléra qui s'est
montré jusqu'en 1817 différait complètement de la mala-

(1) *Commentary of the Ind. System of Medic.* — Gaskain, *Brit. and for.
Medic. Chir. Review*, 1817. — Tholozan, *Du choléra dans l'Inde depuis le
xvi⁰ siècle juqu'à la fin du* xviiⁱ (*Gaz. médic.*, 1868).

(2) Tytler, *On morbus Oryseus*, etc. Calcutta, 1820. — Kiehl, *Ursprung
und die Verhutung der Seuchen*. Origine et prophylaxie des épidémies
éclaircies par l'histoire du choléra, 1865.

die asiatique que nous observons aujourd'hui. « Toujours, dit Daremberg, le choléra qui a été observé dans l'Inde avant 1817 était du choléra nostras. » La Conférence de Constantinople n'a adopté ni l'une ni l'autre de ces deux opinions. Son rapporteur, Fauvel, sans rejeter absolument la présence possible du choléra asiatique avant 1817, remarque que la maladie, affectant à cette époque des allures toutes différentes, a été prise par le docteur Tytler pour une affection nouvelle, et qu'à partir de ce moment elle a revêtu un caractère très important pour nous, le caractère *envahissant*.

Ce pays, où la médecine était en si grand honneur que les Hindous disaient : « L'une des quatorze choses précieuses que les dieux ont produites en agitant l'Océan est un médecin instruit, » nous offre pourtant une grande pénurie de documents scientifiques. Les savants hindous confondent indistinctement les maladies épidémiques ou contagieuses qui dévastent leurs contrées sous la vague dénomination de *peste*. Et là, où le secours de l'histoire nous deviendrait le plus utile, nous rencontrons les lacunes laissées par la conquête musulmane, alors que le génie hindou, après avoir atteint son plus haut degré de puissance, commence la longue période de son déclin.

Il y a cependant certains points sur lesquels le doute n'est pas possible.

Il faut rejeter toute interprétation des textes qui indiqueraient dans l'antiquité le *choléra vrai asiatique*, dans les *Hippocratiques*, ou dans Arétée, Celse. Galien, Cælius Aurelianus, Paul d'Égine, Alexandre de Tralles, etc.

Il s'agit pour tous ces auteurs du choléra nostras χολερη des Grecs, mais non du choléra asiatique.

Il en est tout autrement dans les auteurs hindous :

Taylor, dans un manuscrit sanscrit a trouvé et prouvé que le *Metsoneidan* est l'épidémie indienne du vrai choléra.

En Chine le nom *Ho-luan* s'applique à des épidémies terribles qui ont été le choléra. Les descriptions probantes sont de l'époque correspondant à Hippocrate, Socrate, Périclès, Confucius.

Pour les premiers explorateurs la patrie du choléra était au nord du golfe du Bengale entre le Brahmapoutra et le Manahuddy.

Je rappellerai que les Portugais ont abordé l'Inde les premiers en 1498, puis les Anglais et un peu avant les Hollandais vers 1577.

Les récits des voyageurs, les chroniques, les relations médicales, donnent quelques lumières sur la question de l'antiquité du choléra dans l'Inde (1).

Toutefois les récits de Marco Polo, qui visita l'Indo-Chine et les îles de la Sonde vers la fin du xiii⁰ siècle, ne font aucune mention de l'existence du choléra dans ce pays. Nicolo Conti, qui voyagea en Orient dans la première partie du xv⁰ siècle, garde le même silence à cet égard. Poggio Bracciolini, qui raconte le voyage de Conti, affirme qu'on ne voit dans l'Inde aucune de ces épidémies qui dévastent si souvent l'Europe, et cependant Conti avait traversé l'Inde et il avait accompagné les armées dans différentes expéditions.

Mendès Pinto, autre voyageur du xvi⁰ siècle, fut plusieurs fois pris et vendu comme esclave. A son retour en Portugal, en 1558, il fit la relation de ses excursions. Il s'étend sur les maladies qu'on observe dans l'Inde, mais sans faire aucune allusion à la présence du choléra. Il raconte qu'au siège de Prom par le roi de Burmah, une épidémie terrible se déclara sur l'armée, enleva 80 000 hommes,

(1) Susruta, Éd. Hessler, liv. III, p. 110. — Thévenot, *Relation de l'Indostan*. Paris, 1684. — Dellon, *Relation d'un voyage aux Indes orientales*. Paris, 1685. — Sonnerat, *Voyages aux Indes orientales et à la Chine*. Paris, 1782. p. 114.

parmi lesquels se trouvaient 500 Portugais ; mais rien dans sa description ne peut faire supposer une épidémie de choléra.

C'est parmi les chroniqueurs que nous trouvons la première mention de choléra dans l'Inde. En effet, Gaspard Correa, chroniqueur portugais, dont le récit a pour nous un très grand intérêt, donne deux relations d'épidémies cholériques. La première est tirée de *Lendas da India* (1) (Académie de Lisbonne).

Dans ces premières descriptions du choléra, la maladie est toujours appelée *uma d'or* (une douleur ou une angoisse).

Quarante ans plus tard, en 1543, Correa relate une autre épidémie qui se montra à Goa. M. Gaskain, qui a commenté Correa, fait remarquer que le chroniqueur portugais, dans le titre du chapitre xxiv que nous citons ici, désigne le choléra sous le nom d'une maladie nouvelle. « De la grande mortalité de Goa, par suite d'une *nouvelle épidémie*, appelée mordixin (mort de chien), et de la difficulté qui s'ensuivit pour les funérailles d'un si grand nombre de personnes. »

M. Tholozan prétend que, si Correa a parlé d'une maladie nouvelle, c'est que les Portugais, nouvellement arrivés, n'avaient probablement pas été témoins encore d'une épidémie aussi intense que celle de 1543.

Nous avons de cette épidémie de Goa une autre relation réellement scientifique d'un médecin portugais, Garcia d'Orta. Son ouvrage parut à Goa en 1563, sous ce titre : *Les simples, les drogues et les médecins de l'Inde*. Cet ouvrage a la forme d'un dialogue ressemblant beaucoup à celui que J. de Bethencourt imagine entre le gaïac et le mercure dans son *Nouveau carême de pénitence et purgatoire d'expiation à l'usage des malades affectés du mal français*. On y retrouve la même forme originale. Le dialogue entre l'arbuste *costo* et la *collerica passio* est reproduit dans la *Revue médico-chirurgicale britannique et étrangère*.

Bontius (2) médecin de la Compagnie hollandaise des Indes orientales, observa également une épidémie à Batavia en 1629. Sa description est très inférieure à celle de Garcia d'Orta (3).

Nous arrivons à une époque mieux connue de nous. Dans les

(1) C'était au printemps de l'année 1503, l'armée de Zamorin ne perdit pas moins de 20 000 hommes, indépendamment des blessés. En outre il y avait une affection foudroyante qui frappait de douleurs dans le ventre et enlevait les hommes en moins de huit heures.

(2) J. Bontii, *In Indiis archiatri de médic. Indorum*, lib. IV.

(3) Le gouverneur général des Indes succomba au choléra, que Bontius avait pris pour une affection des voies respiratoires.

dernières années du xviiie siècle, de 1781 à 1791, on observa dans l'Inde un certain nombre d'épidémies cholériques. Je citerai entres autres la grande explosion qui eut lieu au mois d'avril 1783 à Hurdwar. Cette ville est un lieu de pèlerinage fameux pour les Hindous. A peu près en même temps on aurait observé une épidémie du même genre à Travancore, ville très éloignée d'Hurdwar. Hurdwar, en effet, est situé au nord de l'Hindoustan, tandis que Travancore est au sud de la péninsule.

La Conférence de Constantinople paraît considérer ces deux épidémies comme absolument différentes, tandis que, pour M. Tholozan, ce seraient là simplement deux étapes d'une même épidémie. Pour lui cette grande épidémie de 1781, de 1782 et de 1783, a débuté près de Candjam, dans la partie nord du territoire connu sous le nom des Cinq-Circars; de là elle se serait étendue au sud de la péninsule d'une part, et de l'autre elle aurait gagné le nord de l'Inde en passant par Calcutta. Ses ravages ne se seraient arrêtés qu'à Hurdwar, dans le point où le Gange sort des montagnes pour se rendre dans la plaine à 160 kilomètres au nord-est de Delhi, à 1024 pieds au-dessus du niveau de la mer.

Nous sommes loin, dit M. Tholozan, de connaître exactement l'histoire de ce fléau. Toutefois, ces traits suffisent pour montrer que, dans la deuxième moitié du xviiie siècle, il y a eu dans l'Inde une grande manifestation cholérique qui, débutant à 315 milles environ au sud-ouest de Calcutta, et tout à fait en dehors du delta du Gange, a parcouru, en deux années, la péninsule et l'Inde centrale, marchant dans les premières localités du nord au sud, et dans les secondes du sud au nord.

Si l'on tient compte aussi de l'épidémie de la côte de Coromandel qui a pu être importée à Maurice, si l'on tient compte des épidémies d'Hurdwar et de Travancore, qui peuvent n'être que deux étapes d'une même épidémie ayant débuté près de Candjam, on doit accepter que le choléra asiatique n'a pas dans l'Inde une origine aussi récente que Daremberg l'affirme; son antiquité dans ce pays nous paraît au contraire démontrée.

Quelle que soit d'ailleurs l'époque à laquelle cette maladie ait fait son apparition dans l'Inde, il est évident qu'elle a l'Inde pour berceau et cette partie de l'Inde placée entre le Gange et le Brahmapoutra ; mais le choléra se montre-t-il sur tous les points de ce vaste pays avec la même fréquence ?

La Conférence de Constantinople a nettement formulé les desiderata de la question ; toutefois, elle n'a pu préciser les points où le choléra a toujours été endémique, les séparer de ceux où il ne s'est montré que plus tard ; il lui a été également impossible d'indiquer les principales épidémies qui ont régné dans l'Inde depuis 1817, avec leur point de départ, leur marche et leur point d'arrivée. Cependant elle a conclu qu'il n'existe dans l'Inde qu'un petit nombre de foyers endémiques de choléra, et elle les a classés, suivant le plus ou moins de fréquence de la maladie, en trois catégories :

1° Le choléra règne de préférence, comme maladie endémique, avec une tendance à devenir épidémique à certaines époques, dans le Bengale en général. Il sévit dans les stations de Cawnpoor et de Allahabad, mais surtout dans la ville de Calcutta. Il se montre aussi à Arcot, près de Madras, et à Bombay.

2° Le choléra apparaît comme maladie épidémique, tous les ans ou presque tous les ans, à Madras, Conjeveram, Pooree, Tripetty, Mahadeo, Trivellore et d'autres localités où ont lieu des agglomérations de pèlerins hindous.

3° Il se montre encore comme maladie épidémique, mais à des époques indéterminées, dont les intervalles ne dépassent pas pour la plupart la période de quatre ou cinq ans, dans les provinces du nord-ouest de l'Hindoustan, ainsi que dans les parties des présidences de Madras, de Bombay, et dans le Pégu.

II

Nous ignorons encore la cause réelle de l'endémicité du choléra dans l'Inde.

Quelques-uns l'ont attribuée aux alluvions du Gange et du Brahmapoutra rendues plus pernicieuses par un soleil brûlant, une quantité considérable de matières organiques, animales et végétales, en fermentation permanente sous un climat chaud et humide. D'après cette opinion, le choléra ne serait que l'infection de l'économie par les matières organiques fermentées s'échappant de ces terrains. Mais bien d'autres fleuves que le Gange donnent lieu à de pareilles alluvions, et cependant le choléra n'est pas endémique sur leurs bords. Cette hypothèse d'ailleurs, comme celles que nous allons maintenant examiner, a perdu aujourd'hui beaucoup de sa valeur depuis la découverte du bacille spécifique du choléra.

Suivant une autre hypothèse, l'endémicité du choléra dans cette région serait due à la coutume traditionnelle d'abandonner au cours du fleuve sacré des cadavres à demi brûlés. Mais ce n'est pas exclusivement sur les bords du Gange que le choléra a son berceau : d'autres foyers de la maladie sont loin du fleuve sacré.

On a encore voulu expliquer la permanence du choléra et sa plus grande fréquence depuis la fin du siècle dernier par la ruine des grands travaux hydrauliques exécutés autrefois dans ce pays. Grâce à ces travaux, la circulation des eaux était rendue facile et ne donnait pas lieu à ces stagnations si favorables à la fermentation des matières organiques. Mais ces travaux de canalisation exis-

taient surtout dans le Carnatic, au sud de la péninsule.
D'après les affirmations de Goodeve, qui a donné tous ces
renseignements à la Conférence de Constantinople, le
delta du Gange et du Brahmapoutra n'a jamais eu de ces
travaux hydrauliques, et les eaux y ont coulé depuis des
siècles dans les mêmes conditions. D'ailleurs, ils seraient
irréalisables aujourd'hui dans l'immense territoire parcouru par le Gange : le sol y est très peu élevé. et au mois
de septembre, à l'époque de la grande crue, les eaux
s'écoulent sur une étendue de plus de 100 milles de largeur avec une violence et une rapidité qui se trouvent
encore accrues par la multitude énorme d'affluents qui
se déversent dans le fleuve. Le travail publié par la mission allemande qui s'est rendue aux Indes en 1883 nous
a fourni à cet égard des renseignements intéressants (1).

Dans le delta du Gange, borné à l'ouest par le fleuve
Hoogly qui est un bras du Gange, à l'est par le Brahmapoutra, de même que le long des bords du Gange en
amont jusqu'à Bénarès, le choléra règne constamment.
La partie supérieure du delta est parsemée de lieux
habités, tandis que la base du triangle est complètement
inhabitée. Ce territoire non peuplé s'appelle Sundarbans, il comprend 7500 milles anglais et se sépare de la
partie habitée du delta par une ligne très prononcée.
C'est là que le Gange et le Brahmapoutra se fondent en
un cours d'eau dans lequel reflue, au moment des fortes
marées, l'eau de la mer ; il en résulte également des
inondations régulières du Sundarbans.

---

(1) *Rapport* de MM. Koch et Gaffky, *sur les travaux de la mission
allemande du choléra en Egypte et dans l'Inde* (*Arbeiten aus dem kaiser-
lichem Gesundheitsamte*, III, Berlin, 1887). — *Conférence sur le choléra*,
faite à l'Office sanitaire impérial allemand le 26 juillet 1884, par M. le
Dr R. Koch. D'après la *Deutsche medicinische Wochenschrift*, de P. Bœmer.

Dans cette contrée, inaccessible à l'homme à cause des tigres nombreux qui l'habitent, et des fièvres pernicieuses qui y règnent, il existe une végétation luxuriante ; d'énormes quantités de déchets organiques sont en décomposition continuelle dans les marais du Sundarbans, et l'on comprend facilement qu'il s'y développe plus que partout ailleurs une grande quantité de microorganismes. Cela est vrai, surtout à la frontière de la partie non habitée du delta, là où les fleuves charrient les vidanges des habitants et les mélangent à l'eau saumâtre qui contient déjà de grandes masses organiques en décomposition.

Dans ces conditions toutes spéciales, on comprend qu'une faune et une flore particulière de microorganismes dont fait probablement partie le bacille cholérique puisse se développer. Car tout indique que c'est là la source du choléra. Toutes les épidémies ont débuté par une augmentation des cas de cette maladie dans le sud du Bengale.

En outre, le bacille-virgule trouve encore dans ce milieu les conditions les plus favorables à son développement et à sa transmission de l'homme à l'homme.

Calcutta, située sur la rive gauche de l'Hoogly, renfermait en 1883, 430 000 habitants, ses faubourgs en comptaient 250 000.

Si, dans certains de ses quartiers habités par les Européens, Calcutta renferme des palais et des monuments dignes d'une capitale européenne, le plus grand nombre des habitants a pour demeure de misérables huttes, et, dans les quartiers les plus riches, on trouve beaucoup de *bushees*, nom par lequel on désigne les petites agglomérations de cabanes.

Mais ce qui intéresse surtout l'hygiéniste, c'est la

grande quantité de *tanks* que l'on y rencontre. On donne
ce nom à des flaques d'eau, réservoirs ou étangs. Leur
nombre est extrêmement considérable, ainsi qu'on peut
s'en assurer par l'examen de cinq plans annexés au livre
de Koch et Gaffky, plans qui représentent quelques quartiers. La situation spéciale de la capitale de l'Inde explique
comment ces tanks ont pris naissance. Le sol ne s'élève
pas au-dessus du niveau de la mer, et la partie inférieure
des maisons serait facilement submergée lors de la saison
des pluies, si elles n'étaient construites sur un emplace-
ment élevé. Celui-ci ne peut être constitué qu'aux dé-
pens de la terre du voisinage, et c'est ainsi qu'auprès de
chaque groupe de maisons existe une dépression plus
ou moins profonde et plus ou moins remplie d'eau, suivant la saison. Cette eau sert aux usages domestiques,
aux bains ; elle reçoit aussi les excréments. Pendant la
saison sèche, le niveau du tank baisse de plus en plus et
quand approche la saison des pluies, il ne renferme plus
qu'une boue noirâtre, fétide, sale, et qui ne diffère guère
du contenu de nos égouts.

Pedler, a analysé 200 échantillons d'eau des tanks ou
des puits de Calcutta : 44 fois sur 100 on a affaire à du
sewage pur, 22 fois à du sewage dilué, 20 fois à de l'eau
mélangée à une forte proportion de sewage, 9 fois on doit
qualifier l'eau de sale, 4 ou 5 fois on peut dire que l'eau est
passable. On obtient une eau analogue à celle des tanks,
en mélangeant six parties d'eau potable avec une ou
deux parties de sewage concentré des égouts de Calcutta.

L'eau de l'Hoogly sert également à la consommation
des indigènes. Elle n'est pas bonne. Koch et Gaffky ont
placé, en tête de leur ouvrage, la reproduction d'une
photographie provenant d'un des points où l'on vient
recueillir l'eau. On voit le peu de profondeur du fleuve

à cet endroit, la quantité de bateaux amarrés et les diverses occupations auxquelles se livrent les indigènes.

Mais depuis le 1er novembre 1869, la ville de Calcutta est approvisionnée d'eau filtrée, qui est puisée à 16 milles en amont de Calcutta. Elle passe d'abord dans des bassins destinés à laisser déposer les sédiments, puis dans d'autres bassins dont le fond est couvert de sable que l'eau traverse.

La commission allemande a étudié dans tous ses détails le château d'eau de Calcutta. L'eau qui en sort est absolument purifiée. Elle ne renferme pas plus de bactéries que l'eau qui sert à alimenter Berlin et l'on n'y a trouvé que quinze à deux cent cinquante colonies par centimètre cube.

Le rôle de l'eau dans l'étiologie du choléra de Calcutta est capital. A la fin de 1869 on livre de l'eau filtrée à la consommation, le chiffre de décès cholériques, qui dépassait 4000, tombe à 1558. L'année suivante il est de 796 seulement. De 1870 à 1884 la moyenne est de 1488 décès. Les vingt-six années précédentes, deux fois seulement le chiffre des décès était inférieur à 3000, et seize fois supérieur à 4000 (Macpherson et Macnamara).

Le tableau suivant donne à cet égard des indications précises.

Choléra à Calcutta.

Années.	Décès annuels.
1841	5177
1842	6545
1843	3739
1844	5811
1845	6240
1846	6427
1847	3041
1848	2502
1849	3867

Choléra à Calcutta (suite).

Années.	Décès annuels.	
1850	3348	
1851	4374	
1852	4189	
1853	5632	
1854	3082	
1855	3744	
1856	4540	
1857	3838	
1858	5195	
1859	4676	
1860	6553	
1864	4000	
1865	5078	11.7 p. 1000.
1866	6826	15.7 —
1867	2270	5.2 —
1868	4186	9.6 —
1869	3582	inauguration de la canalisation d'eau 8.2
1870	1558	3.5 p. 1000.
1871	796	1.8 —
1872	1102	2.5 —
1873	1105	2.5 —
1874	1245	2.8 —
1875	1674	3.8 —
1876	1851	4.2 —
1877	1418	3.2 —
1878	1338	3.0 —
1879	1186	2.7 —
1880	805	1.8 —
1881	1693	3.9 —
1882	2240	5.1 —
1883	2037	4.7 —
1884	2272	5.2 —
1885	1703	
1886	1741	
1887	1198	
1888	4915	
1889	2903	

On voit que l'amélioration a succédé à la distribution de l'eau filtrée.

En outre la banlieue de Calcutta, qui ne reçoit pas cette eau, présente toujours la même mortalité, qui est également constatée dans tout le reste du Bengale où il n'y a pas eu de travaux d'amenée d'eau.

A Bombay le choléra est aussi en voie de décroissance. L'amélioration du régime des eaux y a aussi la plus grande part. On ne trouve pas dans cette ville les tanks observés à Calcutta.

Une partie de Bombay est bâtie sur le roc. Cependant, la mortalité cholérique y est la même que dans le reste de la ville qui repose sur l'alluvion. Cela ressort de l'analyse de M. Weir et surtout de la carte placée dans le rapport allemand. On pourrait objecter que le rocher de Bombay, comme celui sur lequel est bâti Malte, doit être poreux et que, partant, il permet l'existence d'une nappe souterraine. Nous verrons plus loin que c'est de cette façon que Pettenkofer explique l'existence du choléra à Malte. Mais le roc de Bombay n'est nullement poreux. Il ne se laisse pénétrer au plus que par 2,35 p. 100 de son poids par l'eau au lieu de 30 p. 100 comme à Malte.

III

Quelles sont les *circonstances adjuvantes* qui favorisent le développement et la propagation des épidémies de cette maladie dans l'Inde?

Les *saisons chaudes* doivent être considérées comme très favorables au développement épidémique : ainsi, au Bengale, le choléra revêt la forme épidémique pendant les grandes chaleurs, d'avril en août.

Dans les provinces du nord-ouest, les plus grandes épidémies, notamment celle de 1851, ont sévi surtout pendant les mois de juillet et d'août, et se sont terminées au commencement de l'hiver.

Dans la présidence de Madras, où les saisons sont moins tranchées, c'est aussi dans la période la plus chaude de l'année que le choléra se montre épidémiquement avec le plus d'intensité.

Enfin, la grande manifestation de Jessor en 1817 commença vers le mois d'août; mais, s'il est impossible de méconnaître que la saison chaude exerce une influence favorable au développement épidémique du choléra, ce n'est là, comme l'a fait observer Fauvel, qu'une circonstance adjuvante, soumise à de nombreuses exceptions, et on ne saurait y voir une condition nécessaire et indispensable au développement épidémique.

Je laisse de côté toutes les autres causes banales qui ont été invoquées et qui seraient également applicables à toutes les épidémies ou maladies : conditions d'âge, de sexe, de tempérament, etc., et j'arrive à la cause adjuvante par excellence, celle qui va devenir un agent de renforcement et de dissémination de l'épidémie, je veux parler des grandes agglomérations et migrations d'hommes, des foires et surtout des *pèlerinages* qui s'accomplissent à ces époques déterminées dans plusieurs localités de l'Inde. Je ne parlerai que des pèlerinages les plus importants; ce que je dirai des uns, d'ailleurs, sera applicable aux autres.

Hurdwar ou Gangadwara (les portes du Gange) est un lieu de pèlerinage et de foire fameux (1). En 1783, il s'y

(1) La réunion a lieu tous les ans à la pleine lune d'avril, et le pèlerinage y est réputé tous les douze ans plus efficace qu'à l'ordinaire. L'année 1783 était une de ces douzièmes années considérées par les Hindous comme plus propitiatoires que les autres. Comme Hurdwar est situé dans le point où le Gange pénètre dans l'Hindoustan, cette ville est plus que

trouvait réuni plus d'un million d'individus, lorsque le choléra éclata et fit périr 20 000 hommes dans l'espace de huit jours. Comme nous l'avons vu, quand cette foule se dispersa, l'épidémie s'éteignit sans se propager. Il n'en est plus de même aujourd'hui. Le choléra se montre tous les ans à Hurdwar à l'époque de la foire.

Jugurnath, sur la côte d'Orissa, au nord-ouest du golfe de Bengale, est aussi un lieu de pèlerinage des plus vénérés. Les cérémonies y ont lieu dans les mois de juin et de juillet.

Je citerai également Conjeveram, qui est situé à 45 milles au sud de Madras, et qui voit arriver chaque année pendant le mois de mai plus de 20 000 pèlerins.

Les phénomènes que l'on observe à Hurdwar, à Jugurnath, à Conjeveram. sont partout les mêmes et se montrent également dans toutes les autres localités qui sont

toutes les autres stations du fleuve visitée par les pèlerins. La facilité que l'on a pour y arriver des différents points de l'Asie augmente encore le pèlerinage. Les ablutions dans le Gange sont le grand rite pratiqué par les Hindous; ces ablutions commencent dans le mois de *chaitra*, quand le soleil entre dans le signe de *mina* ou des poissons, et elles finissent quand le soleil entre dans le bélier. Chaque douzième année est célébrée avec des réjouissances et appelée le *Cumbh Mela*.

Les ablutions à ces époques duodécimales sont considérées comme beaucoup plus efficaces. Le 10 avril est le dernier jour des purifications. La foire qui a lieu à l'occasion de ce pèlerinage est l'objet d'un trafic très étendu : elle était autrefois la plus considérable de l'Inde; il y venait des marchands du Pendjab, de la Tartarie, de Cachmir, du Radjpootanah. Hardwick, qui était au *Cumbh Mela* de 1796, évalue à deux millions et demi la multitude assemblée. Douze ans après, Raper estime à deux millions le nombre des pèlerins.

La mortalité cholérique dans la province du Pendjab a été, les deux années de pèlerinage 1867 et 1879, c'est-à-dire à douze ans de distance. de 69 281. Pendant les treize autres années de 1865 à 1881, il n'y a eu en tout que 41 649 décès, les deux tiers.

Dans ces deux années de pèlerinage, les mois d'avril, mai, juin et juillet ont fourni 51 705 décès : dans les treize autres les mêmes mois n'en fournissent que 9511, moins du cinquième.

le siège de foires et de pèlerinages. Les pèlerins affluent de toutes parts dans ces lieux sacrés, ils arrivent épuisés par la fatigue et la misère, ayant souvent fait plusieurs centaines de lieues, presque toujours à pied, sous un soleil brûlant. Leur condition va s'aggraver encore ; dans ces endroits il y a partout des *tanks* dans lesquels des milliers d'hommes se baignent et dont ils boivent l'eau. La mauvaise nourriture, l'eau potable souillée, la débauche, vont s'ajouter à l'encombrement pour devenir une nouvelle cause de développement épidémique. La maladie se trouve ainsi renforcée ; la mortalité est considérable, mais ce n'est pas tout : quand cette multitude va se disperser, elle va semer partout le choléra sur son passage et devenir ainsi un agent des plus actifs de la propagation de la maladie. Après avoir été un agent de renforcement, elle va devenir un agent de dissémination.

Pettenkofer, s'appuyant sur le travail de Brydden, a essayé d'établir qu'à Jugurnath (1) et aux environs, le choléra est surtout fréquent au mois de juin, alors que les principaux pèlerinages ont lieu en mars et avrll. La prédominance du choléra au mois de juin tenait, d'après lui, à ce que ce mois correspond au niveau le plus inférieur de la nappe souterraine. L'enquête de Koch aboutit à des résultats tout différents. La nappe d'eau souterraine se comporte exactement à Jugurnath comme à Calcutta. Dans les deux villes la saison des pluies commence en mai et finit au début d'octobre. D'autre part la fête du mois de mars n'est pas la seule. Il y en a une beaucoup plus fréquentée au mois de juin. Il y en a même encore une, moins importante il est vrai, en novembre et celle-ci se traduit à son tour à Jugurnath par une certaine

____

(1) Ce pèlerinage est appelé Puri dans les documents allemands.

augmentation du nombre des décès cholériques. On a donc le droit de dire que, à Jugurnath, le choléra est surtout lié à l'arrivée des pèlerins. En revenant des lieux saints les pèlerins deviennent à leur tour l'origine de cas secondaires, c'est pour cela que, dans toute la province, les décès cholériques sont surtout fréquents en mars, en juin et juillet.

Ces lieux de pèlerinage ne doivent pas être considérés comme des foyers d'endémie cholérique : le choléra s'y éteint après le départ des pèlerins, et il n'y reparaît, plus ou moins périodiquement, qu'à l'occasion d'un nouveau pèlerinage. Il est donc probable que, dans beaucoup de régions de l'Inde comme ailleurs, l'importation du choléra est la condition nécessaire de son développement épidémique.

Fauvel avait déjà repris, en 1883, cette question de l'endémicité du choléra dans l'Inde et de l'opposition qui existe entre les foyers endémiques et les grandes épidémies; il est arrivé à des conclusions que nous exposerons dans un autre chapitre en parlant des *immunités cholériques*.

IV

Le choléra présente, dans certains pays en dehors de l'Inde, des caractères de fixité et de permanence si particuliers, que certains auteurs ont cru que cette maladie y existait à l'état endémique.

Les épidémies (1) qui se perpétuent depuis soixante ans en Birmanie, dans l'Indo-Chine, l'Annam, le Tonkin,

---

(1) Les premières extensions indiennes, chinoises et autres vers la côte de Malabar et au delà vers la Chine et l'Hymalaya sont les premières épidémies constatées (avant 1812).

les villes ouvertes de la Chine, la Corée, le Japon, les îles hollandaises de l'archipel indien, l'Afghanistan, le Béloutchistan, viennent à l'appui de cette opinion (1).

Il est démontré, d'après les communications d'Armand, que le choléra est endémique dans le vaste delta formé par le réseau inextricable des mille branches du Cambodge et de la rivière de Saïgon. Le choléra asiatique, dit l'ancien médecin en chef de l'hôpital de Saïgon, endémique dans la Basse-Cochinchine, devient endémo-épidémique à la mousson du nord-est, la saison sèche et chaude de l'année, c'est-à-dire de novembre à mai, mais surtout pendant les mois de mars et d'avril.

Les rapports qui existent entre la France et les pays d'Extrême Orient, la Cochinchine, le Cambodge, l'Annam et le Tonkin nous engagent à donner relativement à ces régions des renseignements plus complets. Je dois ces indications à MM. Lemardeley et Moty pour le ministère de la guerre, et à M. Treille pour le sous-secrétariat des colonies. Je les remercie de leur obligeance.

Le choléra est endémique au Tonkin, en Annam et en Cochinchine depuis de longs siècles. (Légende de Liong-than, qui date du IIIe siècle de notre ère et qui est insérée dans un recueil historique du XIVe siècle.)

Il s'y manifeste en permanence sous forme de cas sporadiques, et au printemps et en automne par des recru-

---

(1) On avait cité également l'Arabie. Sans doute le choléra a fait plusieurs apparitions dans l'Arabie intérieure, et notamment en 1854, 1862, 1863 (Palgrave). En 1854, à Riad, ville capitale du Nedjd, un tiers de la population périt; tous les districts furent visités par le fléau, à part le Sedeyr, situé à une altitude exceptionnelle. L'épidémie de 1862 et 1863 fut moins meurtrière que la précédente. Mais la maladie avait été importée par les pèlerins venant de l'Inde et se rendant à la Mecque; suivant d'autres, elle fut un des rayonnements de l'épidémie de la Mecque.

descences endémo-épidémiques plus ou moins accusées.

Les médecins annamites attribuent aux épidémies d'automne un caractère moins franchement inflammatoire qu'à celles du printemps, les premières sont, disent-ils « froides », et les dernières « chaudes » ; ils ajoutent avoir remarqué, à des intervalles assez réguliers d'environ dix ans, de véritables explosions épidémiques. M. Moty, aujourd'hui professeur agrégé au Val-de-Grâce, a constaté l'endémicité de la maladie pendant toute la durée de son séjour à Hanoï, où le chiffre de la population (environ 100 000 indigènes) rend l'observation facile.

On rencontre de ces cas sporadiques chez les Européens immigrés mais assez rarement.

En outre pendant les recrudescences épidémiques annuelles la population indigène est ordinairement seule atteinte et quand les Européens et les indigènes payent leur tribut à une même épidémie la courbe nosographique n'est pas du tout parallèle dans les deux races : la mortalité annamite s'élève la première, celle des Européens ne suit qu'un certain temps après, et quelquefois quand la première est redescendue à 0.

Le mouvement des hommes paraît être la cause déterminante principale des développements épidémiques ; le mal a sévi surtout pendant notre campagne dernière sur les points de passage des colonnes et de leurs convois sans que ce fait puisse être attribué à des conditions topographiques locales ; il a sévi dans les régions montagneuses (Lang-sôn), comme dans le delta.

Il y a, comme je l'ai dit plus haut, deux saisons cholériques : le printemps et l'automne ; c'est pendant celles-ci qu'a sévi, au Tonkin, le choléra épidémique de 1885,

Annam-Tonkin. — Les missionnaires ont signalé une grande épidémie en 1850; le pays des Muongs et la région du lac de Thô furent surtout éprouvés.

Le district d'Hanoï fut décimé, d'avril à août 1864.

En 1865-1866, on trouve le choléra à Quin-Hône, dans l'Annam inférieur, sévissant avec une grande violence sur les indigènes, et on estime les victimes à plus d'un million, chiffre probablement exagéré.

En 1875, d'après le docteur Foirèt, médecin principal, le choléra régna épidémiquement dans le Delta et sur le littoral de l'Annam.

En 1879, nouvelle épidémie au moment de la culture des rizières (Maget). Dix-neuf soldats et marins furent atteints, quatre moururent. Un nombre considérables d'indigènes périrent.

Quelques cas furent constatés à Haïphong, en 1884, parmi les Européens, et un très grand nombre parmi les Annamites.

La grande épidémie de 1885 a débuté, en été, à la fin de juillet ou au commencement d'août; les premiers cas ont été observés à Haïphong, de là, la maladie s'est répandue un peu partout, mais spécialement à Hanoï, à Lam, à Phu-lang-Thuong, à Lang-sôn; la plupart des postes lui ont payé leur contingent.

En Annam, c'est surtout à Thuan-an et à Hué qu'elle s'est montrée.

Ses centres d'action ont été les mêmes, ou à peu près, les années suivantes, ce qui s'explique en partie par l'importance de la plupart de ces garnisons dont le chiffre avait été peu modifié.

Dans quelle proportion les Tonkinois et les Annamites étaient-ils atteints? On l'ignorait, les indications que nous recevons manquent à cet égard de toute précision.

En 1887, épidémie peu intense dans le delta du Tonkin.

En septembre, le choléra a disparu complètement d'Hanoï.

En 1888, en moins de trois mois, l'administration a eu connaissance de 818 victimes, dont 675 Européens : je n'ai pas à rappeler combien la statistique donne encore dans ce pays des renseignements insuffisants.

Le choléra avait sévi dans tout le Tonkin ; peu de localités avaient été indemnes.

En 1889, au contraire, le choléra ne s'est manifesté que sur un petit nombre de points et toujours à l'état sporadique.

Une épidémie a sévi à Phu-lang-Thuong, du 8 octobre au 12 novembre 1890.

Pendant les premiers mois jusqu'en mai, la marche a été assez régulière ; de Quin-höne le choléra remonte à Tourane, puis à Thuan-an et à Vinh, il passe de Vinh à Tuyen-Quan et envahit en même temps Viétry et Sontay. De ces dernières localités il se répand dans le delta, frappe tour à tour Hanoï, Haï-phong, Tican et se cantonne à Ninh-binh, en octobre ; c'est alors que presque simultanément l'épidémie éclate aux Sept-Pagodes, à Haï-phong et Phu-lang-Thuong. C'est là que le choléra a été le plus meurtrier. En résumé le choléra parti de Quin-hone remonte vers le nord en suivant la côte, envahit le delta où il frappe spécialement Haï-phong, Phu-lang-Thuong, pour s'éteindre à Hanoï.

Je donne la statistique pour l'année 1890. Le chiffre des décès est considérable relativement aux atteintes.

Hôpitaux.

		Décès.
Européens	73	63
Asiatiques	35	27
	108	90

Cochinchine. — Endémique chez les indigènes et respectant assez généralement les Européens, le choléra a sévi en 1889 avec plus d'intensité que de coutume et sur les deux éléments de la population, qui ont été également éprouvés.

C'est à *Pnom-Penh*, à la fin de la saison des hautes eaux, qu'il a fait, comme toujours son apparition. De là, il s'est répandu, en suivant d'abord le cours du Grand-Fleuve, puis les arroyos ordinaires, sur toute la Cochinchine. Les arrondissements riverains ont été généralement le plus, et en tout cas les premiers éprouvés, ainsi que le montre le tableau suivant, dont les chiffres, bien qu'au-dessous de la vérité et incomplets pour certains arrondissements, donnent cependant quelques indications.

Pnom-Penh	236
Chaudoc	119
Baclieu	193
Sadec	299
Vinh-Long	260
Bentré	249
Mytho	156
Cholon	251
Giadinh	159
Tayminh	84
Baria	83
Thudaumot	22
Chaquan	23
Gocong	8
Tanan	31
Travinh	5
Soctrang	23
Cantho	5
Langscuyen	47
Total	2353

En Cochinchine le transport et la propagation du choléra se font facilement : toutes les communications

sont lieu par les arroyos. Le *sampan* transporte l'Annamite et sa famille, et s'il y a un cholérique à bord le
voyage ne s'en continue pas moins.

Contrairement à ce qui a lieu presque chaque année dans
la colonie, le choléra n'a point régné en 1890 à l'état épidémique. Quelques cas isolés ont eu lieu chez les indigènes dans divers arrondissements, surtout à Bien-Hoa, où
l'affection s'est éteinte sans contaminer Saïgon, malgré la
proximité de ces deux localités.

Cambodge. — En février, mars, avril, mai et
juin 1880, M. le D^r Le Jollec, médecin principal du corps
de santé des colonies, a observé une épidémie de choléra :
il a constaté chez les Européens 30 cas, dont 19 décès. Le
nombre des indigènes atteints n'est pas connu.

C'est la seule épidémie constatée dans les dix dernières
années, mais il n'y a pas à douter de l'existence de cas
sporadiques annuels survenus d'avril à août parmi les
indigènes.

Le choléra se comporte au Cambodge comme en
Cochinchine, malgré la différence de race entre les populations des deux pays.

En résumé il n'y a, dans les quatre provinces de notre
colonie, Tonkin, Annam, Cochinchine, Cambodge, aucune
localité particulièrement sujette aux atteintes du choléra,
l'importance du centre de la population et le mouvement
dont il est le siège paraissent les seuls facteurs spéciaux
de chaque explosion épidémique.

La régularité des recrudescences cholériques annuelles
et leur gravité vont croissant du Cambodge au Tonkin ou
du sud au nord ; le Tonkin est donc le foyer principal de
l'endémie.

Nous ajouterons à ces faits observés dans les pays qui nous sont soumis quelques renseignements sur le Japon. Pour ce qui concerne la Chine nous renvoyons aux rapports médicaux publiés par l'administration des douanes européennes de l'empire chinois (années 1882, 1883 et suivantes). Ils ont trait surtout aux stations d'Ichang, Amoy, Canton, Pakhoi, Schangai, Swatow, Hoihow et Wenchow.

Japon. — Le choléra fait, chaque année, au Japon, un nombre de victimes plus ou moins considérable. Les épidémies les plus sérieuses ont été : l'épidémie de 1879, survenue immédiatement après la guerre des provinces du Sud, puis celle de 1886 ; l'année 1890 ne vient qu'en quatrième ligne, depuis 1877, époque à laquelle remontent les premières statistiques à peu près exactes.

Généralement, la maladie n'exerce ses ravages que parmi la population indigène, et le nombre des Européens qui se sont trouvés atteints a été toujours très peu important. Mais il ne faut pas oublier qu'il y a, au Japon, à peine un Européen pour 19 000 indigènes. Dans la dernière épidémie, on n'a eu à constater aucun cas parmi les résidents étrangers, mais les navires de guerre ou de commerce dans les différents ports, ont perdu environ une cinquantaine de personnes.

Le tableau suivant montre d'une façon nette que le choléra est endémo-épidémique au Japon comme dans les ports de la Chine, et nos possessions de l'Extrême-Orient.

Relevé des cas de choléra et des décès cholériques constatés au Japon durant les quatorze dernières années 1877-1890.

ANNÉES.	NOMBRE DE CAS.	NOMBRE DE DÉCÈS.	PROPORTION de la MORTALITÉ p. 100.
1877	13.816	8.027	58.10
1878	902	445	49.28
1879	162.637	105.786	65.04
1880	1.580	618	39.11
1881	9.389	6.237	66.43
1802	51.631	33.784	65.43
1883	969	434	44.79
1884	900	415	46.11
1885	13.772	9.310	67.60
1886	155.923	108.405	69.52
1887	1.228	654	53.26
1888	810	460	56.79
1889	751	431	57 39
1890 (fin octobre)	41.556	28.425	Environ 68

La Perse, en raison de sa position intermédiaire entre l'Inde, l'Afghanistan, la Russie et la Turquie, et aussi à cause de l'importance de ses relations, doit nous arrêter un instant. Elle a eu de 1851 à 1862 neuf épidémies de choléra. Toutefois, la Conférence de Constantinople n'a pas cru devoir, et avec raison, classer la Perse au rang des pays dans lesquels le choléra s'observe à l'état endémique. Mais les mauvaises conditions d'hygiène qui règnent dans l'Iran, les pèlerinages avec transport de cadavres, les sépultures temporaires et superficielles, sont autant de causes de transmission de la maladie et doivent à ce titre intéresser les gouvernements européens.

On avait également supposé, sur les bords de la mer Caspienne, vers Salian et le delta de la Koura, des foyers secondaires de choléra. L'endémie aurait été produite par des miasmes ou des contages qui, imprégnant les terrains d'alluvions, se seraient dégagés, suivant la théorie de Pettenkofer, lorsque le niveau des eaux souterraines serait venu à baisser.

J'ai parcouru tout ce pays et je n'y ai trouvé aucun signe de l'existence d'un foyer cholérique. Si cette région a été le siège de fréquentes épidémies, c'est qu'elle a été la route suivie à trois reprises par le choléra pour passer de Perse en Russie, de Recht à Bakou et à Astrakan.

Les épidémies observées il y a une vingtaine d'années en Russie sont aussi d'un grand intérêt. Les germes cholériques ont paru, se fixant sur certains terrains, y sommeiller pendant l'hiver et provoquer au printemps de nouvelles explosions durant plusieurs années consécutives. Le pèlerinage de Kiew est une cause de renforcement et de dissémination qui, pendant quelques années, a donné lieu à de nouvelles épidémies. Mais ce n'étaient là que des foyers secondaires, et le choléra n'est pas endémique en Russie. Les mêmes faits ont été observés en Hongrie.

La question du Hedjaz a une réelle importance. On a pu croire qu'il y avait dans ce pays un foyer originel de choléra permanent, et quelques auteurs ont pensé que l'épidémie qui a désolé l'Europe en 1865 avait eu dans le Hedjaz sa *première* origine. Dans le vallon de Mina, en 1865, on voyait entassés sur les cadavres des moutons plus de 30 000 cadavres de pèlerins, morts de fatigue ou de maladies diverses. On comprend quels ravages doit exercer une épidémie sévissant au milieu d'une multitude semblable. Cependant quel que soit le mystère dont s'entourent les musulmans quand ils se livrent à leurs pratiques, si le choléra avait dans le Hedjaz un foyer originel, son existence n'aurait pu y être ignorée. Or, les voyageurs Niebuhr et Burkhardt, qui ont visité l'Arabie avant l'invasion de 1831, décrivent les maladies qu'on y observe habituellement et ne mentionnent pas l'existence du choléra.

Il résulte en outre des documents que nous possédons que depuis 1831 le choléra asiatique s'est montré à plusieurs reprises dans le Hedjaz, en 1835, en 1846, en 1848, en 1859, et presque continuellement de 1857 à 1865 ; il a encore apparu en 1872, en 1877, en 1881, en 1882, en 1883, en 1890 et en 1891. Il est établi, en outre, que, toutes les fois que le choléra s'est montré dans le Hedjaz, il a été une conséquence du pèlerinage de la Mecque, et qu'il a toujours été précédé de l'arrivée des pèlerins hindous.

Cette observation a été faite d'une façon extrêmement évidente pour l'épidémie de 1865. Quelques auteurs avaient cru que cette épidémie avait eu pour foyer d'origine primitif le Hedjaz, sans importation de l'Inde : or c'est là une erreur, et il est démontré que les premiers cas de choléra qui se sont montrés à la Mecque et à Djeddah ont été consécutifs à l'arrivée des pèlerins. En outre, depuis 1866, sept fois seulement le choléra s'est manifesté parmi les pèlerins de la Mecque, en 1872, en 1877, en 1881, en 1882, en 1883, en 1890 et en 1891. Il y a donc eu entre chaque manifestation jusqu'à celles de 1881, et de 1883 à 1890, des intervalles de plusieurs années, d'où la conclusion que le choléra n'est pas endémique dans le Hedjaz, et que chaque fois, ou le plus ordinairement au moins, il y renaît par importation.

Ainsi donc le Hedjaz n'est point un foyer originel de choléra asiatique. Il y a dans le Hedjaz un milieu très favorable au renforcement, à la propagation et à la dissémination de l'épidémie, mais, pour que l'explosion ait lieu, il est nécessaire que le Hedjaz reçoive l'étincelle, et cette étincelle part de l'Inde. De même, lorsqu'on a prétendu qu'il y avait eu développement autochthone à Hambourg (1831), à Berlin et à Londres (1848), à Aarau (1854), dans la prison de Genève (1855), on a mal apprécié ces faits, qui tous sont passibles d'une interprétation différente.

Le choléra n'a qu'un berceau, l'Inde, et cette partie spéciale de l'Inde que nous avons précisée. Il est toutefois endémo-épidémique dans d'autres régions de l'Inde et dans plusieurs pays de l'Extrême-Orient : Birmanie, Indo-Chine, Chine, Japon. Toutes les fois qu'il se montre en Europe, c'est qu'il a été importé. Mais comment cette transmission s'opère-t-elle ? Les vents, l'atmosphère, peuvent-ils, comme on le croyait naguère, transporter le principe générateur du choléra à de grandes distances ?

Évidemment, pour démontrer cette puissance de l'atmosphère comme agent de transmission, il faudrait qu'une invasion cholérique quelconque eût eu lieu sans l'intermédiaire d'un voyageur ou d'une provenance. Le principe générateur contagieux serait alors transporté par l'air à travers les mers et au-dessus des montagnes, mais jusqu'ici un semblable fait n'a pu être observé.

Le choléra est *importé*, il s'attache aux pas du voyageur. Déjà, dit Griesinger, dans les épidémies qui ont ravagé l'Inde depuis 1847, on avait remarqué que la propagation se faisait surtout le long des grands fleuves qui se trouvaient en même temps les voies principales du commerce. Les rives des fleuves étaient plus fortement atteintes que les parties plus éloignées, le choléra régnait de préférence le long des routes et de leur voisinage, et l'on fit cette remarque que la maladie ne se développa dans aucune localité qui n'eût reçu un malade du dehors. Cette importation du choléra va devenir absolument évidente pour les faits que nous observons en Europe.

CHAPITRE III

Le choléra a fait quatre apparitions en Europe : en 1830, en 1846, en 1865 et en 1884. Chacune de ces apparitions a été une épidémie redoutable. Déjà en 1823, il y avait eu à Astrakan une petite épidémie de choléra, importante pour nous parce qu'elle a tracé la route que devaient suivre les invasions qui lui ont succédé.

Partant de la Perse où il régnait (1822), le choléra envahit le Ghilan et le Mazandéran, provinces septentrionales de la Perse qui forment le littoral sud de la mer Caspienne. Après quelques ravages, il s'assoupit pendant l'hiver de 1822, pour reparaître en avril 1823 à Recht. De cette ville, suivant le littoral occidental de la mer Caspienne, il franchit la frontière russe par la petite ville d'Astara, en juin. D'Astara il gagne Lenkoran, situé à quelques verstes d'Astara. Il arrive à Lenkoran le 29 juin. De Lenkoran il envahit Salian et rayonna dans le voisinage de cette ville. Le 11 septembre on l'observait à Bakou et le 22 à Astrakan où il s'éteignit bientôt.

I

Première épidémie. — L'épidémie de 1830 eut le même début. Le Ghilan et le Mazandéran furent envahis en

1829. La maladie s'assoupit encore pendant l'hiver, reparut au printemps dans le Ghilan et dans le petit port d'Enselli, situé à quelques heures de Recht. Comme en 1822, le choléra longe le bord occidental de la mer Caspienne et se montre vers le milieu de juin 1830 à Salian. Prenant alors deux directions différentes, d'un côté il se montre à Bakou, Kouba, Derbent, et envahit Astrakan ; de l'autre, suivant toute la vallée de la Koura, il se dirige vers Tiflis, en passant par Élisabethpol et se répandant dans tout le Caucase.

C'est ainsi qu'il gagna successivement les régions voisines d'Astrakan et remonta le Volga. Le 4 août il était à Saratow, puis il s'étendit en Russie et gagna les autres États de l'Europe. Nous ne suivrons pas sa marche dans tous ses détails, nous rappellerons seulement certaines observations plus particulièrement intéressantes et qui sont surtout curieuses en raison de l'époque à laquelle elles ont été faites. Déjà ces cas démontrent la transmission.

Le choléra, après s'être montré à Kiew le 26 décembre 1830, s'y éteint pendant les plus grands froids. Il apparaît de nouveau, s'étendant à travers les provinces occidentales de la Russie jusqu'aux frontières de la Pologne, qu'il franchit avec l'armée russe dirigée contre Varsovie. Le 14 avril il éclate à Varsovie, où les Polonais avaient amené un grand nombre de prisonniers après la bataille d'Igani. La Moldavie, la Gallicie, furent bientôt envahies. C'est du littoral de la Baltique que part le choléra pour infecter l'Angleterre. Il se montre le 4 novembre 1831 dans le port de Sunderland. Le 27 janvier 1832 il éclate à Édimbourg, et le 10 février à

Londres. De l'Angleterre il gagne l'Irlande, la France et
la Hollande.

Graves remarque que Dublin, Cork et Belfast furent
frappés près de quatre mois avant Waterford et Wexford. Or, un steamer fait deux fois par semaine un
voyage entre Dublin et Belfast, tandis qu'il n'y a pas de
communication directe par les navires à vapeur entre
Dublin et Waterford, pas plus qu'entre Dublin et Wexford. D'autre part, Waterford et Wexford n'ont avec
l'Angleterre que des rapports très restreints.

Le 15 mars 1832, venant d'Angleterre, le choléra éclatait à Calais, et onze jours plus tard (26 mars) il faisait
explosion à Paris, et l'on a vu l'épidémie rayonner en
tous sens autour de ce nouveau centre de propagation.
L'extension se fait d'abord circulairement dans les
départements qui entourent celui de la Seine, puis le
choléra se porte à la fois dans toutes les directions, s'ar-
rêtant à l'est à l'Alsace, au centre à la Corrèze, n'envahissant que tardivement à l'ouest la Sarthe, la Mayenne.
les Côtes-du-Nord, l'Ille-et-Vilaine, au nord enfin dépassant la frontière pour se jeter sur la Belgique. Cette première épidémie fit en France plus de 100 000 victimes.

II

Deuxième épidémie. — En 1846, après avoir gagné
Salian par une marche identique aux précédentes, le
choléra fut observé le 8 novembre dans la ville de Che-
macka, à peu de distance de Salian.

On le voit à Bakou et à Derbent en décembre ; oublié
pendant l'hiver, il se montre en avril 1847 dans les districts de Derbent, de Kouba, et il se propage à Témir-

Khan-Choury. De là, il fut transporté par des soldats malades envoyés aux eaux minérales de Kisliar. La maladie se dissémina parmi les Kalmouks dispersés dans les steppes jusqu'au Volga. Le 15 juillet le choléra éclate dans le lazaret de Birutchaya-Kossa, petite île située près d'Astrakan. Le 16 juillet il était à Astrakan. Il se dirigeait en même temps vers Tiflis. De Tiflis il gagna Koutaïs et fut bientôt importé à Trébizonde. Au nord de Tiflis, le choléra suivait la grande voie militaire qui traverse la chaîne du Caucase à une hauteur de 7000 pieds, et à la fin de juillet il existait à Stavropol sur l'autre versant (1).

D'un côté, il franchit la mer Noire et envahit ses ports; de l'autre, il traverse la Russie, l'Allemagne, la France, l'Italie, etc. Nous ne suivrons pas le choléra à travers l'Europe. La marche de ces épidémies est aujourd'hui trop connue, et nous renvoyons aux auteurs qui se sont occupés de cette question (2).

Ce qui ressort pour nous de l'étude de ces épidémies, c'est cette progression par étapes successives et toujours répétées, cette marche toujours identique du choléra, trait commun des épidémies qui ont suivi la route de terre. Il y a là un fait des plus importants pour l'hygiène internationale, et qui montre dans quels points doivent être établis les postes sanitaires destinés à nous protéger à l'avenir (3).

---

(1) Il est à remarquer qu'avant d'arriver à Tiflis le choléra rentra en Perse par la grande voie de communication qui, de Bakou passe par Erivan, Natchichevan, Djoufa, Ordoubaz, et se continue vers Tauris.

(2) Briquet, Rapport sur les épidémies de choléra-morbus qui ont régné de 1817 à 1850 (*Mémoires de l'Académie de médecine*, 1867-1868 t. XXVIII, p. 56).

(3) Cette seconde épidémie, qui persista jusqu'en 1855, et à laquelle on doit rattacher l'irruption de 1852 à 1855, coûta à la France plus de 250 000 décès.

CHAPITRE IV

L'ÉPIDÉMIE DE 1865 INAUGURE LA VOIE MARITIME.

Troisième épidémie. — La grande épidémie de 1865 vient inaugurer la voie maritime ; elle montre que le danger n'est pas localisé sur la mer Caspienne, mais qu'il réside aussi et surtout sur le littoral de la mer Rouge. Là ne se borne pas le rôle important de l'invasion en 1865. Elle a bouleversé les doctrines jusque-là en vigueur en apportant, au point de vue de la transmission, un ordre d'idées nouveau. La panique qu'elle produisit en Europe provoqua la réunion de la Conférence de Constantinople. Il est intéressant de suivre dans toutes ses phases cette épidémie dont l'influence a été si considérable (1).

C'est à la Mecque que l'épidémie a eu son point de départ. Elle avait été importée dans le Hedjaz par des navires provenant des Indes et chargés de pèlerins (2).

(1) *Rapport* sur la marche et la propagation du choléra en 1865, par Bartoletti.

(2) On ignore si le choléra a été importé directement de l'Inde ou indirectement par Mokhalla. Un certain nombre de navires, en effet, qui se rendent au Hedjaz chargés de pèlerins javanais et indiens, font escale à Mokhalla pour se ravitailler. Or, il résulte du rapport du délégué d'Autriche que deux de ces navires, le *Persia* et le *Northwind*, auraient apporté le choléra à Mokhalla ; d'autres navires, ayant relâché ensuite dans ce port de l'Hadramouth, auraient été infectés et auraient disséminé les germes de la maladie sur les côtes de l'Yémen et du Hedjaz. Quoi qu'il en soit, le choléra provenait de l'Inde, et il n'existait pas à la Mecque avant l'arrivée des pèlerins.

Vers la fin d'avril, le choléra sévissait à la Mecque et à Médine. La mortalité, déjà si considérable, s'est accrue à l'Arafat pendant les trois jours de fêtes. Les médecins envoyés d'Égypte trouvèrent des cadavres dans les rues et dans les mosquées. Plus d'un tiers des pèlerins, c'est-à-dire trente mille, succombèrent au choléra. La marche de la maladie montre que partout elle a accompagné les pèlerins.

L'Égypte fut, en raison de sa proximité avec la Mecque, le premier pays attaqué. Du 19 mai au 10 juin, c'est-à-dire en vingt-trois jours, dix bateaux à vapeur ont débarqué à Suez de 12000 à 15000 pèlerins. Sur de fausses déclarations des capitaines, la libre pratique fut accordée aux bateaux à Suez. Or, le *Sidney*, vapeur anglais, avait perdu plusieurs cholériques pendant la traversée. Le premier bateau, débarqué le 19 mai à Suez, avait jeté des morts à la mer. Le 21, quelques cas de choléra se déclarèrent à Suez. Dans le nombre était le capitaine du bateau et sa femme. Les 12000 ou 15000 pèlerins que nous avons vus passer la mer Rouge pour aller à Suez traversèrent l'Égypte en chemin de fer et allèrent camper près du canal Mahmoudié à Alexandrie.

Fêtés selon l'usage par les Arabes du voisinage, les Hadjis leur communiquèrent la maladie. Le 2 juin éclate un premier cas à Alexandrie, le 5 deux autres cas se déclarèrent, et du 5 au 11 il y en eut un plus grand nombre; le 11 seulement l'intendance fut convaincue de la présence du choléra. Jusqu'ici on avait cru à la fièvre pernicieuse. En deux mois, le choléra fit 4000 victimes à Alexandrie, et en Égypte, en moins de trois mois, il donna la mort à plus de 60000 habitants.

La population étrangère surtout, terrifiée, émigra en

masse et alla porter à la fois dans le monde entier les germes de la maladie. Comme nous l'avons vu depuis, en 1883, elle s'enfuit par toutes les voies qui s'ouvrent devant elle. Européens, Levantins, au nombre de 30 000 à 35 000 se dirigent vers tous les ports de la Méditerranée. Le choléra va se développer à Constantinople, à Smyrne, à Beyrouth, en Mésopotamie, sur la mer Noire, à Kustendjé, à Odessa, porté jusqu'à New-York et à la Guadeloupe par des bateaux à vapeur, et apparaissant dans le port au moment même où le navire y a débarqué. C'est cette marche que nous allons décrire.

Ainsi donc, venu de l'Inde, son foyer d'origine (ou 1er foyer), le choléra arrive à la Mecque (2e foyer), puis gagne Alexandrie qui va devenir un nouveau centre d'émission (3e foyer). Toutes les villes, tous les ports qui, comme Beyrouth, Marseille, Constantinople, reçoivent des arrivages d'Alexandrie, deviendront de nouveaux centres pouvant être considérés comme des foyers de quatrième ordre, et qui, à leur tour, seront le point de départ de nouvelles émissions. Ainsi, des navires partis de Constantinople iront infecter Odessa, Kustendjé, etc.; une malade quittera Marseille, apportera en quelques heures le choléra à Paris. Nous entrerons dans quelques détails :

La frégate ottomane *Moukbiri-Sourour*, partie d'Alexandrie le 21 juin, arrivée à Constantinople le 28, a été la cause de l'épidémie redoutable qui, en peu de temps, provoqua la mort de 12 000 à 15 000 personnes.

De Constantinople, foyer quaternaire, la maladie fut transportée par bateau à Kustendjé, Soulina, Odessa, Trébizonde. De Kustendjé, remontant le Danube, le choléra se montre à Viddin, et des bords du Danube il s'avance dans l'intérieur et se manifeste dans plusieurs localités de la Bulgarie.

C'est encore de Constantinople que le choléra vint à Odessa.

C'est d'Odessa que partit la femme d'un artisan allemand pour se rendre au centre de l'Allemagne. C'est encore d'Odessa, en passant par Borki, Kiew, que le choléra fut transporté jusqu'à Kownow, Wilna, Mohilew et Saint-Pétersbourg.

Les quelques cas qu'on observa à Trébizonde furent également le résultat d'une importation de Constantinople. Le choléra se montre le 25 juillet à Trébizonde et le 22 août à Erzeroum.

Le 12 août il se manifeste dans l'hôpital de Poti, et le 19 à Koutaïs.

Le choléra a persisté sur les bords du Rion (ancien Phase) et a décimé les militaires qui travaillaient à la construction du chemin de fer. Cette ténacité de l'épidémie dans ces contrées s'explique par les conditions telluriques : terrain d'alluvion, sol humide et poreux. Ces caractères m'ont surtout frappé lorsque j'ai suivi la route de Koutaïs à Poti. Poti m'a paru offrir, à cet égard, des conditions vraiment exceptionnelles. De Koutaïs, le choléra se répandit dans les pays voisins, à Tiflis, Élisabethpol, Etchmiadjine, Natchichevan, Érivan, Soukhoum.

Nous ne le suivrons pas plus loin dans sa marche ; nous reviendrons à Alexandrie, où nous allons assister à de nouvelles émissions.

Le 23 juin, le bateau à vapeur l'*Archiduchesse-Charlotte*, venant d'Alexandrie, importe le choléra à Smyrne (Smyrne était parfaitement indemne).

C'est encore Alexandrie qui a engendré l'épidémie de Beyrouth, épidémie d'où part le premier courant qui va porter le choléra en Mésopotamie. La Mésopotamie se trouve, en effet, infectée par deux courants : l'un qui, partant de Beyrouth, descend le Tigre et l'Euphrate ; l'autre qui remonte ces fleuves avec les pèlerins revenant de la Mecque. Ces deux courants vont se réunir et se confondre, et donner lieu à l'épidémie cholérique de la Mésopotamie. La marche de cette épidémie, ayant été suivie avec beaucoup de soin, offre à nos yeux un très grand intérêt.

D'Alexandrie partirent encore de nouvelles émissions, à l'île de Chypre et à Ancône.

Enfin ce fut encore d'Alexandrie que partit, le 1er juin, le navire qui apporta à Marseille le choléra. C'était le *Stella*, emmenant 67 pèlerins de la Mecque.

Huit jours après son départ, le 9 juin, il jeta à la mer 2 morts de choléra. Le 11 juin, il débarquait les 65 restants à Marseille, parmi lesquels le nommé Ben-Kaddour, qui succomba en touchant terre. Il résulte de renseignements communiqués par Fauvel que le nombre des navires arrivés à Marseille du 15 juin au 10 décembre, en patente brute de choléra, a été de 390, dont 143 à vapeur et 247 à voile. Ils étaient montés par 17 041 personnes. Parmi les bateaux à vapeur, 12 sont arrivés à Marseille avec le choléra. Le *Stella* eut 2 décès ; le *Said*, 2 ; le *Tarifa*, 1 ; le *Vincent*, 1 ; le *Copernic*, 2 ; le *Cella*, 1 ; l'*Asie*, 2 ; le *Marie-Louise*, 3 ; le *Brésil*, 1 ; l'*Oronte*, 1 ; le *Byzantin*, 1. En outre il a été admis et traité au lazaret 6 cholériques, 5 malades affectés de cholérine, 8 de diarrhée et de dysentérie.

Après Marseille, l'épidémie s'est déclarée à Toulon, Arles, Aix, où elle a fait de grands ravages. Elle est ensuite arrivée à Paris, qui recevait tous les jours par le chemin de fer des flots de voyageurs venant du Midi.

C'est d'Alexandrie, en passant par Marseille qu'un négociant français paraît avoir importé le choléra à Valence, le 8 juillet 1865. De Valence, la maladie s'est propagée dans les villes et villages des environs. Dans toute l'Espagne et en Portugal l'épidémie sévit d'une façon redoutable. Elle fut apportée par mer à Barcelone, le 22 juillet ; à Carthagène, à Murcie, le 20 septembre ; à Séville, le 6 septembre ; de Séville elle gagna Elvaz le 1er octobre et parvint ainsi à Lisbonne. Plus au nord, elle gagna Madrid, le 15 août, venant de Valence.

L'importation du choléra en Amérique est surtout intéressante en raison de la distance énorme à laquelle le choléra a été transmis. Une première importation à New-York ne donna lieu à aucune épidémie, grâce à la sagesse des mesures qui furent prescrites.

Voici la relation de ce fait :

L'*Atlanta*, navire anglais, partit de Londres le 10 octobre avec un chargement de marchandises et 40 passagers. L'état sanitaire de Londres était alors excellent. Arrivé le 11 au Havre, où il res a seulement un jour, il embarqua 564 nouveaux passagers, la plupart Suisses, ayant tous passé par Paris, où, sauf quelques exceptions, ils avaient séjourné un certain temps. Le choléra sévissait à Paris avec intensité. Deux familles allemandes étaient restées à Paris à l'hôtel de la *Ville de New-York*, et cinq jours aux hôtels du *Weissen Lamm* et *Hultgarder Hof*. Des émigrants arrivés quelques jours avant dans ces derniers hôtels étaient tombés subitement malades. Revenons au navire.

Il était parti le 12, et dès le lendemain il y eut à bord un décès de choléra, sur un petit enfant de la famille venant du *Weissen Lamm*. Cinq autres décès suivirent les 14, 16, 18, 19 et 22, dans la famille qui avait habité l'*Hultgarder Hof*.

A l'arrivée de l'*Atlanta*, le chirurgien déclara 60 cas de choléra et 15 décès survenus pendant la traversée. Deux décès eurent lieu dans le port, et des 142 malades envoyés à l'hôpital de la marine, du 6 au 19 novembre, 6 succombèrent, ce qui fait un total de 102 cas et 23 décès. L'*Atlanta* fut immédiatement envoyé et isolé dans la baie basse, aucun lazaret n'existant à New-York. Dès que l'hôpital fut disposé, et qu'il y eut eu dix jours de quarantaine après le premier cas, tous les malades y furent transportés, et, grâce à ces mesures, New-York fut préservé.

Il y a eu encore d'autres importations en 1866 par les bateaux à vapeur *Virginia* et l'*England*.

L'épidémie de 1865, qui se montra encore à la Guadeloupe, à la Pointe-à-Pitre, a produit dans toute l'Europe des explosions qui ont été longtemps à s'éteindre.

Je me suis attaché, dans l'étude de l'épidémie de 1865, comme dans les relations précédentes, à montrer surtout l'épidémie à son début et à établir nettement la filiation des premiers cas. C'est là seulement que la marche de la maladie peut être un enseignement utile. C'est ainsi que nous avons suivi, pas à pas, le choléra quittant Recht, longeant le bord occidental de la mer Caspienne pour arriver à Astrakan ; de même nous l'avons vu partir d'Alexandrie et aller infecter successivement les ports où abordaient les navires.

Mais, lorsque l'épidémie est parvenue au centre de l'Europe, l'enchaînement des faits devient plus complexe, et l'étude ne conduit souvent qu'à la confusion et à l'erreur. C'est ainsi que s'expliquent les fausses doctrines répandues sur la transmission à la suite de l'épidémie de 1832.

La marche si évidente de l'épidémie de 1865 a réformé ces erreurs.

Ainsi donc, nous n'avions eu en Europe jusqu'en 1884, que trois véritables épidémies cholériques : les épidémies de 1830 et de 1846, qui ont suivi la route de terre, et l'épidémie de 1865, qui a inauguré la voie maritime.

Quant à ce qui a été désigné sous le nom d'épidémie de 1852, il n'y avait pas là une épidémie nouvelle, mais seulement le réveil de foyers de l'épidémie de 1846.

L'épidémie de 1852-1855 ne peut pas, en effet, être rattachée à une importation de l'Inde. D'après Eisenmann, elle apparut d'abord en Silésie, à la fin de l'année 1851, se développa en 1852 en Pologne et en Russie, gagna en 1853 le Danemark, la Suède, la Norvège, les rivages de la Baltique et de la mer du Nord, le littoral de l'Angleterre. En France, l'épidémie, qui avait éclaté en octobre 1853 dans les départements du Nord, avait gagné Paris en novembre.

J'arrête ici l'histoire de ces trois épidémies. Je ne les ai décrites qu'à leur début parce que, comme je l'ai dit, leur origine et leur début peuvent seuls nous aider à formuler les lois qui régissent ces terribles invasions. Les suivre dans chacune de leurs phases serait, d'ailleurs, une tâche trop considérable et dont l'étendue dépasserait les limites de cet ouvrage.

Il est intéressant toutefois de rechercher si l'épidémie qui a sévi en Europe de 1869 à 1874, et qui semble avoir eu son point de départ à Kiew, en 1869, est le fait d'une nouvelle importation venant de Perse, ou bien le résultat d'une *revivification* de la maladie en Russie, où elle n'était pas entièrement éteinte depuis 1865 (1).

Dans le premier cas, la nouvelle manifestation épidémique rentrait dans la règle et excluait toute idée d'acclimatement et de développement spontané du choléra asiatique en Russie. Dans le second cas, au contraire, on pouvait craindre que définitivement le choléra ne fût acclimaté en Russie et n'y trouvât des conditions favorables à son développement spontané, sans importation nouvelle. Lenz, délégué de Russie, a fait à ce sujet à la Conférence de Vienne de 1874 une communication.

Selon Lenz, l'épidémie de 1865 n'était pas entièrement éteinte en 1867 dans toute la Russie, ni dans la Pologne. Elle y était toutefois très atténuée.

L'année suivante, en 1868, une petite épidémie cholérique eut lieu dans deux villages du gouvernement de Kiew, et c'est dans ce même gouvernement qu'au mois de mai 1869 débuta l'épidémie qui devait prendre tant d'extension et envahir une grande partie de l'Europe.

Lenz, s'appuyant sur les recherches d'un médecin russe, le docteur Arkangelsky, est d'avis que, de même que l'épidémie cholérique de 1852 ne fut qu'une recrudescence de celle qui régnait depuis 1846, celle de 1869 ne fut qu'une reprise de l'épidémie importée en 1865, sans qu'on soit autorisé à y voir les suites d'une importation nouvelle. Lenz n'en conclut pas qu'il faille y trouver la démonstration du développement spontané d'une épidémie cholérique en Russie. Il y voit seulement que les germes cholériques peuvent persister, pendant un temps assez long, en Russie et ailleurs en Europe, sous l'influence de conditions favorables, et s'y ranimer pour donner lieu à une nouvelle manifestation épidémique.

Cette explication est assurément très rationnelle.

(1) Dans l'épidémie que nous avons observée à Paris en 1873, les premiers cas furent signalés dans divers arrondissements. Le nombre des atteintes a été très peu considérable ; mais la mortalité a été au moins égale à celle de la plus meurtrière des épidémies précédentes, et a dépassé 50 p. 100 malades. Il en a été de même pour l'épidémie de 1884. (Voy. Besnier, *Rapport sur les maladies régnantes pendant le quatrième trimestre* de 1873, in *Bull. de la Soc. méd. des hôpit.*, 2e série, t. XI.)

Cependant l'interprétation donnée à cette épidémie par les médecins russes n'a pas été acceptée par tous les auteurs. Des renseignements parvenus à Constantinople tendraient à établir que l'épidémie russe de 1869 est de provenance persane, et qu'elle a été importée en Russie par les marchands qui s'étaient rendus à la foire de Nidjni-Nowgorod. Cette thèse devait être soutenue à la Conférence de Vienne par les délégués de la Turquie. Mais ils arrivèrent trop tard. La question avait été tranchée dès la seconde séance.

Je ferai remarquer toutefois que, me trouvant à Nidjni-Nowgorod, le 22 août 1869, il n'y était pas question de choléra. J'ai descendu le Volga, traversé la mer Caspienne, débarqué à Bakou d'abord, puis à Enselli, et ce n'est qu'à Kasbine, le 14 septembre, que j'ai vu le choléra.

Enfin le choléra se montra à la Mecque en 1872 ; il y apparut encore en 1877 (23 décembre), à la fin du pèlerinage, et accompagna les caravanes en y faisant en quelques jours un nombre assez grand de victimes. Grâce aux mesures prescrites, l'Égypte a été préservée (1).

Il en fut encore de même, comme nous le verrons plus loin, en 1881, en 1882, en 1883, en 1890 et en 1891. Ces épidémies de la Mecque sont surtout importantes au point de vue des mesures qui ont été prises et appliquées avec succès.

Grâce à ces précautions, dont il sera question plus tard, l'épidémie fut arrêtée ; aucun cas de choléra ne fut

______

(1) Fauvel, *Note sur l'épidémie de choléra observée parmi les pèlerins à leur retour de la Mecque*, 1878. — Proust, *Rapport au Comité d'hygiène sur le pèlerinage de la Mecque de 1877*.

constaté dans les ports où les pèlerins abordèrent et l'Europe fut préservée.

L'Europe a donc intérêt à maintenir le système défensif installé dans la mer Rouge.

Ces mesures ont surtout pour but d'empêcher le retour direct par mer des pèlerins à Suez : quant aux caravanes, elles sont peu dangereuses ; elles ont à traverser des déserts étendus, et l'expérience a appris que, dans ces circonstances, au bout de quelques jours, la caravane devient indemne de choléra.

CHAPITRE V

L'épidémie de 1865 cessa en 1874. Il n'y eut plus aucun cas en Europe jusqu'en 1884 ; mais on observa dans d'autres pays et sur mer quelques manifestations qui offrent, surtout les épidémies navales, un grand intérêt.

1° *Épidémie de Syrie.* — En 1875 le choléra apparut en mars à Hamah, loin de tout centre contaminé, et prit une assez grande extension sans envahir au loin les pays limitrophes.

La maladie gagna cependant Alep, Antioche, Damas, presque toute la Syrie. Sur une population de 1 500 000 habitants environ, il y eu 15 000 morts.

Depuis 1865 le choléra ne s'était pas montré en Syrie. On a invoqué diverses hypothèses : l'importation par des militaires, par des pèlerins persans, la reviviscence des germes de 1866 (1), mais rien de positif n'a été établi et il est impossible de se prononcer sur l'origine de l'épidémie de choléra de Hamah de 1875.

2° *Épidémies navales.* — En 1878, quelques navires partis de Bombay, eurent des cas de choléra pendant la traversée de l'Inde à Suez (Maraval et Clydesdale).

---

(1) L'épidémie d'Espagne de 1890 rappelle l'épidémie de Syrie de 1874.

3° En 1881, le navire à vapeur anglais *Columbian* quittait Bombay le 18 juillet avec 660 passagers ou pèlerins (650 seulement sur la patente) ; le choléra sévissait avec intensité à Bombay où l'on comptait 118 décès cholériques pendant le mois de juillet.

Le *Columbian* perdit du choléra plusieurs de ses passagers dans la traversée de Bombay à Aden.

Il importa le choléra à Aden où le déchargement eut lieu le 1ᵉʳ août de grand matin. Le soir on constatait un des premiers cas mortels sur l'un des déchargeurs.

Il y eut 187 attaques et 151 morts ; les docteurs Lewis et Cunningham ont prétendu nier cette importation qui a été au contraire absolument établie par les autorités anglaises d'Aden, et on s'étonne, comme le dit M. le Dᵣ Mahé, de les voir combattre et rejeter les conclusions si évidemment positives des médecins militaires d'Aden, leurs collègues, et cela non seulement près d'un an après les événements, mais encore fort loin du théâtre où ils ont été vérifiés avec une scrupuleuse attention par des observateurs consciencieux.

Mais, ajoute M. Mahé, il s'agissait avant tout, pour le gouvernement anglo-indien, de jeter des doutes sur l'importation à Aden du choléra de Bombay, ainsi que d'essayer d'expliquer, sinon d'excuser, la conduite du résident d'Aden qui n'avait déclaré la présence du choléra dans cette ville qu'un mois après son apparition alors qu'il avait fait la plupart des victimes et que le bruit alarmant s'en était répandu au dehors ; car la préoccupation du résident était, suivant ses propres déclarations, la sauvegarde à tout prix des intérêts commerciaux de l'Inde et d'Aden.

4° C'est d'ailleurs ce même navire qui va être la cause de l'épidémie de la Mecque de 1881.

Cette nouvelle importation, qui n'est pas absolument démontrée, est toutefois très probable.

5° En juillet 1882 partait également de Bombay, le navire anglais *Hesperia*, qui contenait vingt-quatre pèlerins de plus que ceux portés sur la patente délivrée nette, bien que le choléra sévît à Bombay. Cette fraude d'inscription en moins du nombre des passagers, qui rend impossible la vérification exacte du nombre de ceux qui sont morts pendant la traversée, ôte toute valeur à la patente, ainsi d'ailleurs que la déclaration de *patente nette* qui est toujours donnée, même quand le choléra sévit dans les ports anglo-indiens. L'*Hesperia* eut des cas de choléra avant d'arriver à Aden. Il en eut également dans ce port et il fut envoyé à Camaran.

Les trois quarts des passagers de l'*Hesperia* venaient de Boukhara (Afghanistan).

Après trois mois de voyage, ils avaient pris le chemin de fer à Peschaver, sur la frontière de l'Inde et s'étaient rendus par Lahore et le nord-ouest de l'Inde à Bombay.

Plusieurs d'entre eux étaient allés jusqu'à Calcutta pour affaires ; car ces pèlerins sont aussi des marchands ; ils étaient revenus par le chemin de fer à Bombay, d'où ils s'étaient embarqués pour Djeddah.

6° Il y eut en 1882 une nouvelle épidémie à la Mecque, qui reconnaît très probablement pour origine l'importation par les navires à pèlerins venant des Indes orientales où sévissait le choléra et probablement par le navire *Hesperia* dont nous venons de parler.

Cependant les preuves irrécusables de l'importation font défaut.

7° *Epidémie du Beloutchistan.* — Pendant l'été de 1876, une explosion de choléra eut lieu dans le Béloutchistan sur les troupes indigènes réunies pour s'exercer sous la direction d'officiers anglais. La maladie, qui sévit à Kélat, se propagea rapidement parmi les Afghans jusque dans le Kaboul et dans le Hérat.

Il y eut une grave menace pour la Perse, puis tout s'éteignit dans cette contrée où les habitants sont très raréfiés et ont peu de communications entre eux. Cette épidémie peut être considérée comme une de ces irradiations fréquentes que l'Hindoustan envoie du côté de l'Iran.

8° *Épidémie de la Mecque en* 1877. — Le choléra semble avoir été importé par des pèlerins venant des Indes orientales. Il y eut peu de mortalité : 2500 décès.

Le choléra disparut et ne se montra au retour ni parmi les pèlerins qui prirent la voie de la mer, ni sur ceux qui, par caravane, rentrèrent en Égypte, en Syrie, en Mésopotamie, et ailleurs.

9° *Épidémie navale de la* Corrèze. — Pendant l'été de 1877, le choléra régnait à Saïgon dans la Cochinchine française. Le navire transport de l'État la *Corrèze*, séjournait dans le port du 1ᵉʳ au 20 juillet, quand, la veille de son départ pour la France, il embarqua deux cents hommes malades ou convalescents, et provenant de l'hôpital militaire où il y avait des cas de choléra parmi les Européens.

L'effectif, équipage et passagers, se montait à huit cents hommes.

Dès le lendemain du départ succombait à une attaque de choléra, en six heures, un lieutenant sorti depuis peu de jours de l'hôpital; ce décès fut suivi de beaucoup d'autres.

Il y eut une véritable épidémie sur le navire.

La *Corrèze* eut 61 cas de choléra, dont 32 mortels.

Le conseil d'Alexandrie l'envoya à Djebel-Tor où le navire fit quarantaine et fut désinfecté.

Il transita le canal en quarantaine, et à Toulon il fut soumis à une nouvelle observation, visité, désinfecté, déchargé avec précaution, sans qu'il survînt depuis aucun incident

---

CHAPITRE VI

L'invasion du choléra en Égypte, en 1883, n'a pas été une surprise pour les médecins qui connaissaient la situation de ce pays depuis l'occupation anglaise. Aucune mesure sanitaire n'était plus prise à partir du mois de mai.

Déjà depuis quelques années, les autorités anglaises de l'Inde avaient imaginé une doctrine commode pour éviter aux navires partant de ce pays, où le choléra est endémique, les inconvénients d'une quarantaine à Suez. C'était de ne considérer les foyers endémiques de choléra comme dangereux que s'ils étaient le siège d'une épidémie; or, suivant Fauvel, comme ces foyers endémiques ne sont jamais le théâtre d'une véritable épidémie, les autorités anglaises en profitent pour délivrer constamment des patentes de santé nettes, c'est-à-dire ne faisant aucune mention du choléra. Or, il est nécessaire de faire ici une remarque sur laquelle a insisté également Fauvel.

On s'imaginait que les personnes venant de l'intérieur de l'Inde pour prendre part aux pèlerinages ou quitter le pays dans le but d'exercer un commerce quelconque, apportaient le choléra dans les ports de ce pays, et de là le transportaient au dehors. L'observation attentive des faits a démontré que c'était là une erreur.

Sans doute le choléra existe constamment à l'état endémique dans certaines parties de l'Inde, notamment à Calcutta et à Bombay; mais il en est de ces ports comme de ceux où règne la fièvre jaune; cette maladie ne sévit sur les natifs qu'à titre tout à fait exceptionnel, et ce sont les étrangers non acclimatés qui l'y contractent ordinairement. De même dans les foyers endémiques de choléra, les natifs en sont à peu près indemnes; ils ont subi si l'on veut la vaccination cholérique, tandis que ceux qui gagnent la maladie et la propagent au dehors sont les étrangers venant de l'intérieur des terres, surtout lorsqu'ils sont dans de mauvaises conditions d'hygiène, et particulièrement aux époques de recrudescence saisonnière.

En d'autres termes, il est des régions entières de l'Inde où le choléra est aussi rare que dans les autres pays, et c'est dans les ports où il règne à l'état endémique que les Indiens qui y séjournent en attendant le départ des navires prennent le germe des épidémies cholériques, qu'ils propagent au loin. C'est ainsi que les pèlerins, prédisposés par la misère et les mauvaises conditions hygiéniques des navires qui les transportent, arrivent au Hedjaz et y déterminent des épidémies de choléra, si on ne leur a pas fait subir des mesures d'isolement et de désinfection dans certains points déterminés de la mer Rouge que nous aurons à indiquer.

L'épidémie de la Mecque de 1882 a été causée par des pèlerins venant de Boukhara, où le choléra n'est pas endémique, et qui avaient passé par Bombay, foyer endémique, afin de s'embarquer pour le Hedjaz.

En Égypte, en 1883, les Anglais ont d'abord nié qu'il s'agît du choléra envahissant; ils ont voulu démontrer que la maladie n'avait qu'une origine locale, et qu'elle s'éteindrait rapidement sur place. On l'attribuait à l'insalubrité de Damiette et des lacs qui l'entourent, où l'on jette, paraît-il, un grand nombre de cadavres d'animaux. Une récente épizootie de typhus de l'espèce bovine aurait accru encore ces causes d'insalubrité. Mais il a été impossible d'accepter ces explications et de partager la confiance qu'un médecin des plus illustres de l'Angleterre, sir W. Gull, exprimait à la Chambre des lords, dans la séance du 3 juillet 1883.

L'absence presque complète de mesures à l'égard d'Indo-Javanais qui, depuis le commencement d'avril, arrivaient à Suez, explique de la façon la plus naturelle l'invasion du choléra.

A la séance du 9 avril du Conseil sanitaire d'Alexandrie, la Porte avait notifié au gouvernement égyptien que ces Indo-Javanais, devançant le pèlerinage et arrivant en patente nette, devaient subir une quarantaine d'observation de cinq jours à l'île de Camaran, avant de se rendre à Djeddah. Le délégué français demandait en même temps que ceux qui arriveraient à Suez, sans avoir subi de quarantaine au campement de Camaran, fussent soumis à une observation de trois jours dans un point isolé.

Mais après une série de tergiversations, de levées et de remises de séance, sous l'influence de la pression exercée par les délégués anglais, les mesures ne furent pas régulièrement prises, et à partir du mois de mai, le Conseil ne se réunissant plus, aucune protection ne fut plus exercée.

L'Angleterre, comme l'a dit Bouley, a donc fourni, au point de vue de la méthode expérimentale, une expérience d'une grande valeur et dont on doit espérer que les résultats ne seront point perdus. Il faudra en tirer pour l'avenir tout l'enseignement qu'elle comporte. Tant que les mesures prescrites sont exécutées en Égypte, le choléra n'y pénètre pas. Les précautions sanitaires sont supprimées, l'Égypte est envahie.

Le choléra débuta à Damiette vers le 19 ou le 20 juin, peut-être même un peu plus tôt; l'épidémie augmenta durant une dizaine de jours, fut stationnaire pendant 5 à 6 jours, diminua assez promptement; elle était à peu près éteinte un mois après son début, ayant fait environ 2000 à 2500 victimes.

La propagation de la maladie à toute l'Égypte fut prompte et manifeste.

La transmission se fit principalement par les lignes de chemins de fer, par le Nil, par ses innombrables canaux remplis par l'inondation à cette époque ; elle se fit aussi par les communications de village à village. Le choléra dut s'éteindre sur la limite de la Haute-Égypte et de la Nubie ; car il ne fut signalé ni à Dongola, ni à Berber, ni à Khartoum.

Le chiffre officiel de la mortalité, fixé à 28 545, serait probablement plus près de la vérité s'il était porté à 50 000, ou peut-être à 60 000, comme on l'a dit.

Cette épidémie, cependant, a été moins meurtrière que celle de 1865, qui, d'après la statistique, a donné 60 000 décès.

Sans revenir sur toutes les discussions auxquelles a donné lieu le début de cette épidémie, je ferai remarquer, cependant, que la commission médicale de Damiette, à la date du 26 juin, n'hésita pas à déclarer que la maladie était bien le choléra épidémique. L'évolution ultérieure de l'épidémie vint établir, sans réplique, le bien fondé de ce diagnostic et lever toute ombre de doute sur la nature de la maladie de Damiette qui envahit l'Égypte comme un incendie.

Comment le choléra s'est-il introduit à Damiette? La mission allemande dirigée par Koch s'est rendue dans cette ville pour procéder à une enquête approfondie qui a donné des résultats absolument semblables à ceux auxquels était arrivé M. Mahé.

Comme lui, Koch et ses trois collègues ne doutent pas qu'il y ait eu, avant le 22 juin, au moins un premier décès de choléra ; celui d'une femme nommée Syrerin, malade le 18, morte le 19, qui avait été fréquemment en rapport avec une marchande arrivée à Damiette, le 14 juin ; cette dernière trafiquait de produits divers, d'origine indienne, qu'elle avait sans doute achetés à Suez à des matelots anglais. Elle eut elle-même le choléra quelques jours plus tard.

D'autres modes de transmission peuvent être également invoqués. La foire de Diamette, qui avait lieu du 14 au 21 juin et se terminait au moment même où se manifestait le premier cas, avait attiré un assez grand nombre d'étrangers ; des témoins dignes de foi ont affirmé y avoir remarqué huit Hindous ; enfin, un de ces chauffeurs égyptiens qui sont employés à bord des steamers anglais pour faire le voyage du canal dans l'Inde, a été vu le 18 juin à Damiette. Ce chauffeur avait été à bord du navire le *Timor*.

Il y a lieu d'insister ici sur l'importance que présente, au point de vue sanitaire, la façon dont ces chauffeurs sont recrutés.

Ils constituent, avec les ouvriers charbonniers, une sorte de corporation pouvant s'élever à plus d'un millier d'individus. Ils sont embarqués principalement à Port-Saïd, sur les navires transitant pour la mer Rouge et la mer des Indes. Un certain nombre de ces navires venant du Nord, arrivent à l'entrée du canal avec un personnel restreint qu'ils complètent à Port-Saïd. Les chauffeurs qu'ils y prennent dépendent ordinairement d'un cheik ou de plusieurs, qui les embauchent ou les embarquent sans en prévenir l'autorité locale et en dissimulant en tout cas le nombre réel des individus embarqués, de sorte qu'il n'existe à cet égard aucun contrôle, ni aucune police.

Engagés pour la durée de la campagne du navire aller et retour, mais seulement jusqu'à Port-Saïd, ils ne figurent jamais sur le rôle d'équipage, ni sur les papiers de bord; à ce point qu'il est impossible de contrôler leur nombre, leur situation, leur débarquement, leur disparition ou leur mort.

On voit combien cette situation est périlleuse, surtout si l'on tient compte des tendances bien connues des capitaines, à déguiser la vérité dans des cas suspects, et si l'on remarque que ces chauffeurs indigènes égyptiens, constituent précisément la catégorie la plus dangereuse des équipages des navires les plus susceptibles d'importer le choléra en Égypte.

Je n'insiste pas davantage sur l'affaire du chauffeur Mohamed Khalifa, car il importe peu que ce soit le chauffeur Khalifa ou tout autre, qui ait été l'importateur du choléra ou de ses germes, durant la foire de Diamette, du moment qu'il est établi, que nombre de chauffeurs et d'Indiens sont venus s'y promener, y faire du commerce et y séjourner plus ou moins longtemps.

Le fait suivant qui s'est passé également en 1883, emprunté au mémoire de M. Mahé, montre comment, au moins à cette époque, l'arraisonnement se faisait à Suez.

Le 18 juillet 1883 arrivait sur rade de Suez le navire anglais *Govino*, venant de Bombay.

L'agent sanitaire qui avait fait l'arraisonnement en rade allait s'en retourner en donnant libre pratique au bâtiment, quand il apprit d'un chauffeur égyptien qu'il y avait à bord un individu mort depuis deux heures. Le capitaine avait dissimulé le fait.

Prévenu, le docteur Freda, attaché au poste sanitaire de Suez, se rendit lui-même sur le *Govino*.

Il trouva également embarrassés et le capitaine et le chauffeur qui avait déclaré la présence du mort et qui se disait son parent.

On finit cependant par faire voir au médecin le cadavre entouré de liens et prêt à être immergé à l'arrière du bâtiment où on l'avait caché.

Malgré les regards et les intimidations du capitaine, le chauffeur finit par avouer que son camarade ou parent venait de mourir deux heures seulement avant l'arrivée du navire.

Il ajoutait qu'il avait été trouvé malade cinq à six jours après le départ de Bombay et qu'il avait succombé à une maladie dont il ignorait la nature.

L'examen du cadavre donna au docteur Freda tout lieu de penser que la mort du chauffeur égyptien avait été causée par le choléra. Il eut l'idée de procéder à l'autopsie.

Mais le président du conseil d'Alexandrie fit envoyer le navire à Djeb el Tor et le cadavre fut inhumé aux Sources de Moïse. On garda le silence sur cette affaire ; il paraît même que le médecin de Suez fut accusé de zèle intempestif.

Il a d'ailleurs été établi que l'épidémie de choléra d'Égypte en 1883 n'a point différé de celle de 1865 et que, comme celle-ci, elle était de provenance exotique.

Omnis cholera ex cholera, tel est l'axiome, dit M. Mahé, dont la vérité s'impose de nos jours et sous nos yeux plus que jamais.

On a dit que le chirurgien général Hunter avait déclaré, que le choléra d'Égypte de 1883, était bien, à la vérité, le choléra indien dont il procédait, mais d'une façon indirecte, c'est-à-dire, que cette épidémie n'eût été qu'une résurrection ou revivification de celle de 1865.

C'est une affirmation et rien de plus.

On a dit aussi, que le choléra sporadique ou peu expansif tout d'abord, aurait été importé, par les troupes anglo-indiennes en 1882, et qu'il n'aurait pris un caractère envahissant qu'en 1883, à l'occasion des conditions favorables à son développement.

Cette présomption ne repose sur aucune preuve.

Je renvoie pour plus de détails au rapport que M. le docteur Mahé, envoyé en mission en Égypte, a adressé au ministre du commerce sur cette épidémie.

Je ne dirai que quelques mots de ses conséquences vers l'extérieur.

Les provenances de l'Égypte furent mises en quarantaine par les puissances riveraines de la Méditerranée.

De plusieurs navires qui transportèrent en France des passagers venant d'Égypte, un seul, le *Péluse*, des Messageries maritimes, présenta un cas de choléra mortel, sur une personne venant du Caire. La maladie se déclara dès les premiers jours du voyage et ne se propagea pas à bord. Le navire fut désinfecté à Marseille et le cas du *Péluse* n'eut pas de suite.

Les lazarets d'Italie, d'Autriche-Hongrie, de Grèce et des autres pays riverains de la Méditerranée, ne reçurent pas de malades atteints du choléra d'Égypte, malgré les milliers d'émigrants qui y affluèrent. Il faut en excepter toutefois la Turquie, dont une partie voisine de l'Égypte, la Syrie, fut gravement menacée du danger de l'invasion, notamment par Beyrouth.

Elle courut les plus grands dangers, à cause de sa proximité avec le littoral infecté et à cause de la contamination du lazaret de Beyrouth.

Mais, comme le fait observer M. Mahé, le mal devint un moyen de salut. Il força le Conseil de santé de Constantinople et le gouvernement ottoman à défendre l'accès de la Syrie aux émigrants d'Égypte, en fermant le lazaret de Beyrouth, et surtout en prescrivant et en faisant exécuter la répulsion de la côte syrienne contre les navires provenant d'Égypte.

Le lazaret turc de Clazomène, placé près de Smyrne, déjà plus éloigné d'Égypte que celui de Beyrouth. eut seulement quatre cas de choléra sur les passagers du navire à vapeur *Charkrié*, venant d'Alexandrie.

Le choléra n'était pas encore terminé en Égypte, que l'on recevait la nouvelle qu'il venait d'éclater au pèlerinage de la Mecque.

On a beaucoup discuté, sans arriver à une conclusion précise sur l'origine de cette épidémie, qui, du reste, a été peu intense. Elle s'est développée entre deux foyers, l'un plus près, en Égypte, l'autre plus loin, mais toujours très suspect, le foyer des Indes Orientales, et d'où, si fréquemment, le choléra est venu au Hedjaz.

Enfin on a pu aussi supposer que l'épidémie de 1883 au Hedjaz, n'a été qu'une reviviscence de celle de 1882.

En 1884, un certain nombre de navires partirent de

l'Extrême-Orient et eurent des cas de choléra pendant leur traversée:

Le *Nichgarvil* provenant de Bassein, près de Rangoon, dans l'Indo-Chine anglaise, l'*Accomac* provenant également de Bassein, le *Saint-Olaf* provenant aussi de Bassein, enfin le *Crocodil* venant de Bombay avec 1558 passagers. L'histoire de ce dernier navire est surtout intéressante.

Bien qu'elle n'ait pas été exactement connue du public, il est certain que le *Crocodil* devait avoir présenté des cas de choléra de Bombay à Suez, où la déclaration du capitaine fut inexacte, ce qui eut pour résultat de faire donner libre pratique. Mais on fut bien obligé d'avouer le cas qui se montra dans le canal.

De Suez jusqu'au delà de Malte, où il fut repoussé, le *Crocodil* eut cinq cas de choléra dont trois mortels.

Ainsi donc, le *Crocodil* eut du choléra à bord jusque dans la Méditerranée occidentale. On sait qu'il fut soumis à un nettoyage, à une désinfection et à des soins d'assainissement extraordinaires, durant le reste du voyage et lors de son arrivée sur la rade de Portsmouth.

L'Égypte et l'Europe échappèrent au danger. Mais ces incidents révélaient l'importance du péril dont ne tenait pas suffisamment compte l'administration sanitaire d'Égypte depuis l'occupation du pays par les Anglais (1).

Le professeur Robert Koch a également insisté, dans la conférence qu'il a faite à Berlin, sur le danger de l'importation du choléra par les navires et surtout par ceux qui sont chargés de pèlerins, d'émigrants, de coolies.

(1) Mahé, *Mémoires sur la marche et l'extension du choléra asiatique des Indes occidentales dans l'Occident*, 1875-1884. Constantinople, 1885.

« On tend généralement, dit-il, à considérer, au point de
vue des épidémies de choléra le commerce maritime
comme inoffensif ; on se base sur le nombre considérable
des bâtiments qui ne transportent pas le choléra par
rapport au nombre relativement restreint de ceux qui le
transportent ; mais on oublie que, quand même un seul
navire sur mille serait infecté par le choléra, ce navire
seul peut être la cause de malheurs aussi grands que
si les mille vaisseaux avaient transporté la maladie. En
outre, quand au lieu de compter tous les navires en général on borne ses observations aux vaisseaux de transport dont je viens de parler, il n'y a plus une grande
disproportion entre le chiffre des vaisseaux indemnes et
celui des vaisseaux infectés.

» Dans les *Reports of the Sanitary Commission with the
Government of India de* 1881, il y a un rapport intéressant concernant le choléra sur les vaisseaux-transports
de coolies partis de Calcutta. Ces navires relativement
petits transportent trois cents à six cents travailleurs
aux colonies anglaises d'Amérique. Dans le courant de
dix années, deux cent vingt-deux de ces vaisseaux
partirent, dont trente-trois avaient le choléra ; sur seize
d'entre eux, l'épidémie dura plus de vingt jours. On
pourra donc se faire une idée du danger que ferait
courir à l'Europe un vaisseau semblable qui débarque-
rait ses passagers en Égypte. »

Les épidémies navales, comme on le voit, sont pleines
d'enseignements. Les cas de la *Corrèze* et du *Crocodil* offrent des exemples frappants de l'importation du
choléra par des navires provenant de l'Extrême-Orient.
Mais aucune démonstration n'égale celle qui a été fournie
par les épidémies d'Aden et de Camaran, importées par

les vapeurs à marche rapide, le *Columbian* et l'*Hesperia*, provenant de Bombay.

Le dernier surtout est le fait d'importation le plus évident que l'on connaisse depuis longtemps, et il n'est inférieur en certitude à aucune des expériences les plus positives, exécutées avec la plus grande précision dans nos laboratoires. Aussi s'étonne-t-on de voir, après ces faits, les médecins, conseillers du gouvernement anglo-indien, avancer qu'il n'y a point d'exemple d'importation directe du choléra des Indes dans la mer Rouge et en Égypte.

J'ajouterai que les navires anglais, *Hesperia* et *Crocodil* partis de Bombay *où il n'y avait que quelques cas rares de choléra*, quatre et sept au plus par semaine, *ne furent pas moins les importateurs de cette maladie; ce qui juge une fois de plus la façon d'établir les patentes du gouvernement anglais de l'Inde.* Cette année encore, en septembre 1891, deux navires anglais, le *Marathon* et le *Redbreast* virent éclater le choléra à bord, en rade de Bombay; en quelques jours il y eut 16 décès. Et Bombay, n'ayant le choléra qu'à l'état endémique, délivrait patente nette!

C'est encore de Bombay que provenaient les trois autres navires : *Maraval, Clydesdale* et *Columbian,* qui transportèrent le choléra à Aden ou jusque dans la mer Rouge.

Bombay est donc toujours fort suspect. Il le devient surtout quelques mois avant le pèlerinage du Hedjaz; il est l'aboutissant à l'ouest du vaste réseau de chemins de fer qui y déverse les voyageurs de toutes sortes, pèlerins, commerçants, militaires, provenant de toutes les parties de la péninsule, du centre et des extrémités, de l'Himalaya, de l'Asie centrale, de l'Afghanistan et de quelques points beaucoup plus rapprochés comme Madras, Calcutta, Lahore, Peschawer.

C'est à Bombay que les attendent et d'où vont partir les grands steamers à marche rapide, dont le nombre augmente tous les jours et qui vont les amener en dix, onze et douze jours dans la mer Rouge, à Suez, et dans la Méditerranée.

Depuis une quarantaine d'années, la route du choléra venant de l'Asie vers l'Europe a changé. Avant cette époque, l'itinéraire suivi était : les plateaux de l'Iran, le sud de la mer Caspienne, l'Europe; mais comme l'homme abandonnait cette voie, trop lente, pour la voie de mer, le choléra, continuant de suivre les grandes migrations humaines, franchit avec l'homme, en quelques semaines, les mers qui nous séparent des Indes.

Cependant les événements qui se sont passés en 1889 et en 1890 du côté du golfe Persique montrent qu'il faudra aussi se préoccuper de défendre l'Europe de ce côté; surtout, lorsqu'un chemin de fer amènera en quelques jours les voyageurs du golfe Persique sur la Méditerranée dans le golfe d'Alexandrette.

Désormais donc, plus encore que par le passé, l'attention de l'Europe doit être appelée sur le danger permanent de ces deux grands prolongements de l'Océan Indien, qui à l'Orient (golfe Persique), et à l'Occident, (mer Rouge), s'avancent comme deux grands bras, jusqu'aux portes de la Méditerranée, où ils permettent aux rapides steamers d'apporter de Bombay et de tout l'empire anglo-indien, avec une vitesse remarquable, des marchandises précieuses et des passagers, mais aussi des germes de redoutables épidémies.

En ce moment, seule la Turquie est chargée de la surveillance de ces deux passes périlleuses; elle n'est pas
en mesure de les garder efficacement; elle ne possède
ni le matériel, ni le personnel, ni les moyens de police
maritime nécessaires pour atteindre ce but. Mais elle
pourrait, avec l'aide des puissances intéressées, améliorer ces mesures et ces dispositifs de prophylaxie, et
c'est là ce qu'il faut chercher à obtenir.

CHAPITRE VII

Ce n'est point dans la ville même de Toulon que les premiers cas de choléra se sont montrés, et ce n'est pas le 20 juin, mais bien le 13 que le premier cas a été observé sur un soldat de la *division*.

La division est située en dehors de la ville, à 1500 mètres environ, sur un point spécial du port ; c'est là que sont logés les marins de la flotte, sur d'anciens navires, véritables pontons, convertis en casernes.

Le premier cas se montra, le 13 juin sur un de ces navires, le *Montebello* ;

Un second cas le 14 juin, encore sur le *Montebello* ;

Un troisième le 18 juin, sur le *Jupiter*, voisin du *Montebello* ;

Un quatrième, le 18 juin, sur le *Montebello* ;

Un cinquième le 20 juin, sur l'*Alexandre*, qui est placé également près du *Jupiter* et du *Montebello*.

C'est le 21 qu'a lieu le cas presque foudroyant du lycée. La maladie s'étend alors aux divers quartiers de la ville, et son étude devient beaucoup moins importante, parce qu'elle est naturellement plus obscure. C'est en effet au début de l'épidémie que l'on peut mieux apprécier son caractère, de même que c'est dans les villages, et non dans les grands centres, que l'on peut bien étudier l'origine, la marche et le mode de propagation des épidémies.

Ainsi donc, la maladie à Toulon n'a pas débuté dans la ville ; elle s'est montrée d'abord à la division, sur les différents pontons de cette division ; ce n'est que plus tard qu'elle a envahi la ville, et qu'elle a affecté la marche progressivement envahissante que nous avons vue depuis.

Le choléra de Toulon nous a présenté les caractères du choléra asiatique, mais nous n'avons pu préciser le mode d'importation. Nous pensons qu'il a été importé, puisqu'il a affecté plus tard tous les caractères du choléra asiatique envahissant, qui est toujours importé ; mais, je le répète, il nous a été impossible de préciser le mode d'importation.

La *Sarthe* a été considérée comme en ayant été l'origine. Or comment admettre qu'un navire qui depuis quarante-trois jours n'avait plus eu ni choléra, ni diarrhée suspecte ; qui avait fait quarantaine et avait été désinfecté aussi complètement que possible au cap Saint-Jacques, après avoir débarqué à Saïgon ses hommes malades ainsi que leurs sacs, après avoir brûlé tout ce qui leur avait appartenu ; qui avait subi à Toulon trois jours d'observation, qui avait été désarrimé, et qui n'avait mis ses cales à découvert que le 16 juin, c'est-à-dire *trois jours après l'apparition du premier cas*, comment admettre, dis-je, que ce navire puisse avoir été la porte d'entrée de l'épidémie ?

Toutefois il faut noter que le 7 juin, c'est-à-dire *six jours avant l'apparition du premier cas*, dix marins rapatriés à titre de convalescents, pris tous en route, provenant, un de l'hôpital de Colombo (Ceylan) où il était en traitement pour un abcès du foie, huit du croiseur le

Seignelay, sortant de l'hôpital de Suez pour maladies diverses non contagieuses; le dixième provenant de l'hôpital de Port-Saïd où il avait été laissé par le transport la *Corrèze* pour fièvre typhoïde, furent, dirigés neuf sur la division, un sur l'hôpital Saint-Mandrier. En outre, neuf marins congédiables, en bonne santé, furent expédiés, soit à la division, soit dans leurs foyers.

Remarquons aussi qu'aucun de ces hommes nouvellement arrivés sur la *Sarthe* n'avait eu ni choléra, ni diarrhée suspecte.

Le *Shamrock* a également été accusé, mais il résulte d'une enquête très complète que nous avons faite, que ce navire, qui a eu une épidémie de rougeole, quelques cas de fièvre typhoïde, quelques cas de diarrhée de Cochinchine, des cas chirurgicaux, n'a perdu personne pendant toute sa traversée.

Ainsi donc, nous avons pensé qu'il s'agissait de choléra asiatique; que ce choléra avait été importé, mais que les preuves matérielles faisaient défaut pour nous permettre d'affirmer d'une façon absolue le mode d'importation.

Mais dès le mercredi matin, 25 juin (nous étions arrivés, M. Brouardel et moi, le 24 dans l'après-midi), nous adressions à M. le ministre une dépêche dont j'extrais la phrase suivante :

« Cependant l'épidémie indienne en 1835 et en 1865 ayant suivi à Toulon la marche qu'elle présente aujourd'hui, nous estimons qu'on doit agir comme s'il s'agissait de choléra asiatique, c'est-à-dire faire camper les troupes en plein air, sans leur permettre de communiquer librement entre elles, ni avec les populations civiles; isoler les malades, et pratiquer une désinfection rigoureuse. »

Mais les preuves allaient venir progressivement, et une des plus importantes est l'expansion du choléra à Marseille, dont je vais maintenant m'occuper.

Rien, en effet, ne nous paraît plus évident que l'importation à Marseille, qui nous est relatée de la façon la plus nette par M. le docteur Trastour, ancien interne des hôpitaux de Paris et médecin de l'hôpital des cholériques au Pharo.

Le 27 juin, un jeune homme de dix-sept ans, arrivé depuis trois jours du lycée de Toulon, succombait au n° 75 de la rue Forbin.

Le lendemain 28, on amenait à l'hôpital du Pharo la concierge du n° 82 de la rue de la République, tout près de l'endroit où avait eu lieu le décès du jeune lycéen, là où la rue Forbin débouche dans la rue de la République.

Le 29, la petite fille de cette femme, âgée de dix-sept mois, était prise d'accidents cholériques et amenée à l'hôpital auprès de sa mère ; elles ne tardaient pas à succomber toutes deux.

Le 30 juin, la sœur de cette même concierge, demeurant au n° 75 de cette même rue de la République, presque en face du n° 82, entrait à l'hôpital du Pharo avec les symptômes du choléra à la période algide. Et dans la même journée on amenait une autre femme demeurant au n° 65 de la même rue.

Dans les journées qui suivirent, de nombreux malades atteints de choléra confirmé, et très rapidement mortel, sont entrés à l'hôpital du Pharo. Presque tous provenaient, soit de navires amarrés dans le Vieux Port, non loin de celui qui avait fourni le cas d'un jeune mousse de dix-sept ans, qui avait été pris de choléra également le 27 juin (son bateau était amarré dans le Vieux Port, en face de la mairie), soit des rues situées dans le triangle compris entre les quais du port, la rue de la République et la Joliette, soit enfin de personnes habitant loin de ce quartier, mais obligées par leur profession de fréquenter les quais du Vieux Port ou ceux de la Joliette.

Voilà quel a été le premier foyer : rue Forbin, rue de la République, Vieux Port et rues avoisinantes.

Presque en même temps, c'est-à-dire les 27 et 28 juin, rue Nationale, rue Saint-Dominique et rue de l'Étoile, à mille mètres environ du foyer précédent, dans un même quartier, trois personnes succombaient au choléra le même jour et presque à la même heure. Ces décès se montrèrent près d'une foire, et, d'après ce qui nous a été dit, quelques marchands de cette foire venaient de Toulon et une des trois victimes même serait arrivée de cette ville. Mais, ce qui est certain, c'est que cette foire est alimentée par les produits venant des jardins de Toulon et des environs.

Presque au même moment encore deux personnes, deux parents succombaient dans une même maison.

Je ne décrirai pas plus loin les progrès de l'invasion, c'est au début de l'épidémie que l'on en peut bien saisir le caractère. Or je trouve dans les premiers faits de Marseille tous les traits de l'importation, et ici nous sommes plus heureux qu'à Toulon, où nous croyons à l'importation sans pouvoir en démontrer le mode précis : à Marseille, nous voyons le lycéen, venu de Toulon, mourir du choléra et transmettre la maladie à son entourage.

Remarquons en passant que le lycéen a quitté Toulon le dimanche matin 22 ; nous sommes arrivés à Toulon, M. Brouardel et moi, le mardi 24, dans l'après-midi, c'est-à-dire plus de quarante-huit heures après son départ. Il me paraît difficile que nous ayons pu empêcher le départ de ce lycéen, et par suite l'infection de Marseille.

Quant aux autres foyers, la démonstration peut paraître moins nette, mais le voisinage des deux villes, les communications incessantes qui existent entre elles, expliquent suffisamment la transmission.

A propos de l'épidémie de Toulon et de Marseille, Jules Guérin est venu rééditer sa théorie du choléra né sur place sous l'influence d'une constitution médicale de nature particulière.

Si Jules Guérin ne veut pas admettre l'importation, s'il croit qu'un certain nombre de cas se sont développés à Toulon et à Marseille spontanément, dans plusieurs points, cela tient à ce qu'il pense que la genèse du choléra obéit à des lois différentes de celles que nous acceptons.

Jules Guérin est en effet venu reprendre, à la tribune de l'Académie, son idée favorite, que maintes fois déjà il avait exposée, qui consiste à dire que les épidémies cholériques sont annoncées et préparées par une constitution médicale particulière.

Pour Jules Guérin, la production d'une épidémie cholérique est une sorte de drame en trois actes, dont le développement se fait de la manière suivante :

Au premier acte, il existe une série de diarrhées qui vont préparer la scène morbide : c'est le prologue.

Au second acte, l'intrigue se noue, on voit apparaître quelques cas discrets de choléra sporadique.

Enfin le troisième acte constitue le dénouement, et le choléra épidémique se montre avec toute sa sévérité.

Cette théorie est extrêmement ingénieuse ; mais c'est une création purement artificielle que toujours les faits ont démentie.

En 1868, nous nous trouvions dans une situation qui offrait avec l'année 1884 quelques analogies. Le choléra était en Europe, et nous subissions une constitution médicale assez semblable à celle qui existait à Paris en juillet 1884. Il y avait eu de grandes chaleurs, il y avait donc beaucoup de troubles intestinaux, et, dans la séance du 4 août 1868, Jules Guérin s'exprimait ainsi :

« J'affirme, pour ma part, que les influences saisonnières ne sont pas seules à être en jeu. Nous sommes en présence d'*un grand fait*, et si l'avenir confirmait la supposition que j'ai émise, si le choléra venait à paraître, il y aurait une grande démonstration scientifique. Il serait certain que le choléra n'est pas seulement contagieux et susceptible d'être importé, ce qui est incontestable, mais qu'en outre il est susceptible de naître dans tous les pays. »

Or le « *grand fait* » ne s'est pas produit, et le choléra n'est pas venu. Le pronostic de Jules Guérin ne s'est pas réalisé.

Notre collègue M. Besnier, dans les remarquables rapports qu'il faisait autrefois à la Société médicale des hôpitaux, a surabondamment démontré qu'on ne devait pas établir de relation de cause à effet entre l'apparition d'une épidémie cholérique et les prétendues constitutions médicales caractérisées du nom de prémonitoires (en 1866, 1871 et 1873).

Je ne veux pas rappeler tous les démentis que la théorie de Jules Guérin a reçus ; je ferai remarquer cependant qu'en 1865, les conditions sanitaires étaient exceptionnellement favorables, les troubles intestinaux étaient fort rares, et cependant le choléra parut.

Enfin, en 1832, le choléra se montra à Paris au mois de mars ; on ne pouvait pas alors mettre en cause les grandes chaleurs et les troubles intestinaux qui les accompagnent. Comment Jules Guérin va-t-il expliquer ces faits ?

Par la constitution médicale de l'année précédente (1831) ; la célèbre constitution médicale prémonitoire avait sommeillé pendant tout l'hiver : ses effets ne se faisaient sentir qu'au printemps.

Voyons maintenant si les faits de l'épidémie de Toulon sont plus favorables à l'opinion de Jules Guérin.

Il eût fallu démontrer que Toulon et Marseille étant le théâtre d'une épidémie cholérique, ces villes avaient été préalablement le siège de la constitution médicale prémonitoire. Or Jules Guérin a glissé sur ce point, laissant, dit-il, aux médecins de ces villes, le soin de donner la démonstration, et alors il ne s'est occupé que de Paris, où il n'y avait pas à ce moment d'épidémie de choléra, et il a essayé de prouver que Paris subissait la constitution médicale prémonitoire.

Sans doute on observait alors à Paris des troubles intestinaux, des diarrhées, des choléras infantiles, quelques choléras nostras ; mais c'était là l'effet des grandes chaleurs dont on souffrait et cela n'avait aucun rapport avec l'apparition du choléra épidémique ; et si le choléra n'avait pas existé à Toulon et à Marseille, personne n'y eut attaché la moindre importance.

Nous avons fait, pour Toulon et Marseille, l'enquête sur laquelle avait glissé Jules Guérin.

Je me suis adressé, pour avoir des renseignements plus précis et compléter ceux que nous avions déjà pris sur place, M. Brouardel et moi, pour Toulon et pour Marseille, aux médecins de ces deux villes, et leur réponse a été qu'il n'existait aucune constitution diarrhéique parce que les conditions qui président à l'éclosion de ces constitutions saisonnières n'existaient pas, la température étant encore fraîche et les fruits encore trop peu abondants et assez chers pour qu'on en pût faire abus.

Choléra de Paris.

Au début, l'épidémie a eu un caractère insidieux. Il y a eu, le 13 ou le 14 juillet, deux cas suivis de décès ; l'un à Neuilly et l'autre au faubourg Saint-Antoine, sur des individus venant des foyers épidémiques. On aurait pu croire que la maladie allait s'étendre. L'intervalle entre le début de l'épidémie qui avait eu lieu à Marseille et l'apparition des deux cas qui se produisaient à Paris, était à peu près le même qu'en 1865.

Cependant l'épidémie ne vint qu'au 4 novembre. Pendant quatre mois, juillet, août, septembre et octobre, il n'y eut dans la ville de Paris que 40 décès.

Chaque cas était pour ainsi dire traqué ; le malade isolé, ses déjections, ses vêtements et son local désinfectés ; ce fut le triomphe de la désinfection.

Les cas se montrèrent surtout dans la banlieue, qui donna 43 décès ; 12 en septembre et 18 en novembre.

Les régions d'Aubervilliers, de Saint-Denis et de Saint-Ouen furent surtout frappées.

Dans la maison de répression de Saint-Denis, 28 détenus furent atteints par le choléra, 20 succombèrent. Il n'y eut de malades que parmi les hommes.

L'épidémie véritable de Paris commença le 4 novembre.

Du 4 au 30 novembre il y eut 938 décès.

En décembre, on en constata 19, ce qui donne un total de 957 décès.

En ajoutant les 40 des quatre mois précédents, nous obtenons le chiffre de 997 décès, c'est-à-dire un chiffre au-dessous de 1000 pour une ville de 2 300 000 habitants.

La journée la plus forte a été le 10 novembre, qui a donné 110 décès.

Les quartiers les plus atteints ont été : le quartier Sainte-Marguerite, 8 cas dont 5 décès ; quartier des Épinettes, 6 cas dont 2 décès.

L'épidémie qui a sévi sur l'hospice de Breteuil a été surtout grave.

Cet hospice renfermait 217 vieillards :

Du 8 au 18 novembre, il y a eu 67 décès : 47 chez les hommes et 18 chez les femmes et deux religieuses qui soignaient ces vieillards.

Si nous comparons l'épidémie de 1884 aux épidémies antérieures nous arrivons aux résultats suivants :

1832	18.402
1849	19.184
1853-1854	7.626
1865-1866	11.008
1873	854
1884	997

Ces chiffres ressortent de la comparaison des tableaux suivants :

Cholériques à Paris.

Épidémie cholérique de 1832.

1re période : Invasion.	Mars (à partir du 26)	90
	Avril	12.733
	Mai	812
	Juin (du 1er au 15)	266
2e période : Recrudescence.	Fin de juin	602
	Juillet	2.573
	Août	969
	Septembre	357

18.402 décès.

Épidémie de 1849.

En ville :
Mars	130	
Avril	694	
Mai	2.426	
Juin	5.769(1)	10.950 décès.
Juillet	419	
Août	810	
Septembre	670	
Octobre	32	

Pendant la même période on a compté :

Dans les hôpitaux et hospices civils............ 6.905 décès.
Dans les hôpitaux militaires................... 1.240   —
Et aux Invalides............................... 89   —

Le chiffre total des décès est de........... 19.184 décès.

Épidémie de 1854.

1853.	Novembre (à partir du 7)	151	
	Décembre	518	
1854.	Janvier	30	
	Février	3	
	Mars	92	
	Avril	429	
	Mai	320	
	Juin	938	7.626 décès.
	Juillet	1.121	
	Août	2.396	
	Septembre	848	
	Octobre	500	
	Novembre	129	
	Décembre	151	

(1) Dont 5357 pour les dix premiers jours.

Épidémie de 1865-1866.

1re période. — Du 24 juillet 1865 au 11 janvier 1866.................................... 5.751 décès.

Dont 3.724 à domicile,
Et 2.127 dans les hôpitaux.

Le maximum journalier s'est produit le 14 octobre, avec 225 décès; 173 jours séparent la première de la seconde période.

2e période. — Du 3 juillet 1866 au 29 novembre 1866..................................... 5.257   —

Dont 3.458 à domicile,
Et 1.799 dans les hôpitaux.

Le maximum journalier se produit le 7 août avec 142 décès.

Total des décès (1865-1866).............. 11.008 décès.

Épidémie cholérique de 1873 (1).

Du 4 septembre au 30 novembre.................. 854 décès.

Savoir : Septembre........... 564
Octobre.............. 267
Novembre........... 23

Les plus fortes journées de décès sont :

1832. — Avril........................... 850 décès.
1849. — Juin........................... 500   —
1865. — Octobre........................ 250   —
1866. — Août........................... 150   —
1884. — Novembre...................... 110   —

(1) Il est bon de faire remarquer que la population de Paris s'élevait, d'après les divers recensements, en :

1831................   785.862 habitants.
1846.............. .   1.053.896   —
1851................   1.053.262   —
1866...............   1.825.274 (l'annexion était faite).
1872...............   1.851.182 habitants.

D'après le dénombrement de 1881, le chiffre de la population était de 2.239.928 habitants.

Il est toujours difficile de suivre la filiation des cas dans une grande ville.

Cependant il a été établi que les premiers cas ont été observés sur des individus venant du Midi.

Les quatre villes de France les plus éprouvées en 1884 furent :

VILLES.	DÉCÈS.	POPULATION.
Marseille	1.777	370.000
Toulon................	971	70.000
Paris, 957 décès + 40 dans les quatre mois précédents soit.........	997	2.230.000
Arles.................	191	27.000

Choléra de Bretagne.

Dans le Finistère, l'importation n'a pu être précisée d'une façon évidente. Le premier cas fut observé à Concarneau le 20 septembre 1885 ; les autres ports furent successivement envahis. L'épidémie de Bretagne fut remarquable par la localisation de l'épidémie dans certains points ; il n'y eut presque de pris que les ports.

M. le docteur Charrin et moi fûmes envoyés en mission dans le Finistère dans le but d'y éteindre l'épidémie cholérique. M. Charrin poursuivit les derniers foyers avec ténacité, et, au bout d'un mois environ, il n'y eut plus un seul cas de choléra dans le département. Je renvoie pour les détails au travail actuellement sous presse, de M. Henri Monod, qui, à ce moment, était préfet du Finistère (1).

Les espaces franchis par le choléra de France de 1884 sont de plusieurs centaines de kilomètres :

De Marseille à Tonnerre......	600 kilomètres.
De Cette à Yport (2).........	1200	—

(1) Voyez également ma *Communication à l'Académie de médecine* sur ma mission en Bretagne (9 février 1886), et Rapport du docteur Charrin au ministre (*Recueil des actes du comité*, t. XVI, p. 551).

(2) Voyez mon Rapport au comité (*Recueil des actes du comité*, t. XIV, p. 217).

L'Algérie fut également envahie en 1884 et il y eut une petite reprise en Algérie et en Tunisie en 1885.

Le choléra gagna l'*Italie*, importé par des ouvriers italiens qui, au nombre de plus de 8000, regagnèrent leur pays après l'extension du choléra à Toulon et à Marseille.

La province de Cuneo (Piémont) fut la première atteinte (27 juin). Le choléra gagne successivement les différentes parties de l'Italie, Gênes, Naples, Venise, la Sicile, etc.

En *Espagne* il se montra au mois d'août dans la province d'Alicante, il cessa vers le milieu d'octobre ; reparut au commencement de février dans le district de Gandia (province de Valence).

Il sévit surtout du mois de juin au mois de décembre 1885, provoquant une mortalité considérable.

On a remarqué qu'il a frappé surtout les petits districts beaucoup plus que les grandes agglomérations. La commune de Aldea de San Miguel, composée de 500 habitants, en a perdu plus de la moitié en trente-six jours.

Le choléra apparut aussi sur les rivages adriatiques de la Croatie, à la fin de 1885, et en 1886 sur plusieurs points du littoral austro-hongrois, de l'Istrie et de la Dalmatie.

La comparaison de la mortalité de la France, de l'Italie et de l'Espagne est intéressante.

En France et en Algérie il y a eu 13 000 décès sur 39 millions d'habitants, c'est-à-dire un mort sur 3000 habitants.

En Italie, 35 000 décès sur 26 800 000 habitants, c'est-à-dire un habitant sur 600.

En Espagne 180 000 décès sur 17 millions d'habitants c'est-à-dire un habitant sur 100.

Il en résulte donc que l'Italie a été éprouvée par l'épidémie cinq fois plus que la France, l'Espagne six fois plus que l'Italie et treize à quatorze fois plus que la France.

Dans un rapport que publié fait en 1884, je faisais remarquer que la façon dont se comporte une ville à l'égard du choléra donne la mesure de sa salubrité.

La statistique que je viens de faire connaître ne me semble pas contredire l'opinion que j'émettais alors. Il faut donc, lorsque l'on veut prévenir une épidémie de choléra, employer les mesures de prophylaxie sur lesquelles nous aurons l'occasion de revenir, mais il est également important que chaque État s'attache à prescrire en tout temps les mesures d'hygiène générale de façon à rendre le terrain réfractaire aux épidémies.

On a beaucoup insisté, pendant l'épidémie d'Espagne de 1884-1885, sur l'immunité du Portugal.

On peut invoquer des raisons multiples : peu de tendance des Espagnols à se réfugier en Portugal ; conditions géographiques ; enfin mesures de prophylaxie prises à la frontière.

Il ne faudrait cependant pas, d'après ce qui s'est passé sur ce point, arriver à conseiller les quarantaines de terre, car ces moyens restrictifs, dont les Italiens se sont servis contre nous, n'ont point empêché le choléra de gagner leur pays.

On a prescrit aussi pendant cette épidémie des quarantaines maritimes excessives et même des répulsions, mesures excessives qui devraient disparaître depuis le perfectionnement de notre outillage sanitaire.

Les incidents du *Matteo Brazzo* sont très instructifs à cet égard.

Parti de Gênes avec 200 passagers pour Montévidéo le

30 septembre 1884, ce navire mouillait sur cette rade le 28 novembre, ayant perdu pendant le voyage, d'après la déclaration du capitaine, quatre personnes de maladies étrangères au choléra.

Repoussé, mais restant en rade, le navire eut le choléra à bord le 7 novembre; après une tentative pour entrer dans la rade de Rio-Janeiro, il en fut encore repoussé; il revint en Europe où il obtint de faire sa quarantaine près de l'île de Pianosa sur la côte d'Italie.

Ce n'est que le 23 novembre, cinquante-quatre jours après son départ de Gênes que le choléra cessa à bord ayant frappé 40 personnes dont 19 moururent.

Après avoir subi une quarantaine rigoureuse de plus de trente jours, les malheureux passagers débarquèrent le 27 janvier à Livourne, de sorte qu'ils mirent près de quatre mois pour aller de Gênes à Livourne.

En résumé, le choléra qui atteignit la France en juin 1884 persista pendant les années suivantes, de 1884 à 1887, en Espagne, en Italie, en Autriche-Hongrie et fit une pointe jusque sur la frontière de Roumanie, en Bulgarie et dans la Bosnie et l'Herzégovine; il menaça aussi la Turquie de plus d'un côté, mais cependant il n'apparut sur aucun point des possessions de l'empire ottoman.

Le Conseil de santé de Constantinople avait imposé aux provenances maritimes d'Europe des quarantaines sévères dans les lazarets de Cavak sur le Haut-Bosphore, aux Dardanelles, à Beyrouth en Syrie, et à Smyrne, où quelques cas de choléra furent importés de France, mais ils s'éteignirent dans l'établissement de Clazomène, qui est placé dans la baie de Smyrne.

Malgré les quarantaines indéfinies, les répulsions, les mesures incohérentes prescrites par les gouvernements de l'Amérique du Sud, contre les provenances d'Europe, un navire venant de Gênes, le *Perseo* a importé le choléra à Buenos-Ayres. La maladie s'est étendue dans la République argentine, l'Uruguay et le Chili.

Enfin une petite épidémie que l'on peut encore rapporter au choléra de 1884-1887, bien que son origine n'ait point été précisée, a été observée près de Mayence en octobre 1886. Voici la relation de ce fait.

Gonsenheim et *Finthein* sont deux bourgs voisins de Mayence; le premier compte 3358 habitants et le second 2384.

Le 26 octobre 1886, les journaux allemands signalaient l'existence, dans ces deux localités, de cas suspects de choléra. Dès le lendemain le gouvernement hessois opposait un démenti à ces rumeurs.

Cependant le 29 octobre, l'office impérial de santé de Berlin déléguait un de ses membres, M. Gaffky, pour procéder à une enquête.

M. Gaffky arrivait le 30 à Wiesbaden, mais, depuis le 14 octobre, on n'avait plus observé de cas suspect à Gonsenheim; le dernier décès à Fintheim remontait au 26. Il y avait cependant encore un malade le 30.

Lors de l'arrivée de M. Gaffky la maladie pouvait donc être considérée comme éteinte.

Des recherches bactériologiques avaient été commencées par le docteur Pfeiffer, *Kreisphysicus* à Wiesbaden; ces recherches, poursuivies par Hueppe et Gaffky, établirent l'existence, dans les deux derniers cas, de bacilles virgules que l'on put isoler et cultiver. On avait donc affaire au choléra asiatique.

Le total des cas fut de dix-neuf, soit neuf à Gonsenheim (du 15 septembre au 15 octobre), dix à Fintheim du 25 septembre au 27 octobre. Sur dix-neuf cas, il y eut quatorze décès.

Le diagnostic indiqué sur l'acte de décès a été neuf fois celui de choléra nostras ou choléra indigène.

Outre la présence du bacille virgule, plusieurs raisons militent en faveur du choléra asiatique :

La mort survint rapidement (dans un cas en moins de dix heures).

La mortalité fut considérable (quatorze décès sur dix-neuf malades).

On peut suivre la filiation des cas et la transmission de la maladie.

Sur les neuf cas de Gonsenhein, cinq appartenaient à la même famille.

Les quatre autres cas se réduisent encore à deux groupes, dans chacun desquels la maladie atteignit successivement le fils et la mère.

A Finthein, un groupe de quatre malades se trouve dans des conditions analogues.

Enfin, une sœur hospitalière, qui avait donné des soins à cinq malades, fut prise de choléra le 24 et succomba le 26. C'est à l'autopsie de cette religieuse que l'on constata dans l'intestin le bacille virgule.

En septembre 1886, la mortalité, dans ces deux petites villes, fut trois fois plus considérable que dans les mêmes mois de 1884-1885.

Il y eut en outre une quantité beaucoup plus grande de déclarations de décès par choléra infantile. La proportion des décès cholériques semble bien faible : 1,8 et 3,4 par 1000 habitants.

Mais il n'y eut pas un chiffre aussi élevé en 1866 à Mayence. D'ailleurs une telle proportion donnerait un total, dans une ville comme Munich, de 470 et 890 décès.

La transmission se fit surtout d'individu à individu.

L'eau ne fut pas contaminée.

On n'a pu démontrer l'importation.

Cette épidémie montre l'importance des recherches bactériologiques pour le diagnostic du choléra asiatique.

CHAPITRE VIII

De 1884 à la fin de 1886, c'est-à-dire en trois ans, plus de vingt navires venant de l'Extrême-Orient en Europe, en passant par la mer Rouge et le canal de Suez, ont présenté, soit au moment de leur départ, soit pendant la traversée, des cas de choléra.

Si l'on tient compte du moment de l'apparition de la maladie, ces navires peuvent être divisés en cinq classes :

1° Les uns ont eu le choléra dans le port de départ et avant de quitter ce port;

2° D'autres l'ont vu éclater à bord avant le départ de l'Extrême-Orient;

3° Quelques-uns ont présenté des cas pendant la traversée jusque dans la mer Rouge;

4° Quelques-uns en ont eu jusqu'à Suez;

5° Il en est enfin qui, comme le *Crocodil*, ont eu le choléra jusque dans la Méditerranée.

Je parlerai de quelques-uns de ces navires :

Le vapeur anglais *Ganges*, parti de Moulmein (Birmanie anglaise) le 28 avril 1885, perdit un chauffeur, du choléra, trois jours avant son départ.

Arrivé à Suez le 25 mai, il fut envoyé à Djebel-Tor où il fit sept jours de quarantaine; il passa ensuite le canal en quarantaine à destination pour l'Angleterre.

Le vapeur anglais *Pollion*, parti de Moulmein vers la même époque.
perdit un matelot du choléra le 5 mai, arriva à Suez le 27 sans
médecin, fit sept jours de quarantaine à Djebel-Tor, transita le
canal en quarantaine pour l'Angleterre.

Le vapeur anglais *Remembrance* provenant de Kuratchi (port de
l'Indus), arrivé à Suez le 29 juillet, avait perdu trois de ses hommes
du choléra à Kuratchi. Il arrivait indemne après vingt et un jours
de traversée ; il fit sept jours de quarantaine à Djebel-Tor et passa
le canal à destination de l'Angleterre.

Sans suivre l'ordre des dates, je citerai encore :

Gulf of Mexico, arrivé à Suez le 2 octobre 1886 ayant eu deux décès
de choléra le 17 novembre, a été repoussé à Djebel-Tor ; est entré
dans le canal le 11 décembre.

Le *Mount Labanon*, arrivé à Suez le 5 décembre 1886, ayant eu
trois décès de choléra le 14 novembre, a été repoussé à Djebel-Tor
et est entré dans le canal le 14 décembre.

Je citerai aussi les navires suivants, qui, ayant eu des
cas de choléra à bord au port de départ, ont été admis à
Suez à transiter le canal en quarantaine sans faire d'observation préalable.

Comorin, provenant de Haïphong (Tonkin), arrivait à Suez le
27 novembre 1885, après trente-quatre jours de traversée indemne.

Le vapeur anglais *Laërtes*, provenant de Shanghaï (Chine) arrivé à
Suez le 5 décembre 1885 après un voyage indemne de quarante et
un jours.

Le vapeur anglais *Energia*, provenant de Yokohama (Japon),
arrivé à Suez, le 9 décembre 1885 après quarante-quatre jours de
voyage indemne.

Vapeur anglais *Port-Philip*, provenant de Yokohama, arrivé à
Suez le 12 décembre 1885 après un voyage indemne de quarante-
trois jours.

Vapeur anglais *Nestor*, venant de Shangaï, arrivé à Suez le 14 décembre après un voyage indemne de quarante-huit jours.

Je pourrais citer un certain nombre d'autres navires, mais ces exemples suffisent; il faut d'ailleurs remarquer que l'énumération que je pourrais faire ne représentera jamais que les faits avérés ou parvenus à notre connaissance, mais qu'il existe probablement bien des faits inconnus, résultant du manque d'informations, et avant tout de la dissimulation intéressée des capitaines de navire.

Je préfère insister sur des cas appartenant à notre marine, cas que nous connaissons bien, cas très malheureux, mais qui, cependant, nous ont servi d'enseignement et ont été le point de départ d'améliorations dans le service sanitaire.

Voici ces faits :

Le croiseur auxiliaire *Château-Yquem*, transport français, parti de la baie d'Along le 14 août 1885 avec 225 passagers militaires convalescents, embarqués le 13, eut un cas de choléra mortel provenant d'Haïphong où régnait cette maladie. Arrivé à Singapoor le 20 août, ayant perdu 8 cholériques, il revint à l'ile de Poulo-Condor le 26 août ayant eu 18 décès.

Débarquement des cholériques, des malades et des convalescents le 7 septembre seulement, à cause du retard dans la construction des logements.

Du 4 septembre, avant le débarquement, jusqu'au 15 septembre, cessation momentanée du choléra qui réapparut une fois à terre le 15, une fois le 16, toujours à terre, et, pour la dernière fois, le 19, à bord du navire (cas mortel).

Réembarquement des malades à bord le 26 septembre, après désinfection du navire par la vapeur de la machine et par des fumigations sulfureuses. Destruction des hardes des cholériques, etc. Le choléra ne se montre plus à bord du navire jusqu'à Suez, où le *Château-Yquem* mouilla le 27 octobre après avoir perdu 72 hommes dont 38 de choléra sur cinquante-neuf attaques. L'épidémie avait duré trente-quatre jours et avait occasionné une mortalité dépassant 64 p. 100.

Envoyé à Djebel-Tor où il subit une quarantaine pendant sept jours et une seconde désinfection analogue à la première, le *Château-Yquem* transita le canal en quarantaine et arriva depuis longtemps indemne à Toulon le 25 novembre 1885.

Plus récemment, le transport français le *Tonkin* partit de la baie d'Along le 26 juillet 1886, et arriva à Saïgon le 30 où il fut mis en quarantaine, ayant eu pendant la traversée un décès cholérique.

Il resta trente jours (jusqu'au 30 août), tant dans la rivière de Saïgon qu'a Poulo-Condor. Dans cette dernière station il y eut 14 décès cholériques.

Le navire fut alors évacué, fumigé et désinfecté dans toutes ses parties.

On désinfecta et on brûla tous les objets de literie ou vêtements d'usage appartenant soit aux passagers valides, soit aux malades ordinaires, soit aux contaminés.

Le *Tonkin* repartit de Saïgon le 31 août, et fut admis en libre pratique à Colombo, Obock et Aden. Depuis Saïgon il y eut 8 décès de maladies ordinaires, le dernier de ses cholériques remontait au 20 août, et depuis ce jour il n'y a pas eu le moindre cas suspect.

Le transport français de l'État la *Nive*, parti de la baie d'Along avec 287 malades ou convalescents, dont 30 convalescents de choléra, le 23 septembre 1885 après avoir eu déjà le 22 un cas de choléra mortel chez un phthisique ; le 23, il y eut un second décès cholérique sur un malade atteint de diarrhée chronique; le 24, troisième décès cholérique sur un soldat : La *Nive* arriva au cap Saint-Jacques (entrée de la rivière de Saïgon) le 26 septembre, elle y fit une quarantaine de dix jours.

Pendant le séjour à Saïgon, du 4 au 5 octobre, cas de choléra léger sur un homme de l'équipage, qui guérit à l'hôpital de la ville.

A Saïgon, la *Nive* embarqua encore 125 malades convalescents; elle quitta Saïgon le 11 octobre, ayant à bord 898 hommes dont 319 d'équipage et 579 passagers ; 401 de ces derniers étant des convalescents.

La *Nive* parvint à Suez le 1er novembre, le navire fut envoyé à Djebel-Tor où il y eut encore un dernier cas de choléra qui guérit, mais qui fit recommencer la quarantaine.

En somme la *Nive* eut cinq cas de choléra dont trois mortels et deux légers. Une désinfection complète fut pratiquée au campement de Djeb-el-Tor, le navire traversa le canal en quarantaine. Aucune suite mentionnée.

Ces faits du *Château-Yquem*, du *Tonkin* et de la *Nive* m'avaient particulièrement frappé. Je me suis alors adressé à M. le ministre du commerce pour le prier de demander à ses collègues de la guerre et de la marine de donner des instructions aux autorités du Tonkin afin de régler l'embarquement des malades ou des convalescents rapatriés, en s'entourant de toutes les précautions commandées par l'existence dans ce pays d'une épidémie de choléra ; c'est-à-dire, faire un choix rigoureux du personnel à rapatrier et soumettre à un isolement de cinq à six jours, avant leur embarquement et tant que l'épidémie persistera, les hommes qui doivent être ramenés en France.

Depuis que ces mesures ont été prises, nous n'avons plus assisté à la reproduction d'accidents semblables à ceux dont la *Corrèze*, en 1877, et le *Château-Yquem*, en 1885, avaient été le théâtre (1).

Sur ma demande, le ministre de la marine a prescrit d'installer une étuve à désinfection sur tous les navires ramenant du Tonkin des convalescents et des rapatriés.

Je pourrais citer plusieurs exemples des résultats obtenus, je me contenterai de rappeler le cas du *Canton*, l'un des navires ramenant des troupes du Tonkin.

Parti de la baie d'Along le 16 avril 1888 et ayant pris à Tourane, le 18 avril, le 2ᵉ zouaves, le *Canton* resta à Saïgon du 20 au 23 avril. Des mesures de précaution, d'isolement, d'assainissement et de désinfection avaient été prises au départ suivant nos recommandations, mais il n'en fut pas de même à Saïgon, où le choléra régnait.

Le 24 août il y eut à bord un premier cas de choléra sur un individu employé à la cambuse, qui était descendu à terre avec deux de ses camarades.

____

(1) Voyez le rapport que j'ai adressé au ministre du commerce sur cette question le 28 novembre 1885 (*Recueil des travaux du comité*, t. XVI, p. 167).

Le 27 avril, deux autres cas de choléra se montrèrent ;
deux autres le 28 avril et deux enfin le 3 mai, soit sept
cas dont quatre furent mortels, mais, depuis le 5 mai
jusqu'au 1er juin, jour de l'arrivée à Alger aucun phénomène suspect ne se produisit plus.

Dès l'apparition du premier cas, le médecin du bord
prescrivit l'isolement et la désinfection et il apporta le
plus grand zèle à la surveillance des fumigations, lavages
et désinfections.

L'épidémie de choléra a été éteinte sur place sur un
navire cependant très encombré par des malades, des
anémiques rapatriés.

Il est intéressant de comparer à cet égard ce qui s'est
passé sur le *Canton* avec les épidémies formidables de
la *Corrèze* et du *Château-Yquem*.

Je reviens aux épidémies navales et aux conclusions
que l'on en peut tirer au point de vue de la prophylaxie
sanitaire. L'importation du choléra au loin paraît plus
spécialement être due aux navires encombrés. Les navires à pèlerins occupent au point de vue du danger la
première place ; mais il faut apporter aussi la plus grande
attention aux navires portant des convalescents, exemple :

Transports français : *Corrèze, Château-Yquem, Nive.*
Transports anglais : *Maraval, Clydesdale, Crocodil.*

Les accidents peuvent résulter de ce fait que l'on embarque rapidement à bord des militaires venant d'hôpitaux, de prisons où règne souvent le choléra.

Aussi ces embarquements doivent être surveillés avec
soin, comme je l'ai dit, de façon qu'un intervalle d'isolement soit prescrit avant l'embarquement, et que les
mesures de désinfection soient scrupuleusement exécutées. Je renvoie à cet égard au règlement dans lequel j'ai
indiqué ces mesures.

Tous ces moyens de prophylaxie sont d'autant plus nécessaires que les régions où règne le choléra dans l'Extrême-Orient se sont considérablement étendues depuis un certain nombre d'années ; et nous devons considérer comme suspectes toutes les provenances des ports de Bombay, de Calcutta, de Moulmein, de Bassein, de Kuratchi, de Saïgon, du Tonkin, de la Chine et du Japon (Shanghaï et Yokohama).

Ces épidémies navales nous offrent encore un autre enseignement. On a fait observer qu'un certain nombre de navires, peu considérable il est vrai, avaient conservé à bord des germes de choléra ayant parfois été la cause de l'apparition de cas ultérieurs, après un intervalle indemne de dix jours, de quinze jours et presque d'un mois.

On a cité le *Crocodil*, qui n'aurait eu de choléra, depuis son départ de Bombay, que dans le canal de Suez. Mais il y a lieu de faire de sévères réserves sur la déclaration du capitaine et du médecin de ce navire.

Dans ce cas le personnel est devenu pour ainsi dire réfractaire, mais si l'on embarque des nouveaux venus, non acclimatés, l'épidémie peut renaître, d'où cette double conclusion : surveiller avec le plus grand soin les embarquements et procéder à l'assainissement et à la désinfection avec décision et vigueur, et au point de départ, et pendant la traversée.

Cependant, la *Corrèze* eut, en 1877, un dernier cas à Suez, trente-cinq jours après son départ de Saïgon et neuf jours après l'avant-dernier cas. Il en serait de même pour la *Nive*, s'il est exact que ce transport ait eu un dernier cas au lazaret de Djebel-Tor.

Mais c'est ordinairement peu de temps après le départ du navire du port contaminé que le choléra éclate.

L'épidémie navale est habituellement assez restreinte ; elle évolue dans l'espace de quelques jours, de quelques semaines ; mais elle est grave, comme nous l'avons dit, au point de vue de ses conséquences et du danger d'importation.

CHAPITRE IX

En 1890, le choléra est apparu en Irak-Arabie, en Mésopotamie, en Perse, en Syrie, où il ne s'était pas montré depuis près de vingt ans. Il a été importé dans la mer Rouge, à la Mecque, où il n'avait pas paru depuis 1883. Enfin il a été observé en Espagne, où il s'était éteint depuis 1885.

Choléra d'Irak-Arabie et de Mésopotamie.

Le choléra débuta en 1889 près du golfe Persique, à Nasrié, avant d'atteindre Chatra; c'est vers le commencement de juillet que les premiers cas apparurent à Nasrié. Il se propagea lentement en Irak-Arabie, en Mésopotamie, en Perse, dans quelques régions du sud de l'Anatolie, et la plupart des districts de la Syrie. Il s'étendit dans toute cette région et remonta jusqu'au golfe d'Alexandrette.

Après Mossoul, il gagna successivement les villes de Hamah, de Homs, mais il ne se montra ni à Beyrouth ni à Damas.

Il s'éteignit pendant l'hiver de 1889-1890 et pendant l'hiver de 1890-1891.

Mais il réapparut de nouveau au moment de l'été de 1890, comme il a réapparu au moment de l'été de 1891.

Je ne puis décrire ici cette épidémie, et je renvoie à

mes communications au Comité d'hygiène et à l'Académie de médecine.

Je donnerai toutefois un tableau intéressant qui permet de comparer la mortalité cholérique en Syrie pendant les années 1865, 1875, et 1890.

Mortalité cholérique en Syrie.

LOCALITÉS PRINCIPALES.	1890.	1875.	1865.	REMARQUES.
Alep (65.000 hab.).....	661	2.300	7.000 (?)	Chiffre non justifié.
Antioche (22.000 h.)...	294	400	Beaucoup.	
Killis (9.000 h.).......	206	300	(?)	
Marach (24.000 h.).....	184	800	(?)	
Aintah (20.000 h.)	117	1.700	(?)	
Orfa (50.000 h.).......	165	1.560	(?)	
Biredjik (1.500 h.).....	71	(?)	(?)	
Hérim...............	81	(?)	(?)	
Rihanié (3.000 h.).....	25	(?)	(?)	
Edlip (3.000 h.).......	43			
Caza de Bazandjik.....	195			
Alexandrette (10.000 h.)	10 à 15	Quelq. cas.		
Karagatch (village près Alexandrette).......	6	»	750	Sur 1,000 h.
Suédieh	5			
Mersine (6.000 h.).....	Quelq. cas.	»	Beaucoup.	
Adana (45.000 h.)......	79			
Hamah (35.000 h.).....	722	200	Ravagée.	
Homs (30.000 h.)......	425	100	—	
Déir (5.000 h.)........	30	200		
Damas	»	2.000	Beaucoup.	
Beyrouth	»	200	493	
Tripoli (24.000 h.).....	190			
— avec environs.	416			
Jérusalem (30.000 h.)..	»	»	601	
Jaffa...............	»	»	Beaucoup.	
Lattaquié............	Pas.	Peu.	Mort. moy.	
Tyr. Naplouse Gaza...	0	0	Beaucoup.	

Vilayets de Mossoul et Diarbékir en 1890.

Mossoul	200 en 1889 et 50 à 100 en 1890.
Erbil en 1890.........	150
Vallée du Grand Zab..	150
Diarbékir............	0
Districts de Djéjiré, de Mardine et Nisibin..	239 et plus.

Quelque incomplet qu'il soit, le tableau ci-dessus fait voir qu'en Haute-Mésopotamie et surtout en Syrie, le choléra des trois dernières épidémies (1865, 1875 et 1890) a frappé proportionnellement les mêmes grands centres populeux, sauf que celui de 1875 ne s'étendit pas à la Palestine et s'arrêta à Damas et à Beyrouth, et que celui de 1890 fut, jusqu'au mois d'octobre 1891, du moins, borné à Hama, Homs, Tripoli et Damas. Sauf Antioche, éprouvée fortement dans les trois épidémies et Tripoli, très frappée dans la dernière, en général les ports de la côte syrienne ont moins souffert que les villes de l'intérieur.

En 1865, la mortalité du choléra en Syrie fut très considérable et dépassa 10000 à 15000 : en 1875 elle atteignit 6000 à 7000 ; en 1890, elle a été d'environ 4000 à 5000. On sait que ces chiffres sont inférieurs à la réalité et doivent être majorés. Mais je ne les cite que pour comparaison, et pour établir que la mortalité depuis un quart de siècle paraît avoir été en s'atténuant, en Orient comme en Occident. L'époque de l'apparition et la durée du choléra en Syrie ont été à peu près la même en 1865 et en 1890.

Voici, d'après les recherches que M. Mahé a faites aux archives de l'Administration sanitaire de Constantinople, la liste des principales apparitions du choléra en Mésopotamie depuis 1850 à 1889 :

De juillet 1851 à mars 1852. — Choléra dans la province de Bagdad.

D'octobre 1853 à avril 1854. — Province de Bagdad.

De novembre 1855 à janvier 1856. — Province de Bagdad.

En septembre 1856. — Mendéli (Bagdad).

En octobre et décembre 1856. — Province de Bagdad.

D'octobre 1857 à janvier 1858. — Province de Bagdad.

D'octobre 1858 à février 1859. — Province de Bagdad.

De décembre 1860 à janvier 1861. — Province de Bagdad.

De septembre 1861 à janvier 1862. — Province de Bagdad.

De novembre 1865 (début) à janvier 1867. — Une grande épidémie par importation, du Hedjaz par Bassorah et ayant envahi les provinces de Bagdad, de Mossoul, de Diarbékir, avec une petite interruption de janvier à mars 1866.

En juin 1867, district de Suleymanié (Mossoul).

D'octobre 1869 à janvier 1870. — Province de Bagdad.

De septembre 1870 à décembre 1870; de mars 1871 à janvier 1872. — Provinces de Bagdad et de Mossoul.

De 1872 à 1889, on n'a pas signalé de choléra en Mésopotamie.

Il y a eu, en Perse, des apparitions analogues, et l'on peut dire que, durant cette période de vingt années, de 1851 à 1871, on a constaté une sorte de passage alternatif du choléra entre la Perse et la Mésopotamie et réciproquement.

Depuis 1871-1872 à 1889, il n'a pas été signalé de choléra en Perse, ni en Mésopotamie; il n'y a eu qu'une épidémie en Syrie, en 1875.

Le tableau suivant donnera une idée de la mortalité de l'épidémie d'Irak-Arabi et de Mésopotamie, en 1889-1890.

Récapitulation de la mortalité par les épidémies du choléra en Orient,
de 1889 à 1890, en chiffres ronds.

En 1889.	— Irak-Arabi et Mésopotamie (Turquie).....	7.300	
—	Perse (provinces de l'Ouest)...............	6.000	
	Total.....	13.000	13.000
En 1890.	— Haute-Mésopotamie : vilayets de Mossoul, Diarbékir, Van, Bitlis (Turquie)........	1.100	
—	Syrie et vilayets voisins (Turquie).........	4.200	
	Total.............	5.300	5.300
En 1890.	— Hedjaz et environs (Turquie).............	5.000	5.000
	Total général......		23.300

Mais l'expérience a appris que tous ces chiffres doivent être doublés au moins, ce qui ferait un total de 35000 à 45000 cas de mort par suite des épidémies de choléra dans l'empire ottoman et en Perse, en une année et demie (de juillet 1889 à la fin de 1890).

Il a été de toute impossibilité de connaître la proportion des attaques avec celle des décès.

De même, faute de dénombrement des populations en Turquie comme en Perse, il est difficile de savoir sur quel chiffre d'habitants a porté cette mortalité; mais on peut l'estimer à environ 7 à 8 millions au maximum, dont 5 en Turquie et 2 en Perse : ce qui donnerait un cas de mort cholérique sur environ 175 habitants.

Ce ne sont là évidemment que des approximations.

En résumant ce que nous savons sur l'origine du choléra de 1889-1890, d'Irak-Arabi et de Mésopotamie, nous arrivons aux conclusions suivantes :

Il est bien difficile d'admettre que le choléra de l'Irak-Arabi, source certaine des épidémies qui ont successivement, et en dix-huit mois, envahi la Mésopo-

tamie, la Perse occidentale, la Syrie et les régions limitrophes de l'Anatolie, puisse être attribué à une
renaissance des épidémies anciennes, puisque les dernières apparitions du choléra en Irak-Arabi remontent à
la fin de l'année 1871 et que les pays envahis en 1889, sauf
la Syrie en 1875, ont été constamment indemnes de choléra durant le long intervalle de plus de dix-huit années.

Si cette hypothèse doit être écartée, on est bien obligé
d'accepter l'importation, et de quelque côté qu'on se retourne, il n'est possible d'admettre qu'une porte d'entrée,
le golfe Persique, et qu'une source, l'Inde et notamment Bombay et ses environs. Nous savons, d'un autre
côté, que, durant et avant l'époque de l'apparition du
choléra en Irak-Arabi, la mortalité cholérique de la
grande ville de Bombay et des *environs* allait jusqu'au
chiffre énorme de 600 personnes et plus par semaine.

L'état de plusieurs des navires de la *British India C°*,
qui seuls fréquentent régulièrement le golfe et Bassorah
et y apportent des passagers et fréquemment des pèlerins
de l'Inde, a été constaté au moins comme suspect. Tout
porte donc à admettre avec toute vraisemblance que si le
choléra a pénétré par les bouches du Chat-el-Arab dans
l'Irak-Arabi, cette importation a eu lieu par des navires
de la Compagnie anglaise, bien plus probablement que
par d'autres voies.

Épidémie du Hedjaz 1890-1891.

Le choléra a été importé dans l'île de Camaran le
2 juillet 1890 par le vapeur anglais le *Dekkan*.

Il avait perdu pendant la traversée plus d'une vingtaine
de cholériques.

Il y eut une petite épidémie à Camaran.

Le choléra se montra ensuite à la Mecque.

Les pèlerins, représentés par les 43 000 débarqués au Hedjaz pendant l'année et par environ 10 000 personnes composant les diverses caravanes de Damas, de Bagdad et de Djebel-Chammar, d'Égypte, du Nedj et de l'Yémen, ne dépassaient vraisemblablement pas le nombre total de 53 à 55 000 personnes. Le choléra en a fait disparaître, et cela pendant un trèscourt laps de temps, moins d'un mois, au minimum 1 sur 7 à 8, peut-être 1 sur 5 ou même 1 sur 4.

En 1881, on évalua le chiffre de la mortalité cholérique au pèlerinage du Hedjaz à 6000 ou 7000 décès; en 1882, à 1200 ou 1300; en 1883, à environ 1200. Le choléra de 1890 au Hedjaz a donc été le plus meurtrier puisqu'il semble devoir être évalué à 10 000 morts. Ce dernier chiffre proportionnel paraît très vraisemblable si, à la mortalité par choléra, on ajoute celle par maladies ordinaires occasionnées par les privations subies dans diverses stations quarantenaires, la lenteur du rapatriement et autres causes inhérentes au pèlerinage.

La durée du choléra fut courte à la Mecque et à Djeddah, de moins d'un mois, et elle diminua rapidement à mesure du départ des pèlerins : fait constamment observé dans les épidémies antérieures. A la Mecque, d'après le Dr Nouri Bey, on aurait enregistré en un seul jour jusqu'à 600 décès cholériques et il est probable que pendant deux à trois jours, la mortalité y atteignit un millier de personnes.

En vingt-sept jours on compta 2531 morts à Minah et à la Mecque. En 1891 la mortalité cholérique à la Mecque a été aussi considérable.

En 1890, le choléra n'accompagna les caravanes parties du Hedjaz qu'à une très courte distance de leur point de départ.

Les pèlerins qui avaient pris la voie maritime pour revenir du côté de la Méditerranée ont été retenus à Djebel-Tor jusqu'à ce que le choléra ait été éteint; on a pu ainsi comme on l'avait fait en 1882 à El-Wesch empêcher sa propagation en Égypte et en Europe.

Relativement à l'origine de cette épidémie de 1890, il est bien difficile d'admettre la reviviscence des germes, puisqu'il n'y avait point eu de choléra au Hedjaz depuis 1883.

L'importation par les caravanes n'est pas beaucoup plus admissible et il est plus vraisemblable d'accepter l'importation par la voie de la mer Rouge.

Il est très probable que les pèlerins contaminés du Dekkan ont transmis les germes du choléra aux pèlerins de trois navires, qui avaient fait cinq à dix jours d'observation dans leur voisinage. Il n'est pas même impossible que, par suite des difficultés de faire observer l'isolement rigoureux et par suite de l'infidélité ou de la vénalité des gardiens arabes pris sur place, quelques pèlerins du groupe infecté aient pu se glisser parmi les pèlerins de l'un des trois navires partant pour Djeddah, et se rendre ainsi au pèlerinage de la Mecque. On peut encore supposer avec vraisemblance d'autres moyens de contamination par les personnes et les hardes entre le *Dekkan* et les autres navires se rendant au Hedjaz.

L'isolement des groupes de pèlerins à Camaran est plutôt fictif que réel : séparation par des cordes, par des gardes infidèles, etc.

On peut enfin soupçonner que d'autres navires qui ont fait de courtes observations, soit à Camaran soit à Abou-Saad près de Djeddah, aient pu importer au Hedjaz les germes du choléra.

En faveur de l'importation maritime il est permis

d'invoquer aussi l'analogie des précédents. Le choléra s'est manifesté au pèlerinage du Hedjaz en 1881, suivant toute probabilité importé par le navire anglais *Columbian*, lequel importa sûrement le choléra à Aden d'où il partit en patente nette pour Djeddah. En 1882, ce fut le navire anglais *Hesperia*, venant de Bombay comme le *Columbian*, qui apporta le choléra à Camaran, d'où, vraisemblablement encore, il fut importé au Hedjaz. L'origine du choléra de la Mecque de 1891 n'a pas encore été nettement précisée. Un navire anglais le *Sculptor*, avait du choléra à bord en arrivant à Camaran. D'un autre côté on a invoqué la reviviscence des germes de 1890.

Quoi qu'il en soit, le fait grave qui ressort de l'épidémie de 1890 au Hedjaz, c'est que les établissements dits quarantenaires de la Turquie à l'île de Camaran ou à l'îlot d'Abou-Saad dans la rade de Djeddah se sont montrés insuffisants pour prévenir l'importation du choléra au Hedjaz, puisque tous les pèlerins venant d'au delà du détroit de Bab-el-Mandeb, sans exception, ont dû faire dans ces établissements une observation variant d'au moins vingt-quatre heures, à cinq ou dix jours.

Mais je n'ai pas besoin de répéter que ces établissements laissent presque tous à désirer sous plusieurs rapports : désinfection presque nulle des pèlerins et des navires, isolement insuffisant permettant la communication des pèlerins infectés avec ceux qui sont censés indemnes, défaut de surveillance exacte par suite de l'obligation où l'on est de prendre des gardiens arabes dans le village même de l'île de Camaran, etc. Aussi le Conseil international de santé de Constantinople a-t-il mis à l'étude la réorganisation ou même l'organisa-

tion véritable de l'établissement de Camaran. Une enquête devra être faite sur les lieux par une commission
présidée par l'inspecteur général du service, secondé de
personnes compétentes, sur les constructions des bâtiments propres à loger et à isoler les pèlerins, sur la désinfection par des dispositifs sérieux et en général sur
les améliorations indispensables au fonctionnement régulier de l'établissement. Resteront les moyens matériels
d'exécution, les fonds, ce *summum desideratum* avec lequel il faut toujours compter en Orient.

J'ai proposé, relativement au choléra du Hedjaz de 1890,
les conclusions suivantes qui ont été acceptées par le Comité d'hygiène :

1° Le choléra de Camaran a été importé par un navire
anglais venant de l'Inde ;

2° Le choléra du Hedjaz semble avoir été importé par
la voie maritime ;

3° Le pèlerinage de la Mecque est une menace constante
pour la santé de l'Europe ;

4° Les mesures prescrites à l'égard des pèlerins se rendant à la Mecque n'ont pas empêché le choléra de s'y développer ; il est donc nécessaire de perfectionner les
moyens employés jusqu'ici ;

5° Les mesures de prophylaxie prescrites par le Conseil d'Alexandrie au moment du retour des pèlerins ont
empêché cette année le choléra de gagner l'Égypte et
l'Europe. Il y a donc lieu, non seulement de maintenir
ce Conseil, mais encore de lui donner plus d'autorité et
de le rendre réellement international. Il y a lieu également d'augmenter sur la mer Rouge les moyens d'isolement, d'assainissement et de désinfection.

Choléra d'Espagne.

L'épidémie qui a sévi en Espagne du mois de mai 1890

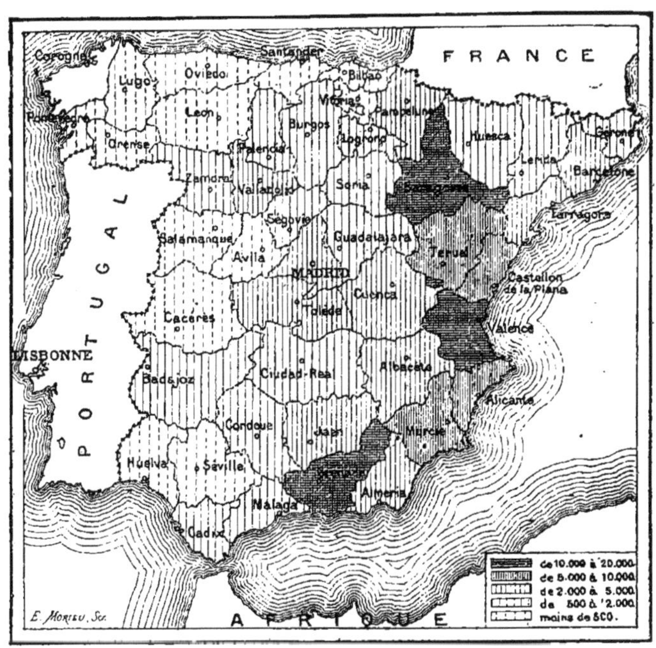

jusqu'à la fin de novembre a présenté une allure toute
différente de celle de 1885 et a donné lieu au point de vue
de son origine à des discussions qui ne sont pas encore
terminées. Si l'on jette un regard sur les cartes des
deux épidémies de 1885 et 1890, on est frappé de la
différence qui existe entre elles et au point de vue de la
mortalité et par rapport au nombre des localités contaminées.

En 1885 l'extension fut tellement rapide que, dans
l'espace d'un mois, toute la province de Valence fut

couverte de foyers cholériques et très peu de villages furent épargnés.

Le contraire fut observé dans l'épidémie de 1890.

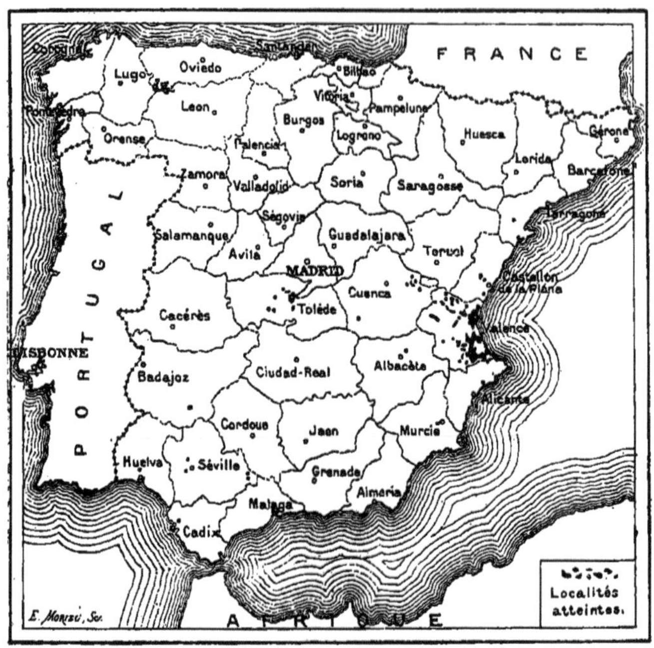

Le tableau suivant marque bien la différence de mortalité dans chacune des provinces envahies.

Nombre des décès causés dans diverses provinces d'Espagne par l'épidémie cholérique de 1890 et de 1885.

	1890.	1885.
Province de Valence...............	2.214	21.612
— Tolède...............	462	3.972
— Alicante...............	278	5.645
— Murcie...............	232	7.376
— Tarragone...............	196	2.536
— Séville...............	181	101
— Castellon...............	86	6.436
— Cuenca...............	74	3.459

	1890.	1885.
Province de Albacete....	52	5.244
— Badajoz......	50	558
— Madrid......	22	3.559
— Barcelone......	23	2.915
— Grenade......	10	10.285
— Huelva......	11	231
— Lugo......	14	16
— Cadix......	5	984
— Ciudad-Real....	4	1.668
— Cordoue......	5	1.318
— Teruel......	3	6.960
Total......	3.826	82.275

Dans la dernière épidémie il n'y a eu que trois capitales
atteintes, Valence, Tolède et Murcie, avec une mortalité
respective de 651, 155 et 213. En 1885 elle fut, dans les
mêmes villes, de 4667, 115 et 2102. De plus, le nombre
de provinces envahies en 1885 a été plus grand qu'en 1890
et la totalité des victimes atteignit le chiffre considérable
de 120 000.

Les chiffres qui sont indiqués dans le tableau sont évidemment au-dessous de la réalité et ils doivent être
augmentés au moins de moitié, mais ils conservent toute
leur importance au point de vue de la comparaison ; le
peu de diffusibilité de cette épidémie n'en est pas une des
particularités les moins curieuses.

Il y a quelques mois, je me suis rendu en Espagne pour
me rendre compte sur place de l'origine de l'épidémie.

J'ai tracé une sorte de programme questionnaire que
l'administration et quelques médecins espagnols ont bien
voulu me promettre de remplir ; mais je n'ai pas encore
reçu tous les documents nécessaires pour apprécier d'une
façon absolue quelle est celle des deux hypothèses qui
doit être acceptée : la reviviscence des germes ou l'im-

portation de germes nouveaux. Quoi qu'il en soit, voici l'exposé succinct de cette épidémie.

Le choléra se montra à Puebla de Rugat, bourgade de la province de Valence (1) près des frontières d'Alicante, le 11 mai.

Le premier malade fut une femme; le lendemain un enfant fut atteint et mourut; le 21 un autre enfant est pris et meurt le 24; le 2 juin la maladie reprend avec plus de violence.

. Toutes les personnes qui purent émigrer le firent au plus vite. Les autres se dispersèrent dans les villes et se réfugièrent sous les oliviers. Les fugitifs de Puebla ne tardèrent pas à semer la maladie dans les environs.

Un d'entre eux la portait à Monti-Chelvo; puis le choléra s'étendit à toute la province de Valence et dans les diverses provinces que j'ai indiquées dans le tableau précédent.

Le choléra d'Espagne a présenté une allure toute particulière; il s'est propagé avec beaucoup de lenteur mais partout où il frappait, c'était avec les caractères qu'on lui connaît, ses lésions anatomiques spéciales, et on a constaté presque dès le début la présence du bacille virgule.

S'il a frappé un moins grand nombre d'habitants qu'en 1885, sa gravité ne le cède en rien à celle qu'il a présenté dans les épidémies antérieures, puisque la proportion des invasions et des décès a toujours été de 60 p. 100.

M. le docteur Bide, médecin de l'ambassade de France à Madrid a fait une enquête sur l'origine de l'épidémie ; sa conclusion a été la suivante :

« L'épidémie qui a sévi en Espagne depuis le mois de

____

(1) La province de Valence fut le plus sévèrement frappée pendant l'épidémie de 1885.

mai est le choléra morbus asiatique, rien ne démontre qu'il soit né sur place, il est probable qu'il a été importé. »

D'après l'enquête à laquelle s'est livré M. Bide, les premiers malades de Puebla de Rugat venaient de Valence.

D'un autre côté M. le docteur Hauser a communiqué au Congrès d'hygiène de Londres de 1891 une étude intéressante sur l'étiologie et la propagation de l'épidémie cholérique de 1890.

M. Hauser croit à la reviviscence des germes du choléra de 1884-1885. Il insiste sur les points suivants :

Depuis 1885 il n'y avait eu aucune épidémie cholérique en Europe, ni en Égypte.

Le choléra s'est montré dans le village de Puebla de Rugat situé en plein pays de montagne, loin de la côte, et n'étant relié à la capitale ni à aucune autre ville par une ligne de chemin de fer, mais seulement par une route de second ordre (1).

Le pays est constitué par un sol poreux assis sur un sous-sol complètement imperméable, condition favorable à la fécondation et au développement du bacille cholérigène.

Bien que l'idée de le conservation de la vitalité des

---

(1) Le médecin délégué par le gouverneur de Valence, d'accord avec les médecins de Puebla de Rugat attribuèrent la reviviscence des germes à des travaux de terrassement exécutés dans trois des rues principales du village que les pluies abondantes de l'hiver précédent avaient converties en véritables marécages.

Les terres enlevées furent transportées sur une place publique pour niveler les dépressions du terrain produites aussi par la pluie. Ces travaux furent exécutés au mois d'avril et les premiers cas de choléra se présentèrent après le 15 mai.

Ces trois rues avaient été les plus éprouvées du village pendant le choléra de 1885. Ce fait que les premiers cas de choléra s'étaient présentés dans des maisons situées très près des travaux de terrassement décida le délégué du gouvernement à ordonner la crémation des terres qui avaient servi à niveler la place.

germes pendant cinq ans semble assez étrange, M. Hauser remarque que le fait n'est pas sans précédent.

En 1859, quelques cas de choléra furent observés à Valence à la fin de septembre, quelques-uns pendant le mois d'octobre : il y eut en tout 18 décès ; le choléra s'étendit à d'autres points de la côte, tels que Malaga, Algésiras, accompagna l'armée dans la guerre contre le Maroc et causa des ravages sérieux parmi les troupes des campements et dans la garnison de Tétuan.

L'épidémie s'éteignit à la fin de mars, mais après le retour de quelques régiments dans la péninsule, la maladie reparut à la fin de juin 1860 à Valence, où elle se maintint jusqu'au 18 août, causant un total de 580 victimes.

Je rappellerai à cet égard l'épidémie de Hamah qui s'est montrée en Syrie en 1875, alors qu'il n'y avait pas eu de choléra dans le pays depuis dix ans et sans qu'on pût saisir aucune importation.

Le choléra d'Espagne a été le point de départ d'une série de mesures de prophylaxie qui ont été prises à la frontière par le gouvernement français pour empêcher la maladie de pénétrer sur notre territoire. C'est là une question fort intéressante sur laquelle nous aurons l'occasion de revenir dans le chapitre consacré à la *Prophylaxie.*

CHAPITRE X

DE L'AGENT CHOLÉRIQUE ÉTUDIÉ AU POINT DE VUE
EXPÉRIMENTAL.

Caractères du bacille cholérique : localisation, forme, culture.
Spécificité du microbe, preuves de ses relations avec le choléra
    indien.
Son mode d'action. Produits toxiques élaborés.
Influence de la température, de la dessiccation.
Persistance de la vitalité dans l'eau.
Lutte avec les bactéries pathogènes et saprogènes. Putréfaction.
    Mélange avec l'eau d'égout, le contenu des fosses d'aisances.
Vitalité dans le lait, le beurre, les produits servant à l'alimentation.
Modifications de virulence et de résistance suivant que la bactérie
    se multiplie au contact de l'air ou en l'absence d'oxygène. Hueppe
    et Pettenkofer.
Action des antiseptiques.

Le choléra indien est sous la dépendance d'un microbe pathogène particulier, le bacille virgule de Koch.

La nature parasitaire de cette maladie avait été soupçonnée depuis longtemps et divers auteurs avaient étudié avec grand soin les humeurs et les organes des cholériques dans l'espoir de trouver ces parasites. Il semble que certains d'entre eux aient entrevu ce microbe, et c'est ainsi que les descriptions de Pacini, de Leyden font mention de la présence dans les selles d'organismes incurvés très mobiles qui se rapportent vraisemblablement au microbe de Koch.

Mais avant les remarquables progrès introduits dans

la technique par M. Pasteur et par Koch ces constatations manquaient de précision. Il n'était pas possible d'isoler les microorganismes par les cultures, ni même de reconnaître assez complètement leurs caractères morphologiques.

C'est en 1883 que Koch découvrit le bacille cholérique qu'il avait entrevu lors de l'épidémie d'Égypte et qu'il avait voulu étudier plus complètement dans son foyer d'élection, l'Inde.

Cet organisme se trouve dans l'intestin grêle des sujets qui succombent au choléra. Le plus souvent il est exclusivement cantonné dans le contenu intestinal et dans les culs-de-sac glandulaires. Quelquefois il se trouve dans les parois intestinales. Il est tout à fait exceptionnel de constater sa présence dans d'autres points du corps humain. L'agent infectieux du choléra reste localisé dans l'intestin. Il n'est donc pas surprenant que les recherches bactériologiques entreprises avec l'idée que le choléra était d'emblée une maladie générale n'aient pas été fécondes en résultats.

Le bacille cholérique se retrouve dans les déjections et au début de la maladie les selles riziformes peuvent renfermer ce microbe à l'état de culture à peu près pure.

Dans le tube intestinal et dans les déjections le microbe présente l'apparence d'un petit bâtonnet légèrement incurvé. Il est moins long mais un peu plus large que le bacille tuberculeux. Souvent deux bâtonnets placés bord à bord présentent une apparence rappelant un point circonflexe ou un S.

Dans les cultures l'organisme est plus long, plus mince et de forme spiroïde. Une particularité fort intéressante de ce microbe c'est sa grande mobilité. Löffler a montré que ces mouvements sont dus à l'agitation d'un petit cil qui se trouve à l'une des extrémités.

La forme et la mobilité de ce microbe ne suffiraient pas à le distinguer et l'on a dit avec raison que l'on trouvait des bacilles virgules dans une foule de circonstances où il n'y a pas de choléra.

Mais Koch nous a appris que le mode de développement de ce microbe sur la gélatine est vraiment caractéristique. Il liquéfie la gélatine mais avec une certaine lenteur. En même temps une partie de la gélatine liquéfiée s'évapore, il en résulte une apparence toute spéciale. A la partie supérieure de la gélatine liquéfiée il y a une cavité arrondie remplie par de l'air et comme la gélatine autour de la piqûre est restée solide, il en résulte que l'on croit voir une bulle d'air enchâssée sous la gélatine. L'apparence est toute différente quand il s'agit du microbe en virgule trouvé par Finkler dans le choléra nostras, ou de celui que Deneke a isolé d'un vieux fromage. Nous ne donnons que les gros traits de ce développement, renvoyant pour plus de détails aux traités de bactériologie dans lesquels on trouvera l'aspect des colonies aux divers moments, etc.

En dépit des contradictions opposées à Koch au début, la relation entre le choléra et le bacille virgule est aujourd'hui universellement admise.

Cette opinion se base sur un certain nombre d'arguments.

1° *Le bacille de Koch n'a jamais été trouvé dans une maladie autre que le choléra asiatique.* Les observations qui établissent ce fait sont considérables.

2° *Le bacille virgule se trouve sans exception dans tous les cas de choléra* pourvu que la maladie ne soit pas à une période trop avancée. Dans ce cas il peut s'agir d'une infection secondaire dont les microbes masquent celui du choléra qui peut du reste avoir disparu (1).

Depuis que Koch a montré ce microbe dans les cas de choléra en Égypte, dans l'Inde, à Toulon, tous les observateurs l'ont également constaté dans les contrées les plus diverses, France, Italie, Autriche-Hongrie, Allemagne, Inde, Chine, Japon, îles de la Sonde.

3° Le bacille de Koch se trouve dans les cas légers comme dans les cas graves. Il est présent dès le début du choléra. Enfin il est localisé dans l'intestin, c'est-à-dire dans l'organe où se trouvent, comme on le sait depuis longtemps, les altérations initiales et essentielles du choléra.

A ces arguments décisifs on a cherché à en ajouter un dernier, *la réalisation d'une maladie analogue au choléra, en partant des cultures de ce microbe.* Les premières tentatives de Koch dans cette direction ont été inefficaces. Les animaux n'ont ressenti aucun effet des injections de selles cholériques ou des produits de cultures. Bochefontaine, de même, avait ingéré sans aucun accident des bols contenant des déjections cholériques. MM. Nicati et Rietsch ont été plus heureux dans leurs expériences. Introduisant des cultures cholériques dans le duodénum de cobayes auxquels ils avaient préalablement lié le canal cholédoque, ils ont déterminé chez ces animaux des accidents et des lésions assez analogues à ceux du choléra. Koch a pu obtenir le même résultat en introduisant les cultures dans l'estomac au moyen d'une sonde œsophagienne. Les animaux avaient au préalable reçu dans l'estomac, par le même procédé,

(1) Telle est la signification qu'il faut accorder au bacille napolitain d'Emmerich. Ce microbe qui se trouve, non seulement dans l'intestin, mais encore dans les organes et même le sang, n'a pas, dans l'étiologie du choléra, l'importance qu'a voulu lui attribuer l'école de Munich.

une solution alcaline. En outre Koch leur injectait dans le péritoine une certaine quantité de teinture d'opium. M. Doyen a montré qu'en introduisant dans l'estomac de l'alcool on peut se dispenser de la solution alcaline et de la teinture d'opium. Ces expériences présentent un grand intérêt. Elles montrent l'importance du bon fonctionnement stomacal dans la défense contre le choléra. La dernière épidémie de Paris a établi la prédisposition des dyspeptiques et des alcooliques. On ne saurait encore affirmer que la preuve expérimentale de l'activité pathogène du bacille ait été fournie avec la rigueur nécessaire. Le dispositif de Koch permet d'obtenir des accidents et des lésions analogues en employant des cultures de diverses espèces microbiennes. Des expériences de Hueppe et Vicensi semblent établir que le bacille virgule peut déterminer les mêmes accidents quand il est simplement injecté dans le péritoine. Nous devions faire ressortir ces lacunes dans la partie expérimentale, elles n'enlèvent rien à la valeur pathogène du bacille virgule. Celui-ci est bien l'agent du choléra et l'on comprend tout l'intérêt qui s'attache à son étude (1).

La pathologie expérimentale nous fournit d'utiles renseignements sur le mécanisme des accidents imputables au choléra. La pénétration se fait sans doute presque toujours par le tube digestif et l'expérimentation n'a point fourni d'arguments à la doctrine de Pettenkofer, d'après laquelle l'infection aurait lieu habituellement par les voies aériennes.

---

(1) Koch attache une assez grande valeur au fait suivant, dans lequel il voit une expérience involontaire sur l'homme. Un médecin qui avait travaillé dans le laboratoire de Berlin et en avait rapporté des cultures de bacille virgule fut pris chez lui d'accidents cholériques; ses selles furent envoyées à Berlin et on y trouva une grande quantité de bacilles virgules.

L'acidité du suc gastrique est très défavorable à la vitalité du microbe. Ainsi s'explique la fréquence du choléra chez les dyspeptiques dont les qualités du suc gastrique ont été modifiées.

MM. Villiers et Pouchet ont les premiers signalé la présence *d'alcaloïdes toxiques dans les selles cholériques.* Nicati et Rietsch, Ermenghen, établissent la toxicité des cultures de bacille virgule débarrassées de leurs microbes par filtration ou par la chaleur. En 1885, Nicati et Rietsch, en traitant ces mêmes cultures, séparèrent un extrait alcoolique qui tue les souris et les lapins, détermine des crampes et un abaissement de la température. Brieger étudie avec plus de précision les divers corps chimiques qui apparaissent dans les cultures du choléra. Parmi ces corps assez nombreux il y a des corps convulsivants la méthylguanidine et une base $C_3H_8Az_2$, un poison hypothermisant $C_3H_6Az_2$, des composés qui déterminent l'inflammation et la nécrose : cadavérine et putrescine. Plus récemment encore, Brieger et Fraenkel isolent une toxalbumine. Petri a établi la production d'un corps relativement peu actif, la toxopeptine.

Nous devons enfin faire connaître les recherches de Hueppe et Scholl. Ces auteurs ont établi que le bacille cholérique sécrète des substances plus toxiques quand il est soustrait au contact de l'air. On obtient ainsi une peptotoxine qui à la dose de 5 centimètres cubes tue le cobaye en quarante minutes. L'animal présente des phénomènes paralytiques au bout de dix minutes, des convulsions après un quart d'heure.

Ce poison, plus actif que celui qui était antérieurement connu, est obtenu plus rapidement et en plus grande quantité.

Ainsi un œuf ensemencé renferme, au bout de dix-huit jours, une dose suffisante à entraîner la mort de dix cobayes.

Il convient encore de remarquer que le bacille virgule dans l'intestin humain est soustrait au contact de l'air, et que les expériences dans lesquelles on a cultivé les microbes en l'absence d'oxygène se rapprochent ainsi, bien d'avantage, des conditions dans lesquelles les choses se passent chez l'homme.

Comment le bacille virgule se comporte-t-il en dehors du corps humain? Quelle est sur lui l'action de l'air, de l'eau, des variations de température? Comment se comporte-t-il quand il est mélangé à d'autres microorganismes, quand il est introduit dans divers produits alimentaires? Quelle est enfin l'action des divers antiseptiques? C'est là une série de questions intéressantes au premier chef pour l'hygiéniste et qu'il nous faut envisager tour à tour.

Température. — La température de 30° à 40° est la plus favorable au développement du bacille virgule. Mais ceux-ci se multiplient encore à 17 degrés. A une température inférieure le développement cesse. Mais le bacille ne meurt pas et se développe de nouveau quand on élève la température. Ainsi le bacille résiste à — 10 degrés. En revanche, une température de 60°, et même de 56°, détruit en peu de temps sa vitalité.

Dessiccation. — Koch a montré que le bacille virgule, ou mieux le spirille cholérique, ne se multiplie que par segmentation, qu'on ne trouve pas de spores ou corps plus résistants. Il en conclut que le microbe du choléra est plus sensible aux agents physiques et chimiques et établit qu'il ne peut résister à la dessiccation. Cette proposition est un peu trop absolue. Sans doute, les minces couches étalées à la surface d'une lamelle couvre-objet perdent en général leur vitalité en moins de 24 heures. Mais si la couche est plus épaisse, et par conséquent moins exposée à une dessiccation absolue, la vitalité est considérablement accrue. Kitasato l'a vue s'élever à treize jours, Berkholtz à trente-huit. Dans ces expériences il s'agit de fils de soie imprégnés de culture. Quand le bacille virgule est soustrait à la dessiccation et placé dans des milieux favorables, sa vitalité est bien plus longue. C'est ainsi que, dans une culture sur agar, le bacille virgule a été encore trouvé vivant après deux ans par Koch. Hueppe a rencontré dans ces cultures anciennes des corpuscules arrondis qu'il aurait vu ultérieurement donner naissance à des bacilles virgules. Il a donné à ces corps le nom d'arthrospores. L'interprétation de ces formes est l'objet de discussions nombreuses, dans le détail desquelles il ne saurait y avoir lieu d'insister ici.

Le bacille du choléra a été trouvé dans l'eau par Koch. Il s'agissait d'un réservoir (*tank*) de Calcutta, dont l'eau servait à l'alimentation d'un groupe d'Hindous dont plusieurs eurent le choléra. Nicati et Rietsch ont trouvé le même microbe dans l'eau du port de Marseille. Des travaux très importants ont été consacrés au développement du bacille virgule dans l'eau. Il convient de distinguer à ce point de vue l'eau distillée, l'eau stérilisée, et l'eau renfermant d'autres espèces bactériennes.

Le bacille virgule meurt très rapidement dans l'*eau distillée*. Il est réduit aux matériaux nutritifs qu'il a emportés de son milieu de culture. Meade Bolton, Wolfhügel et Riedel trouvent que, dans ce cas, la mort est presque instantanée. Kraus ne trouve plus de bactéries après deux jours, Straus et Dubarry ont encore vu des bacilles quatorze jours après leur ensemencement dans l'eau distillée.

Dans l'*eau ordinaire stérilisée*, la survie est bien plus longue. Wolfhügel et Riedel, ainsi que Pfeiffer, ont encore trouvé le bacille vivant après sept, neuf, et douze mois; Hochstetter après trois cent quatre-vingt-douze jours.

Dans l'*eau non stérilisee*, la vitalité du bacille virgule paraît plus courte. Le travail de MM. Straus et Dubarry nous donne les chiffres de trente jours dans l'eau de l'Ourcq, trente-neuf dans l'eau de la Vanne. Une eau riche en autres bactéries perdra plus rapidement ses bacilles virgules.

Cette *influence des bactéries pathogènes et saprogènes* sur le bacille virgule, a été l'objet de nombreuses recherches. Koch a établi que les bacilles cessaient d'être présents dans l'*eau d'égout* au bout de six ou sept jours; que vingt-quatre heures de contact avec le *contenu des fosses d'aisances* suffit à les faire disparaître. Les recherches plus récentes de Schiller, sur le même sujet, ont établi que le bacille virgule peut encore être retrouvé au bout de quatorze jours.

Enfin Petri s'est préoccupé du temps pendant lequel le bacille virgule est encore vivant dans l'*intestin d'animaux enterrés* et il a pu fixer cette durée à dix-neuf jours, dans une de ses expériences.

Ajoutons enfin que *certains produits servant à l'alimentation* peuvent servir d'excellents milieux de culture au bacille cholérique. Koch, Wolfhügel et Riedel, Babes, ont fourni à ce sujet de précieux renseignements. Heim a établi que le microbe peut rester vivant quatre jours dans le lait (1), quarante-huit jours dans le beurre.

Dans toutes les expériences précédentes, il s'agissait

____

(1) Le lait dans lequel est semé le bacille virgule ne se coagule pas et ne présente aucune altération apparente.

de bacilles virgules vivant au contact de l'oxygène. Le bacille du choléra a été longtemps considéré comme essentiellement aérobie. Koch a même publié des expériences semblant établir que le bacille virgule ne peut vivre sans oxygène. *Nous savons aujourd'hui, par Hueppe, que le microbe se développe aisément dans des milieux privés d'oxygène.* Les bacilles ainsi obtenus ont une virulence plus grande, ils sont aussi moins résistants. Le bacille virgule cultivé sans oxygène sécrète des poisons redoutables, et c'est là l'explication de la gravité du choléra humain, car, dans l'intestin, le bacille se développe sans être en contact avec l'oxygène.

Ce bacille sort dans les déjections à l'état anaérobie et, sous cette forme, il est très sensible et facile à détruire. C'est ainsi qu'il ne saurait résister aux acides, et qu'il ne peut, sans être détruit, traverser l'estomac renfermant du suc gastrique. Cette vulnérabilité du bacille, au moment de sa sortie du corps des cholériques, explique la rareté de la contagion immédiate, rareté telle que cette contagion a été longtemps niée.

Mais le bacille anaérobie peut se transformer à la longue en bacille aérobie au contact de l'air. Il devient sous cette forme plus résistant, bien que moins virulent. Cette transformation n'est possible, sans doute, que dans des conditions spéciales d'humidité, de température, etc. Ces conditions peuvent être réalisées dans certains sols ; elles peuvent ne pas se trouver ailleurs et l'on s'expliquerait ainsi comment certaines localités, grâce aux conditions de leur sous-sol, ne peuvent devenir le siège d'épidémies cholériques, encore que les déjections cholériques y aient été apportées par les malades. On voit l'intérêt des observations de Hueppe. Elles nous fournissent une explication d'un fait absolument établi par les recherches de

Pettenkofer, le *rôle de la localité*. Il y a plus. Les observations de Hueppe tendraient à montrer que la théorie même de Pettenkofer est exacte. Le bacille cholérique fourni par le malade ne peut devenir nuisible à un autre sujet, que s'il a subi, dans un terrain bien spécial, une élaboration particulière. Il y aurait dans ce bacille virulent mais vulnérable, suivi d'un bacille beaucoup moins virulent mais infiniment plus résistant, une sorte de génération alternante, telle que la conçoit le professeur de Munich.

D'après les travaux de Koch, il faut $\frac{1}{400}$ d'acide phénique, $\frac{1}{2500}$ de sulfate de cuivre, $\frac{1}{100000}$ de sublimé pour arrêter le développement du bacille cholérique. La créoline, d'après Esmarch et Eisenberg, tuerait le bacille avec plus d'énergie que l'acide phénique à $\frac{1}{1000}$ ou à $\frac{1}{2000}$. Les recherches de Liborius, de Kitasato et de Pfuhl ont montré l'action favorable du lait de chaux récemment préparé. Le salol, enfin, a été préconisé par Hueppe et Loewenthal et paraît devoir jouer un rôle important dans la prophylaxie et le traitement du choléra.

CHAPITRE XI

L'importation du choléra est démontrée par :

1° Les faits de propagation après l'importation de la maladie ;

2° L'efficacité de certaines mesures préventives ;

3° La marche générale des épidémies de choléra ;

4° Enfin, l'évolution des épidémies dans les localités atteintes.

I

Les faits de transmission sont nombreux ; nous n'en citerons que quelques-uns.

Pendant l'épidémie de 1865, j'ai pu suivre la maladie de lit en lit, salle Saint-Charles, à l'hôpital de la Charité.

Un cholérique entre salle Saint-Charles, n° 5. Le soir il est transporté dans la salle des cholériques ; le lendemain de son départ, son voisin de lit, n° 6, était pris de choléra. Il fut transporté dans la salle où les cholériques étaient isolés ; le surlendemain, le n° 7 était pris, évacué, et ainsi de suite jusqu'au n° 16.

Brochard (1) a rapporté un grand nombre d'observations en faveur de la transmission du choléra. De ces faits, les uns ont été tirés de sa pratique à Nogent-le-

(1) *Du mode de propagation du choléra.* Paris, 1861.

Rotrou, en 1849, ou empruntés à plusieurs de ses confrères : Dufay (de Blois), Ferrand (de Mer), Chambay (d'Alençon), Ragaine (de Mortagne), Gallopin (d'Illiers).

J'en citerai quelques-uns :

Une voiture de nourrices se rendant à Nogent-le-Rotrou partit le 28 mars 1849 de la direction de la rue Sainte-Apolline, ramenant dans leur pays des nourrices arrivées à Paris en parfaite santé, et le quittant après y avoir séjourné quelques jours. L'état sanitaire de l'arrondissement de Nogent-le-Rotrou était alors excellent; il ne régnait dans le département d'Eure-et-Loir aucune affection diarrhéique épidémique.

Une des nourrices qui, à son départ de Paris, ressentait déjà les prodromes du choléra, arrive dans la commune de Brunelles, au milieu de laquelle elle habitait une maison isolée sur un coteau parfaitement aéré. Elle y meurt le lendemain, d'un choléra confirmé. Son nourrisson et la sœur de cette femme, qui, demeurant dans un hameau éloigné, était venue lui donner des soins, succombent également.

Une autre nourrice, prise du choléra le lendemain de son arrivée à Nogent-le-Rotrou, meurt en 28 heures. Son nourrisson avait succombé dès le premier jour.

Dès lors l'épidémie se répand successivement dans la ville et y cause de grands ravages.

Voici encore quelques faits intéressants :

L'enfant Laprade, en nourrice chez la femme Chartrain, rue Saint-Hilaire, fut atteint du choléra le 7 mai et succomba le 8. Le logement de cette nourrice se composait d'une seule chambre. L'une de ses filles, âgée de deux ans, tombe malade le 17 et succombe le 18 ; la seconde, âgée de huit mois, atteinte le 24, mourut le 28.

D'autres faits d'importation par des nourrices ou des nourrissons ont été publiés. M. Bucquoy en a cité quelques-uns (1). (Épidémie de 1865-1866.)

---

(1) Note sur deux nouveaux exemples d'importation et de transmission du choléra par les nourrices et les nourrissons (*Mém. de la Soc. méd. des hôpitaux de Paris*; 1866, 2e série, t. III); — Sur la transmission du choléra par les nourrices et les nourrissons (*Ibid.*, 1867, t. III).

Un médecin de l'arrondissement de Montargis, Huette, a donné, dans les *Archives* de 1855 (1), la relation d'une épidémie qui s'est développée, en 1854, dans quatorze communes de cet arrondissement. Cette relation, très complète, nous permet de suivre pas à pas la marche de la maladie et l'envahissement successif de chacune de ces communes.

Commune de Saint-Maurice-sur-Fessard. — Une femme ramena de Paris, le 28 juin 1854, un nourrisson qui éprouva des accidents cholériques le jour même de son arrivée à Saint-Maurice, où il n'existait alors aucun cas de choléra. L'enfant de la nourrice succomba le 3 juillet; l'enfant venu de Paris mourut le lendemain. La nourrice éprouva, le 4 juillet, les symptômes d'un choléra léger et reçut les soins de sa mère, femme Bernier, qui venue exprès de Moulon, où il n'existait pas de choléra, succomba dès le lendemain à cette maladie.

Sa fille aînée, femme Merlin, qui vint aussi de Moulon pour soigner sa mère et sa sœur, éprouva des accidents sérieux, mais guérit. Le père Bernier fut atteint et guérit également.

Ainsi donc, sur six personnes qui tombèrent malades après l'arrivée de l'enfant, trois succombèrent. L'épidémie resta concentrée dans cette famille; on n'observa pas d'autres cas dans le village.

Commune d'Oussoy. — La femme Bresson, du hameau du Moulin-Neuf, près d'Oussoy, absolument indemne du choléra, ramène un nourrisson de Paris le 27 juin, qui le surlendemain éprouve les premiers symptômes du choléra et succombe le 3 juillet. Plusieurs jours après, un enfant Bresson est atteint et meurt le 13 juillet.

A la même date, la femme Bresson est frappée et succombe le 17, après avoir reçu les soins de deux voisines, les femmes Sahan et Moret, qui succombèrent, l'une le 16, l'autre le 24. Le mari de la femme Bresson meurt le 26 juillet. La femme Burette, qui habite l'extrémité du hameau, *vient laver le linge* des femmes Sahan et Moret, et est saisie du choléra. Ainsi se propagea une épidémie qui enleva 18 personnes en peu de temps. Avant l'arrivée du nourris-

(1) *Arch. gén. de médecine*, 5e série, t. VI, p. 571.

son de Paris, on n'avait observé aucun cas dans ce village, *que les épidémies de 1852 et 1849 avaient épargné.*

Le docteur Huette appelle l'attention sur la distribution du hameau du Moulin-Neuf, qui est composé de dix corps de bâtiments séparés par de grandes distances. On n'a observé de cholériques que dans trois corps de bâtiments, occupés :

Le 1er par les familles Bresson et Sahan ;

Le 2e par la famille Moret ;

Le 3e par la famille Burette.

Ce troisième corps de bâtiment est situé à une extrémité du hameau.

Dans les autres maisons, dont les habitants n'ont eu aucun rapport avec les familles Bresson, Sahan, Moret et Burette, on n'a observé aucun malade.

Commune de Chevillon. — 'Lépidémie y fut importée par un enfant, de la manière suivante : La femme Deschamps meurt du choléra à l'hospice de Montargis le 22 août. Son enfant, âgé de six semaines, est recueilli et emporté à Chevillon, distant de Montargis de deux lieues et demie, par la femme Charvillat.

Deux jours après son arrivée, cet enfant est atteint du choléra et meurt dans la journée. Le 26 août, Pierre Charvillat ressent les premiers symptômes de la maladie et succombe le 28, après avoir reçu les soins de sa femme et de sa fille.

Sa belle-sœur meurt le 27 août. Enfin, le 1er septembre, Angélique Pépin, âgée de six mois, en nourrice chez la femme Charvillat est encore enlevée par le choléra.

Toute cette famille habitait dans la même chambre d'une maison isolée sur la lisière d'un bois. On n'observa pas d'autres cas dans la commune de Chevillon.

Châtillon. — Le premier cas fut observé dans le faubourg du Puirault, sur un journalier âgé de trente-cinq ans, nommé Prochasson, qui fut atteint immédiatement après son retour d'Oussoy, où il était allé donner des soins à ses parents malades de l'épidémie.

Les voisins de Prochasson furent bientôt atteints, et l'épidémie envahit tout le faubourg du Puirault, où elle resta concentrée jusqu'au 8 août.

A cette dernière date, les habitants effrayés se dispersèrent dans Châtillon, et le choléra se montra indistinctement dans tous les quartiers de la ville.

Montcorbon — Une femme âgée de cinquante-cinq ans, du hameau des Ménils, fut atteinte à son retour de Diey (Yonne), où

le choléra sévissait avec force. On prétendit qu'elle avait contracté
la maladie en lavant le linge d'une femme morte de l'épidémie
à Diey.

Trois autres cas furent observés dans le bourg de Montcorbon
après le décès de la femme qui importa le choléra.

J'ai cité les principales observations du docteur Huette,
parce qu'elles démontrent la transmission du choléra à
une époque où elle était loin d'être acceptée en France.

Le fait de Châtillon est surtout intéressant. Tant que
les habitants demeurent dans le faubourg du Puirault,
la maladie y reste concentrée; dès qu'ils se dispersent,
la maladie se dissémine avec eux dans Châtillon.

Le fait d'Oussoy est important comme exemple de la
transmission par les effets à usage. La femme Burette,
qui habite l'extrémité du hameau, vient laver le linge
des femmes Sahan et Moret et est saisie du choléra.

Je n'insiste pas, quant à présent, sur les conséquences
à tirer des faits du docteur Huette, nous y reviendrons
dans le chapitre suivant, et j'arrive à des faits d'importation d'un autre ordre.

En 1854, le gros de l'armée française étant réuni à Varna, à
petite distance de l'armée anglaise, quelques dépôts étaient restés
à Gallipoli, point primitif du débarquement. Il y avait en outre un
petit corps d'occupation anglo-français au Pirée, et des détache-
ments à Constantinople, lieu de passage et base des opérations
futures.

Les armées se renforçaient chaque jour par de nouveaux arrivages. L'état sanitaire était partout très satisfaisant. Le 5 juillet
arrive à Constantinople le paquebot l'*Alexandre*, parti de Marseille
le 26 juin avec 500 hommes du 5e régiment d'infanterie légère,
venant de Montpellier, et ayant traversé Avignon, où régnait le
choléra.

Il s'était déclaré à bord, et trois hommes étaient morts durant le
trajet jusqu'aux Dardanelles. Quatre cholériques avaient été débarqués au Pirée, où bientôt le choléra éclata et fit de grands
ravages. Les troupes embarquées avaient été mises à terre à Galli-

poli, où deux noùveaux cholériques avaient été envoyés de suite à l'hôpital; et le paquebot, n'ayant plus à bord que quelques passagers, avait fait voile pour Constantinople où une quarantaine lui avait été imposée.

D'autre part, on apprenait que des paquebots antérieurement partis de Marseille avaient déjà éprouvé des accidents, et que l'un d'eux avait déposé un cholérique dans un hôpital militaire de Constantinople.

Le 15 juillet, après de nouveaux arrivages cholériques, le choléra se propage à Gallipoli. On observe dans l'hôpital militaire de Constantinople un foyer cholérique. Fauvel, frappé du danger, propose et fait adopter par le Conseil de santé de Constantinople une interruption momentanée des communications entre Gallipoli et Varna. Les mesures prescrites ne sont pas exécutées, et, malgré l'insistance de Fauvel auprès du maréchal de Saint-Arnaud, plusieurs navires partis de Gallipoli ont passé le Bosphore et se sont rendus directement à Varna, où la libre pratique leur a été accordée.

Le choléra éclate alors dans l'armée parmi les soldats nouvellement débarqués et dans l'hôpital militaire. Le 5 août, l'épidémie est violente à Varna, surtout parmi les troupes envoyées dans la Dobrutscha. L'armée anglaise est envahie; il y a un commencement d'épidémie à bord de la flotte. En Crimée, l'épidémie entretenue par les contingents de nouvelles troupes, se continua jusqu'en 1856.

L'importation à Constantinople, en 1865, mérite également d'être citée :

Constantinople était dans un état excellent de santé, quand, le 28 juin 1865, arriva d'Alexandrie, où régnait le choléra, la frégate *Moukbiri-Sourour*.

Elle avait accompli plus de cinq jours de traversée; par conséquent, d'après le règlement que l'on suivait alors, elle fut admise en libre pratique, le médecin ayant déclaré qu'il n'y avait pas eu de maladie pendant la traversée. Cette déclaration était fausse. Dans la soirée du 28 juin, en effet, on débarquait de cette frégate 12 malades, dont un atteint de choléra, qui succomba dans la nuit, et 11 affectés de cholérine. On apprit, en outre, le lendemain, que, dans le trajet des Dardanelles à Constantinople, deux cadavres cholériques avaient été jetés à la mer. Le 30 juin neuf autres cholériques furent encore débarqués, et le navire fut envoyé purger quarantaine à l'embouchure de la mer Noire. Les malades furent transportés à l'hôpital de la Marine, voisin de l'arsenal. Ici une circonstance particulière doit être notée : Le chemin qui va de l'embarcadère à l'hôpital étant encombré, on fut obligé de faire passer les malades par une caserne occupée par des ouvriers militaires de l'arsenal; aussi les premiers cas indigènes de choléra eurent lieu parmi ces ouvriers et à bord d'une corvette amarrée tout près de leur caserne.

Le 3 juillet, un de ces ouvriers militaires est reçu à l'hôpital avec une diarrhée cholériforme, et le 5 il présente tous les symptômes du choléra.

Le même jour un nouveau cas est fourni par les ouvriers, et un autre par la corvette mentionnée plus haut. La caserne est alors évacuée et les ouvriers sont placés sous des tentes sur les hauteurs de l'Ok-Meidan. Néanmoins, le choléra continue de sévir parmi eux et à bord des navires amarrés devant l'arsenal. De plus, il atteint d'un côté les corps de garde de l'intérieur de cet établissement, et de l'autre les maçons qui travaillent à la bâtisse du ministère de la marine, situé tout près de la caserne des ouvriers militaires.

Le 8 juillet, deux cas suivis de mort furent constatés en dehors de l'arsenal sur un batelier et un pêcheur. Cependant dès le 10 juillet l'épidémie commençait à envahir le quartier de Kassim-Pacha, voisin de l'arsenal et habité par les ouvriers dont nous avons parlé. Elle se propagea bientôt à toute la ville.

Ce fait d'importation est cité dans le rapport de la Conférence de Constantinople, et Fauvel ne met pas en doute le rapport de cause à effet, entre la maladie importée et celle développée consécutivement dans l'endroit même où l'importation a eu lieu.

Je citerai encore un cas d'importation, l'importation à Altenbourg. Ce fait a une grande importance ; il montre qu'un seul cas de choléra importé à très grande distance par chemin de fer peut donner lieu à une épidémie :

Vers la fin du mois d'août 1865, le choléra éclata subitement à Altenbourg, en Saxe, au centre de l'Allemagne. Le premier cas fut constaté sur la dame E..., qui était partie d'Odessa le 16 août et était arrivée à Altenbourg le 24, sans s'être arrêtée sur aucun point Cette femme voyageait avec un enfant de vingt et un mois, atteint de diarrhée. Elle vint loger chez son frère et fit venir le docteur

Geinitz, pour lui faire voir son enfant, dont la diarrhée était devenue très intense. Cette femme, qui était très bien portante, raconta qu'à son départ d'Odessa il n'y avait dans cette ville aucune maladie. Or, c'était une erreur ; car six cas de choléra importé de Constantinople se trouvaient déjà dans le lazaret ; et le lendemain du départ de la dame E..., le choléra paraissait à Odessa.

Elle racontait en outre que, s'étant embarquée pour remonter le Danube, tout le monde lui avait paru bien portant à bord, quoique le bateau eût passé devant quelques localités où le choléra sévissait. Quoi qu'il en soit, trois jours après son arrivée à Altenbourg, le 27 août, le jour même où le docteur Geinitz avait visité son enfant, la dame E... tombe malade, et le lendemain le docteur constate tous les symptômes du choléra asiatique. Elle meurt le 29. Ce même jour, dans la même maison, la belle-sœur de la dame E... est atteinte et succombe le 30; l'enfant mourut le 31. De cette maison, le choléra se répandit dans la ville et aux environs. La famille d'un ouvrier, mort le 13 septembre à Altenbourg, importe la maladie à Werdeau. L'habitation occupée par cette famille fut le point de départ d'une épidémie qui enleva 2 p. 100 de la population de la ville.

Il ressort de cette observation que, quel que soit le point de départ du choléra, il a été importé à Altenbourg, et que là, ce cas est devenu l'origine d'une épidémie. On s'est demandé quelle était la cause de l'importation : est-ce l'enfant atteint de diarrhée? est-ce la mère qui portait déjà en elle les germes du choléra? Cette question est très difficile à résoudre et chacune des deux hypothèses peut être également soutenue.

Ce que nous voulons ici simplement démontrer, c'est le fait de l'importation. Or, il n'est pas douteux que la dame E... et son fils, arrivant à Altenbourg, dans un pays indemne, venaient d'un pays où le choléra sévissait.

La Conférence de Constantinople cite encore d'autres faits : l'importation à Borchi, l'importation à Thoydon-Bois, en Angleterre. Nous ne les relaterons pas ici, l'importation nous semblant suffisamment établie par les faits que nous avons rapportés.

Cependant le cas suivant présente encore un grand intérêt.

Un maréchal des logis de la garde républicaine de Paris arrive en permission à Chambly, chez une grand'tante qui demeure près de la petite rivière de Lesche. Cet homme était déjà un peu souffrant ; bientôt des symptômes cholériques se déclarent, les déjections du malade sont jetées dans la cour d'habitation, sur un tas de fumier exposé en plein air, recevant la pluie qui tombait abondamment à cette époque et communiquait à la rivière par son purin. Ce malade guérit. Mais pendant ce temps, à moins de cent mètres plus bas, au bord de l'eau, où demeurait une pauvre et nombreuse famille, qui employait uniquement pour boisson et pour les besoins de sa maigre cuisine l'eau de la rivière, se déclara un second cas chez une petite fille de deux ans et demi, qui mourut en trente-six heures, algide et cyanosée. La sœur, âgée de treize ans et demi, est atteinte du même mal avec symptômes caractérisés ; elle guérit au bout de huit ou dix jours. Sur la place de Chambly était installée à cette époque une troupe de comédiens ambulants ; la rivière était à quarante pas de là, on y puisait l'eau pour tous les besoins de la vie ; la directrice fut prise de vomissements, diarrhée, crampes, etc. A midi, elle était morte.

II

La transmissibilité du choléra se trouve confirmée par les résultats des mesures restrictives. Nous verrons, en effet, qu'une séquestration rigoureuse, l'interruption des communications par terre ou par mer, ont réussi à préserver certains lieux ou certains pays.

Il résulte des rapports des docteurs Barry et Russell que la cour impériale de Russie, formant avec sa suite un ensemble de six mille hommes, s'est enfermée à Peterhof et Tsarkoë-Selo. Toutes communications avec la ville de Saint-Pétersbourg et les pays voisins où sévissait la maladie ont été interrompues. Grâce à cette séquestration complète, aucun cas n'a été observé à Peterhof.

En 1854, le choléra avait été importé à Messine comme

au Pirée : aussi, en 1865, la Sicile prit-elle les mesures les plus sévères et obtint ainsi une immunité complète. Elle exagéra même à ce point la prudence, que, en septembre 1867, passant par Messine, je pus constater que, bien que l'épidémie fût presque partout éteinte, la Sicile n'avait pas encore renoncé à tout système restrictif. Les lettres, déposées à distance, n'étaient remises qu'après avoir été parfumées avec la boîte qui les contenait. Les communications n'avaient lieu qu'à travers des grilles et au moyen de pinces extrêmement longues. D'ailleurs, Messine et toute la Sicile ont été entièrement épargnées.

Il y a encore dans ce fait un argument puissant contre la transmission par l'air. Les bâtiments provenant de pays infectés passaient journellement dans le détroit de Messine. On sait combien ce passage est resserré. Or, malgré ce mouvement continuel, et grâce aux mesures préventives employées, Messine fut préservée.

Enfin, pendant l'épidémie de 1856, à Contantinople, les élèves de l'École militaire, séquestrés au nombre de cinq cents dans l'établissement, échappèrent au choléra qui sévissait dans le voisinage.

Les événements qui se sont passés au lazaret du Fort-Génois (Algérie) en 1884, montrent également l'efficacité de l'isolement pour prévenir la transmission dans les villes voisines.

Le navire *Abd-el-Kader*, part de Marseille le 18 septembre à cinq heures du soir, il arrive à Philippeville le 20 au matin. Ayant eu un décès pendant la traversée, il est envoyé au lazaret du Fort-Génois, près de Bône; il y arrive le 21, il débarque, le 22, 312 militaires ; le 24, cinq passagers civils, constitués par trois membres de la famille du directeur du théâtre de Constantine et deux de la famille de son régisseur; le 25, tous les autres passagers.

Voyous maintenant ce qui s'était passé sur le bateau et ce qui s'est passé au lazaret.

1° Sur le bateau :

Un malade avait succombé pendant la traversée ; il avait eu des vomissements et quinze selles liquides en quatre heures ; il était couché dans le couloir des secondes, avait inondé le tapis en sparterie ; le régisseur, qui allait voir son directeur, passait souvent par ce couloir enjambant par-dessus son corps.

2° Au lazaret :

Les premières victimes appartenaient au groupe des cinq personnes composant la famille du directeur et du régisseur ; ce groupe disparut en entier.

L'isolement des différents groupes, que l'on avait formés dans le lazaret, n'a pas été maintenu comme il aurait dû l'être.

Un infirmier militaire pénétra dans le groupe du directeur de théâtre ; cet infirmier succomba le 28 septembre.

L'épidémie gagna le groupe militaire.

En somme, sur 465 passagers, il y a eu 39 cas de choléra, c'est-à-dire 12,69 p. 100.

Sur 153 civils, 10 cas ; 6,53 p. 100.

Sur 312 militaires, 49 cas, c'est-à-dire 15,53 p. 100.

On a compté 29 décès dont 21 militaires.

Au début, l'isolement des groupes entre eux était insuffisant. On avait été pris au dépourvu. Les malades cachaient les prodromes.

Plus tard, à partir du 2 octobre, les groupes furent mieux isolés et échelonnés sur une étendue de 3 kilomètres et demi.

Quant à l'isolement avec le dehors, il resta complet.

Aussi, l'enseignement que nous avons à tirer de cette épidémie, c'est que la maladie s'éteignit sur place et qu'aucun cas ne fut signalé à Bône.

III

Si nous considérons dans leur ensemble les épidémies, nous voyons le choléra, qu'il ait parcouru dans sa marche les routes de terre, ou qu'il ait choisi la voie maritime, suivre toujours la pente des courants humains.

C'est en Orient, ou dans les pays qui confinent à l'Europe, que nous pouvons le mieux suivre le développement de cette loi qui régit les grandes épidémies. Là, en effet, les routes sont peu nombreuses, les voies fréquentées toujours les mêmes, et la démonstration est plus saisissante.

Pour venir de Perse en Russie, en dehors de la grande route qui passe par Erzéroum, Tauris, Natchischevan, et qui n'est plus guère fréquentée, il n'y a que deux voies : la voie maritime de la mer Caspienne, et la route de terre qui suit le littoral occidental de cette mer. Ces routes passent par Recht, Astara, Lenkoran, et aboutissent toutes deux à Bakou. Aussi le choléra, dans les épidémies de 1823, 1830 et 1846, a-t-il toujours et invariablement passé par Recht, Astara, Lenkoran et Bakou.

Dans cette dernière ville, la route de terre se bifurque; au nord, elle continue à suivre le bord occidental de la mer Caspienne, passe par Derbent et arrive à Astrakan, exactement comme la voie maritime. Nous voyons encore le choléra, à chacune de ses apparitions (1823, 1830, 1846), parcourir ce même trajet, passant par Bakou, Derbent, Astrakan; en 1823, il s'est éteint à Astrakan, tandis qu'en 1830 et 1846, Astrakan n'a été qu'une des étapes de sa marche envahissante.

La deuxième voie traverse le Caucase : elle part de Bakou, passe par Tiflis et relie la mer Caspienne à la mer Noire. Le point de départ sur la mer Caspienne était Bakou; le point d'arrivée sur la mer Noire est Poti ou Trébizonde. Les épidémies de 1830 et de 1846 se sont divisées en suivant chacune des deux voies qui leur étaient offertes : tandis qu'un premier courant côtoyait le bord de la mer Caspienne, un second a traversé le Caucase.

Cette marche toujours identique du choléra n'est-elle pas la démonstration frappante de cette loi que nous avons précédemment formulée ? Le choléra suit les courants humains, s'attache aux pas du voyageur; c'est par l'homme qu'il est importé. Et si nous suivons l'évolution des épidémies maritimes, chacune de leurs étapes successives sera pour nous une démonstration nouvelle.

L'importation de 1854, en Crimée, avait été due à des bateaux partis de Marseille, qui portaient des troupes venant d'un pays infecté.

Eh bien, le choléra a paru successivement dans chacun des points où ces bateaux se sont arrêtés. Les bateaux touchaient Messine, la Sicile a été envahie; ils faisaient escale au Pirée, la Grèce a été infectée ; ils s'arrêtaient à Gallipoli, le choléra s'est manifesté à Gallipoli. De Gallipoli, des communications incessantes eurent lieu avec les Dardanelles, Constantinople, Varna : le choléra s'est montré aux Dardanelles, à Constantinople et à Varna.

Cette loi de propagation a reçu de la marche de l'épidémie de 1865 une éclatante confirmation. Le choléra fait explosion à la Mecque, il se dissémine avec les pèlerins, les suit à Djeddah et à Alexandrie, puis va infecter tous les ports qui ont des communications avec Alexandrie : Malte, Marseille, Ancône, Beyrouth, Smyrne, Constantinople. Dans toutes ces villes vont se former de nouveaux foyers qui, à leur tour, contamineront les ports qui sont en communication avec eux (1).

La rapidité des épidémies dans leur marche a toujours été en rapport avec la rapidité croissante des communications.

Déjà, en 1847, on avait remarqué que le choléra, pour aller d'Astrakan à Kazan, avait fait 700 kilomètres par

---

(1) Cette épidémie paraît être revenue sur ses pas ; d'après M. le docteur Van Geuns, elle aurait été réimportée à Samarang (Java) par des pèlerins persans.

mois, tandis que sa marche avait été plus lente de Tiflis à Moscou ; là, il n'avait eu une vitesse que de 500 kilomètres. On sait que les voies de communication par eau étaient plus rapides à ce moment que le transport par terre.

Cet argument devient encore plus concluant, si l'on se reporte à la marche de deux épidémies différentes dans un même pays.

Que l'on compare, en effet, la lenteur de progression du choléra en 1830 et en 1846 à la rapidité foudroyante de l'invasion de 1865, et la démonstration est saisissante. De la Mecque à Paris, il n'a mis que trois mois et demi, et il a fait en neuf mois le trajet de l'Inde en Amérique, c'est-à-dire la moitié de la circonférence de la terre. Mais, si la marche du choléra a toujours été en raison de la rapidité des communications, jamais sa vitesse n'a excédé cette rapidité.

Il ressort de cet examen que le choléra a toujours suivi les courants humains, les fleuves navigables, les voies commerciales de terre et de mer ; qu'il s'est arrêté là où s'arrêtaient les voyageurs, et qu'il a respecté les localités isolées. Le développement des épidémies est favorisé par les masses d'hommes mises en mouvement. On sait l'influence qu'ont eue sur la propagation du choléra la guerre de Pologne (1830-1831), la guerre de Crimée (1854).

Le choléra n'affecte pas dans sa marche une direction fatale de l'est à l'ouest ; mais, au contraire, il a rayonné de l'Inde en tous sens, au sud comme au nord, à l'est comme à l'ouest, se propageant partout en raison de la facilité et de la multiplicité des communications. Aussi, ceux qui ont cru le contraire, dit Fauvel, n'ont pas étudié les faits et ils ont raisonné comme le feraient des

Chinois, qui prétendraient que le choléra marche toujours
de l'ouest à l'est. Une petite épidémie qui a été observée
à Tehuantepec, au Mexique, serait, s'il s'agit bien du
choléra dans ce cas, un exemple de ce genre, la maladie
ayant été importée par un navire allant de l'ouest à
l'est.

Je pourrais citer d'autres exemples tirés de l'épidémie
de 1884-1885; des transmissions multiples dans l'Hérault;
une transmission par voiture à Nyons dans la Drôme;
des transmissions par chemin de fer dans les Hautes-
Alpes, dans l'Ardèche.

Je me contenterai de rappeler ici le fait de transmission du choléra de Cette à Yport.

Choléra d'Yport.

Il n'y a pas eu d'épidémie de diarrhée à Yport avant
que le choléra s'y soit manifesté et le médecin du pays
a même assuré avoir remarqué que cette année, en été,
il avait eu à donner des soins à moins de diarrhéiques que
les années précédentes.

Le bourg d'Yport se trouve situé au fond d'un vallon, près de la
mer. De hautes falaises s'élèvent à droite et à gauche du côté
d'Étretat et du côté de Fécamp. Les premières maisons avoisinent
le bois des Hogues et les dernières touchent presque au rivage de
la mer. Le terrain sur lequel est bâti le bourg est formé de couches
alternatives, de calcaires crayeux et de rognons de silex. Dans le
vallon, le calcaire est perméable à cause de la désagrégation qu'il
a éprouvée.

Le bourg d'Yport a 1669 habitants; la population est en grande
partie composée de pêcheurs, parmi lesquels moitié environ se
livrent à la grande pêche à Terre-Neuve, les autres pêchent sur la
côte.

Les Yportais ont des habitudes invétérées de saleté; les cabinets
d'aisances y sont absolument inconnus.

Les eaux potables d'Yport ont trois origines; il y a des puits,

des citernes et enfin au bas des falaises, au-dessous de Crique-
bœuf, se trouvent des sources très abondantes qui sourdent des
assises inférieures du terrain crétacé.

Le choléra s'est montré trois fois à Yport : en 1832, en 1848
et 1849 et enfin en 1884. Sur le plan, on peut constater que ce sont
presque toujours les mêmes maisons qui ont été infectées.

Origine de l'épidémie de 1884. Le navire *Louise-Marie*, armé à
Fécamp, entre au port de Cette, le 7 septembre 1884. Il venait du
banc de Terre-Neuve et rapportait sa pêche de morue. Il avait
vingt-cinq hommes d'équipage, y compris le capitaine. Tous les
marins composant l'équipage étaient à l'arrivée en bonne santé.

Le jour même de l'arrivée, 7 septembre, la permission de descendre à terre a été donnée à tous les marins. Il est regrettable
qu'à ce moment l'équipage n'ait pas été averti de l'existence du
choléra à Cette et que des ordres n'aient pas été donnés afin de
prévenir les accidents auxquels nous allons assister.

Quoi qu'il en soit, le navire était arrivé vers quatre heures et
demie de l'après-midi; à cinq heures le médecin sanitaire montait à bord; à neuf heures les marins, tous ou presque tous, des-
cendaient à terre et ils ne rentraient à bord que vers onze heures
environ. Une fois à terre ils ont usé largement de leur liberté et se
sont livrés à des excès de tout genre.

Malgré les recommandations qui leur furent faites le lendemain,
ils ne continuèrent pas moins de descendre à terre.

Cependant la *Louise-Marie* était à Cette depuis douze jours, lorsque
le 19 septembre un des marins, originaire d'Étretat, fut pris, la
nuit, à deux heures du matin, des symptômes du choléra.

La chambre des marins (gaillard d'avant) était occupée par
vingt et un hommes; le capitaine, le second, le saleur et le mousse
logeaient sur l'arrière.

Le 20 septembre, le premier malade (Deshays) est porté à l'hôpital à huit heures du matin, et il y meurt à deux heures après midi.

Le 22 septembre, trois jours après la mort de Deshays, le saleur
est pris à son tour et porté à l'hôpital, et succombe en quinze
heures.

L'équipage effrayé ne voulut plus habiter le navire; les marins
couchèrent pendant quatre nuits sur un ponton attaché le long
du bord, les sacs furent laissés sur le navire, des paillasses en
furent enlevées et furent placées sur le ponton.

En somme, sept hommes de l'équipage furent atteints
du choléra plus ou moins gravement; les marins deman-

dèrent alors leur rapatriement sur leurs ports d'attache respectifs. Ils partent le 25 septembre par voie ferrée.

Les faits que nous allons maintenant exposer dénotent un défaut de surveillance de la part de la municipalité et du conseil d'hygiène.

En effet, nous voyons recevoir, à la gare de Cette, tous les voyageurs sans désinfection préalable de leurs vêtements et de leurs sacs retirés de leur navire contaminé.

Le sac du second malade, mort à l'hôpital de Cette, est placé dans les fourgons du train qui emmène les voyageurs.

Le train arrive à Tarascon.

Là, cédant aux plaintes des voyageurs, un des marins, le nommé Gigot, descend de wagon, couvert de vomissements, et son pantalon tout imprégné de déjections alvines; il est transporté à l'hôpital de Tarascon, où il est mort depuis. Ses bagages n'ont pas été retirés du fourgon, ils ont été transportés à Paris, où ils sont restés en consigne.

Le voyage s'achève pour les marins de Paris à Fécamp; le sac de Lalonde (le second marin mort à Cette) est déposé sur le quai d'embarquement de la gare de Fécamp.

Les autres sacs sont réclamés par leurs propriétaires.

Les marins partis de Cette pour être rapatriés étaient au nombre de quatorze. Gigot était mort en route, treize seulement ont débarqué à Fécamp.

Ces treize marins débarqués à Fécamp furent conduits, par les soins de la municipalité, à l'hôpital. La désinfection qui y fut pratiquée mérite d'être rapportée.

Les sacs des marins furent ouverts; le linge qu'ils contenaient retiré et étendu sur des cordes dans une pièce hermétiquement close; puis on saupoudra de fleur de soufre tous les vêtements, après quoi on jeta sur un réchaud allumé un mélange de fleur de soufre et de sulfate de cuivre. Le sel crépita, le soufre ne s'alluma pas, le réchaud s'éteignit et la désinfection fut jugée suffisante.

Le 28 septembre, les marins furent libres de rentrer chez eux ; deux se sont rendus à Yport, un nommé Basile et son beau-frère Deshays, homonyme et non parent du premier marin mort à Cette ; ils partent ensemble à pied de Fécamp pour Yport, où ils arrivent à une heure et demie de l'après-midi.

Basile fait tremper ses vêtements dans un baquet ; cette eau est versée dans une rue en pente de 11 p 100, qui passe devant plusieurs maisons qui vont présenter des cas de choléra.

Le 2 octobre, la femme Caudelier, belle-sœur de Basile, vient chercher ses vêtements pour aller les laver à la fontaine ; elle succombe trois jours après à une affection cholériforme.

Je ne puis passer en revue tous les cas de choléra qui se sont succédé à Yport ; je citerai toutefois le fait suivant :

Le père d'Esther Deshays, beau-père de Basile, rentre ivre de l'inhumation de sa fille ; il se couche sur de la paille étendue à terre ; tout à côté de lui se trouve un autre tas de paille sur lequel sa fille a expiré, et qui a été souillé de ses vomissements et de ses déjections.

Il succombe le lendemain matin.

A cette époque, il y avait déjà eu six cas et six décès, et on se croyait encore en présence de cholérines graves.

Le 22 octobre, M. le docteur Gossé (de Fécamp) et le sous-préfet se rendent à Yport et voient un septième malade qui va également succomber et qui est marié à la sœur de Basile.

Une femme Jouen, qui était venue donner des soins à son frère et à son neveu, et qui était retournée chez elle, au hameau du Mont-Perthus, est prise de choléra. Elle guérit ; mais dans une une maison contiguë à la sienne succombe une petite fille qui était venue chez elle.

Des mesures d'assainissement furent prescrites et exécutées avec sévérité lorsque l'autorité reconnut la gravité de la situation.

Les matières furent désinfectées, ainsi que les effets à usage, avec la solution de sulfate de cuivre.

Lorsqu'un décès s'était produit dans une maison, elle était immédiatement évacuée et on y brûlait du soufre.

Tout ce qui avait été souillé par le malade et tout ce qui l'avait touché était brûlé.

Il y a eu, en somme, à Yport 41 cas de choléra, dont 18 décès et 23 guérisons.

L'épidémie d'Yport a un épilogue intéressant à connaître et qui est pour nous un enseignement important, en ce qu'il est la contre-partie des faits qui se sont produits à Yport.

Le navire *Louise-Marie* quitta Cette le 1er novembre, après avoir élé désinfecté ; il arriva à Fécamp le 27 novembre, fut isolé et soumis à de nouvelles purifications, puis envoyé au Havre le 30 ; il entra dans ce port le 1er décembre et fut placé en quarantaine dans le bassin de l'Eure. Dix-sept coffres de marins, apportés de Cette au Havre, furent incinérés le 5 décembre, sur le galet, à marée basse, en présence du directeur de la santé et sous la surveillance des officiers de la santé.

Le Havre resta indemne et ne présenta pas un seul cas de choléra.

IV

Il nous reste maintenant à suivre l'évolution des épidémies dans les localités atteintes.

Nous chercherons surtout nos exemples dans des centres restreints, de petites villes ou bourgades. Là, en effet, le développement de l'épidémie sera mieux suivi ; ses différentes phases seront mieux distinguées, si les maisons sont isolées, sans communications fréquentes avec les villages ou les hameaux voisins.

C'est ce que nous avons vu dans les observations de Huette : je renvoie donc à ces faits qui nous ont servi d'exemples très évidents d'importation, et qui nous sont également précieux pour démontrer la propagation des épidémies dans les localités atteintes. L'étude est plus difficile à suivre dans les grandes cités. Toutefois, Fauvel a montré que cette progression avait pu être observée à Constantinople ; mais il remarque qu'on peut considérer cette ville dans son ensemble comme une vaste agglomération de localités distinctes, séparées par des obstacles naturels. On verra, par la relation de l'épidémie de Constantinople, que l'extension successive de la maladie a pu être suivie jusqu'au moment de la diffusion générale.

A Constantinople, le choléra se manifesta tout d'abord dans l'arsenal, là où il avait été importé par les malades débarqués le 28 juin du *Moukbiri-Sourour*. De l'arsenal il gagna le quartier attenant, Kassim-Pacha, puis quelques cas en petit nombre se manifestèrent dans diverses parties de la ville, et pour la plupart sur des personnes qui avaient fui le quartier primitivement atteint.

Jusqu'au 16 juillet, le total des décès cholériques constatés pour la ville (moins ceux de l'hôpital de la marine) s'élevait à 130, lorsque tout à coup on apprit que la maladie venait d'éclater avec violence à Ieni-Keni, village situé sur le Bosphore, à 12 ou 15 kilomètres du quartier où sévissait l'épidémie. Il a été établi que le premier cas de choléra à Ieni-Keni eut lieu le 11 juillet dans un café turc, sur la personne d'un ouvrier provenant de Kassim-Pacha ; que le lendemain plusieurs des individus qui fréquentaient ce café tombèrent malades et que, parmi eux, deux moururent ; que les jours suivants la maladie se propagea dans le quartier jusqu'au 16, jour où, à la suite de plusieurs décès parmi des familles importantes, une panique extrême s'empara de toute la population du village, qui presque tout entière prit la fuite dans diverses directions : Musulmans, Grecs, Arméniens et Juifs allèrent se réfugier dans d'autres villages et dans des quartiers de la ville jusque-là indemnes, où ils portèrent la maladie. Les Juifs surtout, qui avaient été les plus éprouvés et qui emportèrent avec eux leurs effets souillés et leurs morts, devinrent les principaux agents propagateurs du mal à Koustoundjouc, à Has-Keni et à Balata ; l'épidémie éclata aussitôt après l'arrivée de ces fuyards. De ce moment date la généralisation de l'épidémie.

Le développement des cas intérieurs dans les hôpitaux succédant à l'arrivée d'un cholérique est encore un argument en faveur de la transmissibilité.

Au début du choléra de 1853, 35 cholériques avaient été admis du 11 au 22 novembre dans les hôpitaux. L'Hôtel-Dieu en reçut 15, et, sur 23 cas, qui jusqu'au 22 novembre furent déclarés comme cas intérieurs, 16, c'est-à-dire près des deux tiers, appartiennent à l'Hôtel-Dieu.

Toutefois la proportion des cas internes dans les hôpitaux est d'autant plus faible, qu'on s'approche davantage de la plus grande intensité de l'épidémie. Elle est en raison inverse du nombre des cholériques amenés du dehors. Blondel, qui fait cette remarque, ajoute : « Comment admettre que les uns soient la conséquence des autres? »

Cette objection est facile à réfuter. La diminution du nombre des cholériques peut s'expliquer de deux façons : ou bien par l'acclimatement des malades couchés dans les hôpitaux, ces malades ayant déjà subi l'accoutumance cholérique, ou bien parce que le fléau ne trouve plus d'aliments dans des établissements dont la frayeur a chassé la plus grande partie de la population.

Les relevés de Blondel nous apprennent, en effet, qu'en 1832, dès le dixième jour de l'épidémie, et malgré un nombre déjà considérable de cholériques, les hôpitaux avaient vu leur population diminuer dans une proportion telle, que, sur 4768 lits occupés au 1er mars, le nombre était réduit à 4104. Avec le progrès du choléra la panique ne fit qu'augmenter, de telle sorte qu'au moment où il avait atteint la plus grande violence, il ne restait plus que 1500 malades ordinaires. C'est ainsi que le 12 avril, jour où le chiffre des cholériques fut le plus élevé, on comptait plus de 1000 lits vacants, et qu'après la création d'hôpitaux temporaires qui donnaient environ 2000 lits suplémentaires, du 20 au 25 mai, on en avait 2500 disponibles.

Une terreur semblable dépeupla encore les hôpitaux en juin 1849. Sur 6000 lits des hôpitaux il y eut de 400 à 1000 lits vacants.

Nous ne citerons pas d'autres exemples. La loi de la transmission nous paraît établie par les divers ordres d'arguments que nous avons successivement exposés.

On a invoqué contre cette doctrine les résultats quelquefois négatifs du système restrictif; mais, dans ces cas, les mesures ont été, ou tardivement employées, ou appliquées sans règles scientifiques, et d'une façon incohérente. D'autres ont objecté l'immunité de pays qui ne s'étaient protégés par aucune mesure sanitaire. Mais, parce que le choléra est une maladie capable de contagion, faut-il donc qu'il y ait partout une contagion forcée?

Enfin, quelle que puisse être la divergence d'opinions sur cette question, quels que puissent être les arguments invoqués de part et d'autre, la loi de la transmission reste absolument et incontestablement établie, parce qu'elle est établie par les faits, cette partie matérielle, immuable, indestructible de la vérité, qui est indépendante de nos interprétations et qui, aussitôt qu'elle a été, demeure éternellement.

CHAPITRE XII

Nous avons déjà établi la loi générale qui régit la transmission du choléra. Nous avons considéré dans leur ensemble des faits qui nous ont paru gouvernés par un principe commun, se retrouvant dans la marche des grandes épidémies dont l'allure étrange, inégale, nous présente, dans l'état actuel de nos connaissances, plus d'un problème difficile à résoudre.

En vertu de quelle règle, de quelle loi, le choléra sévira-t-il ici avec une redoutable intensité, tandis que là il s'arrêtera au début de ses ravages? Pourquoi ne fera-t-il que traverser une contrée, pour séjourner, pendant des années entières, dans un pays voisin? Il est de ces faits qui semblent échapper à la loi commune de transmission et s'en écarter trop complètement pour que nous puissions chercher à les renfermer dans des règles précises.

Les anticontagionistes se sont emparés de ces faits exceptionnels, pour essayer de fonder une doctrine générale. Nous ne discutons ici que l'interprétation donnée à ces cas; nous sommes loin de contester, et leur obscurité, et la contradiction apparente qu'ils présentent avec des lois établies. Une critique sévère a pour premier devoir de n'admettre que des faits démontrés ; mais, par cela seul qu'elle ne dégage que des points élucidés, il arrive souvent qu'elle éclaire d'un jour tout nouveau ceux qui restaient dans l'ombre.

L'étude de la transmission du choléra se résume en deux points principaux :

1° L'*agent cholérique* : *le microbe*;

2° Le *milieu*.

L'*agent cholérique* ou agent de transmission du choléra a l'Inde pour point de départ; il a fait des pérégrinations nombreuses, des stations multiples; il s'est étendu et reproduit à l'infini; et de nombreux intermédiaires lui ont servi de véhicule pour le transporter dans le monde entier. Mais cet agent cholérique eût été presque impuissant, s'il n'eût rencontré un ensemble de conditions favorables à son développement. Le *milieu* est donc le complément indispensable au pouvoir de l'agent cholérique; ce milieu favorable est constitué par certaines conditions telluriques, par l'encombrement, etc. Nous voyons alors le fléau arriver à son apogée et produire les terribles ravages auxquels nous avons assisté.

Parmi les observations du docteur Huette, nous avons vu ce fait de l'importation du choléra dans une petite maison isolée, située à la lisière d'un bois : les habitants de cette maison sont victimes de la maladie; mais, comme il n'existe aucune communication avec les hameaux voisins, l'épidémie reste exclusivement une épidémie de maison, et s'y éteint pour n'avoir pas trouvé les conditions nécessaires à son développement. Au contraire, comment est enfantée l'épidémie de 1865?

Des pèlerins partant de l'Inde vont se rendre à la Mecque, ce milieu qui semble créé pour la propagation de la maladie, et de la Mecque le choléra va se répandre dans le monde entier.

Nous avons donc peut-être moins à considérer le rôle

de l'*agent cholérique* que celui du *milieu* dans lequel cet agent va apparaître. Fauvel a exprimé cette vérité, en disant « qu'un incendie n'est pas proportionné à l'étincelle qui lui a donné naissance, mais à la combustibilité et à l'agglomération des matières qu'il rencontre ». Ainsi, ce sont quelques cas comme au Pirée, comme à Varna en 1864, comme à Constantinople en 1865, quelquefois un seul malade, comme à Altenbourg, qui ont suffi à provoquer l'explosion d'une épidémie. Nous allons d'abord considérer l'agent cholérique en lui-même, et nous déterminerons ensuite quelles sont les conditions qui constituent le milieu favorable à la propagation et à la dissémination de cet agent.

DE L'AGENT CHOLÉRIQUE ÉTUDIÉ AU POINT DE VUE CLINIQUE. SES PROPRIÉTÉS. — SON MODE D'ACTION.

1° De la transmission par l'homme atteint de choléra. — Rôle des fosses d'aisances qui ont reçu des matières cholériques.

On trouve toujours, au point de départ d'une épidémie, l'influence d'un homme arrivant d'un lieu infecté. L'homme est, en effet, l'agent le plus puissant de la transmission du choléra. Ce sont les matières fécales de l'homme qui sont le véhicule du microbe spécifique; cette proposition est démontrée par un grand nombre de faits. Nous verrons plus tard l'exemple d'individus contagionnés sans avoir été en rapport avec des malades. Des blanchisseuses ont pris la maladie en lavant des linges souillés par les évacuations. D'autres avaient seulement touché ces linges.

Depuis longtemps déjà Tilesius disait que le choléra

se transmet d'une manière certaine par les fosses d'aisances, et en 1854 Acland, frappé de ce qu'il avait observé à Oxford, considérait les déjections comme un des agents de propaation.

Budd raconte qu'en 1854 un cholérique arriva dans une fabrique d'Angleterre : sur 645 habitants, 144 moururent du choléra dans l'espace de cinq semaines. La maladie se développa exclusivement chez les habitants de la maison se servant des fosses d'aisances où les évacuations cholériques avaient été déposées (1).

Ainsi, non seulement la propagation du choléra a lieu par les matières des cholériques qui quelquefois souillent les linges, la literie, etc. ; mais souvent aussi le contage se dégage du sol, des fosses d'aisances, des cloaques, des égouts, où ces matières ont été déposées. Il se répand alors dans les parties environnantes, dans les maisons les plus voisines.

L'importation par l'homme explique les premiers cas. C'est par le développement de foyers que nous pouvons expliquer la plus grande violence du choléra dans certains quartiers. De nouveaux foyers apparaissent, et c'est ainsi que le choléra se généralise.

Dans la prison de Massachusetts (2), un prisonnier complètement isolé tombe malade. D'autres, placés dans les parties les plus différentes de la prison et n'ayant aucun rapport avec lui, sont bientôt atteints au nombre de 205. La transmission a eu lieu par les fosses d'aisances.

A Saint-Pétersbourg, Riga, Mittau, Dorpat, des familles, demeurant dans certains quartiers, dont les

<hr>

(1) Hirsch, *Schmidt's Jahrbucher*, Band 92, p. 255.
(2) Hirsch, *loc. cit.*, Band 88, p. 280.

habitants étaient morts récemment du choléra, ont été frappées (1).

Il semble même qu'un court séjour dans une habitation renfermant un de ces foyers d'infection puisse, dans quelques cas, donner lieu au développement de la maladie (2).

Dans la prison d'Ebrach (3), le choléra régna avec une grande force parmi les prisonniers; mais aucun des soldats veillant aux portes, aucun gardien ne fut atteint.

2° De la transmission par la diarrhée cholérique.

Un voyageur, atteint de diarrhée cholérique, passe la nuit dans une maison où il laisse le choléra avec le produit de ses évacuations. La maladie y éclate plusieurs jours après son départ.

Ce fait de transmission paraît presque identique au précédent. C'est encore par la matière des évacuations que la propagation s'est faite. La différence réside dans ce que, tout à l'heure, il s'agissait d'évacuations provenant de cholériques, tandis que dans ce cas la matière provenait d'un individu affecté simplement de diarrhée cholérique. Ces derniers faits sont maintenant en grand nombre.

Sans même parler des observations récentes, il y a les faits positifs de Griesinger et de Millinger ; il y a le cas de Stuttgart (4), le cas du Diebuhr (5), les observatins citées par Pettenkofer, Kortum, Ackermann, etc.

(1) Schmidt, *loc. cit.*, p. 80.
(2) Wurtz, *Correspondenz-Blatt*, 1855, n° 5.
(3) Pettenkofer, *Verbreitungsart*, etc,, p. 126.
(4) Kostlin, *Wurtz. med. Correspondenz-Blatt.*, 1856, n° 26.
(5) Goring, *Deutsche Klinik*, 1856, n° 10.

Je citerai encore le cas de Budd (1). Un malade atteint de diarrhée arrive au milieu de toute une population saine (dans une houillère), il meurt. Les diarrhées deviennent alors générales, et dix-sept personnes contractent le choléra. Le cas du docteur Alexandre (2) a aussi une grande importance.

Il n'y avait à Hamel, commune rurale à 25 kilomètres d'Amiens, aucun indice de choléra, lorsque, le 4 avril, arrive dans ce village, venant de Paris, où régnait le choléra, un soldat nommé Guilbert, atteint de diarrhée. Il est reçu dans la maison paternelle, où il reste alité pendant trois jours. Le quatrième, il se rend à l'Hôtel-Dieu d'Amiens; le même jour, André Guilbert, son frère, qui était venu plusieurs fois voir le malade, est atteint de choléra foudroyant et meurt en douze heures.

Sa femme meurt trois jours après. Guilbert père, qui, pendant le séjour de son fils, avait éprouvé déjà les symptômes d'une cholérine, est atteint de choléra le 11 et succombe le 15.

Un autre fils de cet homme, âgé de dix-sept ans, et un enfant de quatre ans, fils d'André, sont affectés de cholérine et guérissent. Le beau-père d'André, qui avait donné ses soins à son gendre et à sa fille, est atteint de choléra confirmé et guérit. Un enfant de onze ans, qui fréquentait la maison de Guilbert et dont les parents avaient soigné André et sa femme, est frappé de choléra le 14 et meurt le lendemain.

On voit donc que la puissance propagatrice de la cholérine ou du choléra a été la même dans ces différents cas. La cholérine a engendré le choléra et réciproquement. Ce sont deux effets d'un même poison, d'une même graine qui a produit des symptômes plus ou moins intenses, suivant le terrain sur lequel elle a germé. Nous retrouvons dans d'autres maladies des phénomènes identiques. Une variole très grave peut donner lieu à une varioloïde extrêmement bénigne, et cette même vario-

(1) Hirsch, *Schmidt's Jahrbucher*, Band 92, p. 255.
(2) *Gaz. méd.*, 1849.

loïde, transportée sur un autre individu, peut engendrer une variole des plus sévères et même une variole noire ou une variole maligne. Comme nous l'avons dit, le principe générateur du choléra existe dans la diarrhée cholérique aussi bien que dans le choléra, de même que le virus variolique se trouve dans la varioloïde aussi bien que dans la variole.

3° *Les cadavres cholériques peuvent-ils transmettre le choléra ?*

Cette question est encore aujourd'hui très discutée; dans l'armée des États-Unis, l'épidémie aurait été propagée à toute une garnison par un cadavre importé d'une localité voisine. D'un autre côté le transport des cadavres, qui ne peut être un danger bien sérieux dans nos pays, est évidemment en Orient une des causes de renforcement des épidémies. Les Persans se rendent à leurs pèlerinages, transportant avec eux les cadavres de leurs parents dans des feutres qui laissent suinter des liquides organiques arrivés à tous les degrés de la putréfaction. D'après les documents parvenus à la Conférence de Constantinopte, les pèlerins avaient toujours le choléra parmi eux quand il est apparu à Bagdad.

4° *Le choléra peut-il être transmis par un individu sain ?*

Nous croyons que les faits qui ont été invoqués en faveur de cette opinion peuvent s'expliquer ainsi : ou les individus que l'on a crus complètement indemnes étaient atteints de diarrhée cholérique, ou ils transportaient des linges, des vêtements souillés de matière cholérique.

5° Le choléra peut-il être importé par des animaux vivants?

Les animaux sont susceptibles de contracter la maladie. Un certain nombre d'expérimentateurs ont pu obtenir ce résultat, mais avec d'assez grandes difficultés. Une autre question se pose. L'animal non malade peut-il devenir par son enveloppe extérieure, par sa peau, par son poil, un agent de transmission? Il n'existe pas un seul fait pouvant appuyer cette hypothèse.

6° De la transmission du choléra par les linges, les hardes, les effets à usage.

Il faut savoir d'abord si les linges, les hardes, les effets à usage, ont été contaminés ou non par les déjections des cholériques. Cette circonstance est capitale. Dans un cas la transmission n'est pas rare, dans l'autre il n'y a absolument aucun danger. Depuis longtemps déjà on avait remarqué que le choléra était surtout plus fréquent parmi les buandiers et les blanchisseuses.

Il est également important de savoir si les objets contaminés ont été séquestrés ou exposés à l'air. Un objet contaminé, exposé à l'air libre pendant un certain temps, perd sa faculté de transmission. La Conférence de Constantinople a même pensé qu'un temps très restreint suffit pour enlever tout danger. Les découvertes microbiologiques récentes n'ont fait que confirmer cette opinion. Quand, au contraire, il s'agit d'objets contaminés et enfermés à l'abri de l'air, le danger existe et peut se prolonger plus ou moins longtemps, ainsi qu'il est démontré par un certain nombre de faits.

Les exemples seraient encore plus fréquents, si l'on n'avait éliminé les faits de transmission observés dans un foyer cholérique. La Conférence de Constantinople a établi cette distinction ; mais, malgré l'élimination légitime dont nous parlons, elle a pu rapporter un assez grand nombre de faits de transmission du choléra par les hardes, les linges et les effets à usage. Nous lui en emprunterons quelques-uns :

En 1853, à Cessantes, près de Vigo, le choléra fut transmis à deux blanchisseuses qui venaient de laver du linge provenant du lazaret où la maladie existait, et alors que leur village, la ville et toute la province étaient encore indemnes.

Le premier cas de choléra observé dans le village de Moor-Monkton, à 6 milles de la ville d'York, eut lieu le 28 décembre 1832. A ce moment la maladie n'existait pas dans le voisinage, ni même dans aucun endroit plus près que 30 milles. Le nommé John Barnes, âgé de trente-neuf ans, laboureur, souffrait depuis deux jours de diarrhée et de crampes, lorsque, le 28 décembre, il fut pris de tous les symptômes du choléra avec état algide, et mourut le lendemain. Le malade avait été visité par deux médecins, dont l'un fit immédiatement des recherches pour arriver à la source probable de la maladie. Ses premières investigations furent vaines. Cependant la femme de John Barnes et deux autres personnes qui avaient visité le malade la veille venaient d'être prises elles-mêmes de choléra ; elles guérirent. En outre, John Foster, Anne Dunn et la veuve Breyke, qui avaient été tous en communication avec les malades, furent tous atteints d'une indisposition grave qui fut cependant arrêtée. Tandis que les médecins cherchaient en vain à découvrir l'origine de la maladie, le mystère se révéla d'une manière inattendue par l'arrivée d'un fils du défunt. Le jeune homme était apprenti cordonnier, chez son oncle, à la ville de Leeds. Il informe les médecins que sa tante était morte du choléra quinze jours auparavant, et que, comme elle n'avait pas d'enfants, ses effets avaient été envoyés à John Barnes par le roulage ordinaire et sans avoir été lavés. John Barnes avait ouvert la caisse dans la soirée et le lendemain il était tombé malade (1).

Simpson relate dans le même ouvrage un fait très curieux, qui tendrait à prouver qu'un objet contaminé et enfermé aurait, après dix mois, communiqué le

____

(1) J. Simpson, *Observations on asiatic cholera*. London, 1849.

choléra. Le fait fut observé à York, en 1833, par le docteur Brown :

Une femme âgée de soixante-sept ans était morte de choléra au mois d'août 1831. Dix mois plus tard, aux fêtes de la Pentecôte, deux nièces de cette femme étant venues à visiter leur oncle, celui-ci ouvrit pour la première fois un tiroir qui renfermait, outre quelques petits bijoux qu'il offrit à ses nièces, le bonnet que sa femme avait porté au moment de sa mort. Cet homme fut pris de choléra et mourut le lendemain.

Pettenkofer relate deux faits de ce genre assez curieux :

A Lustheim, près de Munich, les premiers cas de choléra eurent lieu dans une famille de journaliers, composée du père, de la mère, d'une fille et d'une parente. Une autre fille servait à Munich. Cette dernière envoya à ses parents de la viande et les vieux habits d'une famille dont quelques personnes venaient de succomber au choléra. La viande, déjà un peu altérée, fut consommée, les habits furent portés. Le troisième jour, 21 septembre 1854, le père et la mère furent atteints du choléra et moururent. Le 22, leur fille fut attaquée. Le 25, le fils, qui servait ailleurs, vint à la maison pour assister aux funérailles. Il tomba malade dans l'après-midi et mourut en cinq heures. La fille, qui servait à Munich et qui avait envoyé les effets tomba malade le même jour et mourut aussi. Il ne survécut de cette famille que la fille atteinte le 22.

L'autre cas, rapporté par Pettenkofer, est le fait très intéressant de ce prisonnier qui, transféré de la salle de police de Munich, où plusieurs attaques de choléra avaient eu lieu, dans la prison d'Ebrach encore indemne, y importa la maladie, bien qu'il n'eût à son arrivée que la diarrhée. Entré le 20 août, il fut pris de symptômes caractéristiques le 26 et guérit ; mais son geôlier, atteint le lendemain, mourut en quelques heures. Il s'ensuivit une épidémie. La maladie éclate, le 28, dans la partie de la prison réservée aux femmes et qui est complètement séparée de celle des hommes. Pettenkofer constata, par une enquête, que la première femme atteinte avait été employée, le 21, au blanchissage du linge sale quitté le 20 par le prisonnier dont il est question.

Il y a encore d'autres faits : ceux cités par Lebert (1856), et par Pappenheim, les observations relatées pendant l'épidémie de 1884, qui tous établissent la transmission du choléra par les linges, les hardes et les effets à usage.

7° *Le choléra peut-il être transmis par les marchandises?*

Quoique jamais les marchandises importées de l'Inde, soit à Suez, soit directement en Europe, n'aient transmis le choléra, cette propagation n'est pas rigoureusement impossible, et il y a une certaine catégorie de marchandises, comme les chiffons, les peaux, les drilles, qui, présentant dans leurs interstices un air véritablement confiné, peuvent conserver et transporter à une grande distance les contages dont elles ont été imprégnées. Dans de tels cas, ces marchandises d'une catégorie particulière pourraient, à la rigueur, devenir des véhicules du choléra. Aussi, la commission de la Conférence de Constantinople, tout en constatant, à l'unanimité, l'absence de preuves à l'appui de la transmission du choléra par les marchandises, a-t-elle admis (à la majorité de 16 voix contre 6) la possibilité du fait dans certaines conditions. Depuis cette époque, Zehnder, délégué suisse à la Conférence de Vienne, en 1874, a cité des faits en faveur du danger des chiffons pour la transmission du contage à des distances éloignées (1). Cependant, à la Conférence de Rome en 1885, Koch a contesté l'interprétation qui avait été donnée à ces faits.

---

(1) Voyez : Procès-verbal de la *Conf. sanitaire intern.* de 1874, p. 272.

Nous avons cherché à démontrer comment se trans·
mettait le choléra, et nous avons vu que toujours
l'agent de transmission était la matière cholérique,
qu'elle fût transmise par l'homme affecté du choléra, ou
qu'elle vînt à souiller ses hardes, ses vêtements, ses
effets à usage. C'est dans cette matière cholérique que se
trouve contenu le microbe du choléra. Nous savons que
ce contage se régénère dans l'homme par le fait de
l'évolution morbide à laquelle il a donné lieu. Il se propage par des regénérations successives.

Nous essayerons de déterminer comment cette matière
cholérique qui s'échappe du malade atteint de choléra.
qui peut souiller ses vêtements, s'infiltrer dans la terre,
va pouvoir contagionner un individu sain, et quel sera
son véhicule?

Le contage cholérique peut se mêler à l'air ambiant,
et il conserve toute son action dans un air confiné.

Le malade cholérique constitue un centre d'émission; ses déjections, comme nous l'avons montré, sont
le premier réceptacle de l'agent morbide. Dès lors, les
linges, les hardes souillés, deviennent des foyers secondaires d'émission, d'où se dégagera, avec une force plus
ou moindre, l'agent contagieux. Les fosses d'aisances,
les égouts, les eaux, un terrain poreux, seront autant de
foyers de rayonnement qui vont permettre à la maladie
de se propager et de se répandre. Toutefois, l'air n'a
qu'une puissance très restreinte de dissémination. et la
contagion par l'air ne peut s'exercer que dans une sphère
limitée. Griesinger a même essayé e formuler cette faculté de rayonnement en disant que la probabilité d'action
diminue en raison directe de la distance du point d'émission. C'est évidemment une loi qui n'a de rapport avec
les lois de la physique que sa formule.

D'une manière générale, le fait est vrai (1), mais il se prête mal à un énoncé aussi absolu. Jamais la puissance d'un foyer cholérique ne pourra être précisée d'une façon mathématique, et ce serait vouloir compromettre la vérité que d'essayer de légiférer en pareille circonstance.

Cette question est intéressante au point de vue de l'établissement des lazarets. En effet, leur utilité a été contestée sous ce prétexte qu'ils pouvaient devenir des foyers cholériques pour les villes placées dans leur voisinage. Tous les faits qui ont été cités à l'appui de cette opinion sont passibles d'interprétations différentes. Toujours, dans ces cas, il y a eu des rapports, des communications, des compromissions, entre les quarantenaires ou leurs gardiens, d'un côté, et les habitants des villes, de l'autre. Mais jamais on n'a vu le contage s'échapper du lazaret, et, transporté par l'air à une certaine distance, aller infecter une ville voisine.

De même encore on a prétendu que des navires, passant près d'un port infecté, et sans avoir eu aucune communication avec ce port, auraient pris la maladie. On a cité entre autres une escadre anglaise qui, en vue de Malte, où sévissait le choléra, en aurait eu quelques cas à bord. Mais nos renseignements sur cette escadre sont très incomplets. On ne sait au juste où elle a touché, ni quelles ont été ses communications. Un autre fait cité par

(1) Bien que la diffusibilité de son contage rapproche l'expansion du choléra de celle de la grippe, la transmission de la maladie par l'atmosphère reste limitée à une distance très rapprochée du foyer d'émission. Alison a constaté l'atteinte de plusieurs personnes par les émanations d'un foyer de matières intestinales cholériques, dont ces personnes étaient éloignées de 20 mètres (Alison, *Étude de l'épidémie du choléra de Merviller*, 1874). Suivant L. Laveran, la sphère d'infection cholérique ne semble pas devoir dépasser la distance d'un ou deux milles; cette distance acceptée par Laveran nous semble beaucoup trop considérable.

M. Marroin est tellement exceptionnel qu'on se demande si le navire n'avait point subi une contamination antérieure.

Au contraire, un nombre considérable de faits attestent que des navires ont pu passer près des ports infectés sans jamais contracter la maladie, alors qu'il n'y a eu aucune communication avec les lieux infectés. J'ai déjà cité à ce propos l'exemple de Messine et de la Sicile, qui, pendant l'épidémie de 1865, sont restées indemnes.

En résumé le germe de la maladie est contenu dans les matières des cholériques; les liquides semblent retenir jusqu'à leur complète évaporation les particules solides qu'ils renferment, même les plus ténues. Mais, dès que ces matières sont desséchées, elles tombent en poussière au moindre contact, et livrées au souffle de l'air, pénètrent dans l'organisme des individus sains qui les reçoivent.

Entrent-elles dans les poumons avec l'air inspiré, ou bien souillent-elles les muqueuses digestives d'une manière plus ou moins directe? La chose est difficile à préciser, mais les deux modes de pénétration me paraissent possibles.

L'air n'est pas le seul véhicule du principe cholérique, l'eau est également un agent, et peut-être le plus important, de propagation de la maladie. La matière cholérique qui existe dans les fosses d'aisances, les égouts, les terrains poreux, peut arriver à se mêler à l'eau.

Les observations suivantes de J. Simon ont été faites, il y a longtemps déjà, en Angleterre. A Londres, il mourut 13 pour 1000 des habitants dont les maisons étaient alimentées par l'eau du fleuve en rapport avec le grand cloaque; puisée dans ce point, l'eau donnait 46 grains de résidu solide par gallon. Dans les autres maisons de la ville, qui, d'ailleurs, se trouvaient dans les mêmes conditions hygiéniques, la mortalité ne fut que de 3,7 sur 1000. Mais, dans ce cas, l'eau dont on faisait usage avait été prise en amont de la ville, et elle ne donnait que 13 grains de résidu solide par gallon.

A Halle, Delbruck a remarqué en 1866 que, dans une prison où l'épidémie avait pris un grand développement, les puits communiquaient avec les fosses. A Brachstedt, le fléau s'arrêta sitôt qu'on eut fermé un puits suspect.

Delbruck expliqua encore l'intensité moins grande de l'épidémie de 1867, comparée à celle de 1866, par cette considération que la canalisation des eaux avait été modifiée; l'eau arrivait presque pure en 1867, tandis que jusqu'à l'automne de 1866 les conduits puisaient l'eau de la Saale dans un endroit où se déversait la totalité des immondices de la ville.

Ballot a également parlé de l'influence de l'eau corrompue sur la propagation du choléra en Hollande. Il cite le fait d'une maison habitée par 24 familles; 32 individus furent atteints et 23 succombèrent. On trouva que les tuyaux de la pompe qui alimentait cette maison étaient complètement pourris. On interdit l'usage de cette eau et aussitôt l'épidémie cessa.

Ballot rapporte aussi que, dans les contrées où l'on ne boit que l'eau provenant des pluies, le choléra n'a eu que peu d'intensité. Beaucoup de commissions des villes de Hollande, Dordrecht, Rotterdam, etc., confirment l'opinion de Ballot. Dans une maison de Groningue s'alimentant à la même fontaine il y eut 24 cas de choléra. Dans les 17 autres maisons de la même rue, il n'y en eut que quatre. Le plus souvent, dans tous ces cas, on constata que l'eau avait été corrompue par son mélange avec les matières excrémentitielles.

Mais un des auteurs qui ont le plus insisté sur cette question est Snow. Il a réuni un grand nombre d'observations à l'appui de son opinion. Il va même jusqu'à regarder le mélange des évacuations aux eaux des fleuves et leur présence dans l'eau potable comme le mode principal de propagation du choléra. Il est un autre côté de la question qu'il nous paraît avoir envisagé sous son véritable jour. On avait prétendu que, dans ces cas de mélange de la matière cholérique à l'eau, la propagation ne se faisait pas directement par l'absorption de l'eau corrompue, mais par des émanations provenant de la terre imprégnée de matières putrides et altérée par le séjour, dans le sous-sol des bâtiments, d'une eau corrompue ; or, Snow a montré que, dans ces cas, les personnes atteintes n'étaient pas celles du voisinage, mais bien celles qui buvaient l'eau. Dans Broad-Street, ce sont les individus faisant usage de l'eau de la distribution qui devenaient malades.

Voici dans quelles conditions le mode de transmission dans Broad Street s'est révélé :
Une statistique de la mortalité dans les différentes maisons avait été dressée.
Le Dr Snow s'en servit pour marquer, sur un plan de Londres, au moyen de lignes noires, les maisons atteintes par la maladie.
Il résulta de ce travail, pour le quartier de Broad Street,

une tache irrégulière poussant des prolongements en divers sens et dans laquelle se voyaient des enclaves respectées par le fléau.

On chercha quelque temps à quoi correspondait cette figure bizarre et l'on découvrit que cette forme était exactement superposable à celle qu'affectait toute la canalisation d'une certaine pompe qui puisait dans la Tamise une eau suspecte de souillure.

Quant aux maisons que le choléra n'avait pas atteintes elles étaient alimentées d'eau par une autre canalisation. On a cité des exemples de passants atteints du choléra pour avoir bu dans Broad Street de l'eau prise à la pompe malsaine, une femme frappée du choléra dans un autre quartier de Londres, pour s'être fait envoyer de l'eau de la pompe de Broad Street.

En 1873, le Dr Blanc, chirurgien dans l'armée britannique, exposa au Congrès de l'association française pour l'avancement des sciences, les idées qui ont cours en Angleterre sur la transmission du choléra par les eaux prises en boisson, et cita des exemples nombreux où ce mode de transmission est évident.

D'un autre côté Dressler, Fischer et Pritzbam ont examiné les qualités physiques et chimiques des eaux potables de Prague, du mois de décembre 1687 au mois de mars 1868. Voici les conclusions auxquelles ces savants sont arrivés :

On ne peut démontrer, disent-ils, une relation entre les mauvaises qualités de l'eau potable et le choléra. Dans tels endroits, riches en excellente eau de citernes et de puits, le choléra avait sévi avec intensité. Ailleurs, malgré une eau détestable, l'épidémie avait été modérée.

Enfin, là où il y a eu une eau mauvaise, en même temps que de nombreux cas de choléra, on a pu constater d'autres causes adjuvantes, de telle sorte que, dans ces cas même, on ne saurait attribuer un rôle bien défini à l'influence de l'eau.

Ces conclusions qui ne s'appliquent qu'aux qualités plus ou moins potables des eaux, aux souillures banales, et qui ne visent pas les eaux contaminées par des matières cholériques, ne sauraient altérer les faits démonstratifs que nous avons précédemment exposés. *L'eau potable souillée par le contage cholérique transmet évidemment le choléra.*

Nous citerons d'abord quelques faits qui ont été observés dans l'Inde.

Choléra de Vadakencolan.

(HINDOUSTAN, PROVINCE DE MADRAS.)

(D'après le docteur FURNELL, de Madras.)

Le village de Vadakencolan est divisé en deux parties distinctes et nettement séparées : l'une est habitée par la *haute caste*, l'autre par les *parias*.

Le choléra éclata dans ce village et frappa exclusivement la *haute caste*.

Les gens de cette caste puisaient leur eau à deux réservoirs qui, comme tous ces réservoirs dans l'Inde, servent à tous les usages domestiques. Les indigènes y font leurs ablutions, y lavent leurs linges souillés ou non, et y projettent toutes les déjections.

. La partie du village habitée par les *parias* puisait à des puits ou des fontaines entièrement distincts, et, défense absolue, sous les peines les plus sévères, est faite à tout paria d'aller puiser l'eau aux réservoirs qui servent à la haute caste.

Les parias furent entièrement indemnes, malgré la proximité du foyer qui décimait la caste haute.

Il n'y eut parmi eux qu'un seul cas, et ce fut le laveur dont la femme, par un privilège spécial, pouvait faire emplir ses vases d'eau aux fontaines réservées à la haute caste.

Dans son voyage aux Indes en 1883 et 1884, Koch a établi le rôle important que l'eau joue dans la transmission du choléra. Il put en fournir la preuve d'une façon indiscutable. Il montra, en effet, la présence des bacilles virgules dans l'eau servant à la consommation d'un assez grand nombre de personnes atteintes du choléra.

Le rapport envoyé de Calcutta le 4 mars 1884, signale déjà ce résultat très important, et Koch y est revenu dans ses conférences de Berlin.

On a souvent signalé à Calcutta et dans la banlieue l'apparition de petites épidémies circonscrites à un groupe d'habitations. Une de ces épidémies éclatait au début de janvier et devenait en quarante-cinq jours le point de départ de 18 décès, ce qui correspond à une mortalité de 55 p. 1000, à une morbidité sans doute double. Ces chiffres contrastaient singulièrement avec celui que l'on observait dans tout le reste du quartier où le choléra était très rare.

Les habitations qui furent le siège des cas de choléra étaient toutes situées autour d'un réservoir qui dans le pays, comme nous l'avons déjà indiqué, porte le nom de « tank ». Tous les habitants venaient puiser dans ce réservoir l'eau des boissons et de la cuisine. Ils n'en utilisaient pas moins ce « tank » pour baigner eux et leurs bestiaux, pour les lessives, etc. Des latrines des plus primitives, installées autour du réservoir, sont une source de plus de contamination. L'eau ne paraît pas très trouble. Cependant elle n'en est pas moins extrêmement souillée, et nous ne sommes pas surpris qu'elle ait rappelé à Koch celle qu'il a vu consommer dans beaucoup de villes d'Égypte.

Quoi qu'il en soit, le 8 février, les membres de la com-

mission prélèvent en quatre points différents du « tank »
des échantillons d'eau. Les plaques faites avec deux de
ces prises donnent naissance au développement d'un
nombre assez considérable de colonies de bacilles virgules.

Le 11 février, nouvelle visite. Cette fois on prend de
l'eau de nouveau en six points du réservoir. Trois de ces
prises renferment des bacilles virgules. Ils sont sensiblement moins nombreux que le 8. Deux de ces derniers
échantillons ont été recueillis aux points même où l'eau,
recueillie le 8, renfermait des bacilles.

Le 21 février, l'épidémie était à peu près terminée,
Koch prélève de l'eau aux trois points où l'examen du 11
révélait des bacilles virgules. Cette fois une seule colonie
de bacilles virgules paraît sur une seule plaque.

Lors de chacune de ces visites, on prit comparative-
ment de l'eau dans des étangs ou des canaux situés au
voisinage, mais ne servant pas à l'alimentation du
groupe des maisons contaminées. Cette eau renfermait
de nombreuses espèces microbiennes, mais on n'y a
jamais trouvé de bacilles virgules.

Un autre exemple, faisant ressortir le rôle de l'eau
dans l'étiologie du choléra, nous est fourni par ce qui
s'est passé au fort William. Ce fait a la valeur d'une
expérience de laboratoire, puisque toutes les conditions
du fort et de la garnison étant restées les mêmes, l'eau
seule a été changée.

Ce fort, situé auprès de Calcutta, était jadis un foyer
cholérique des plus redoutés. La mortalité des troupes
anglaises par le choléra atteignait 70 décès pour 1000
en 1851. En 1862 elle était de 14 pour 1000 ; depuis
cette époque elle n'a jamais dépassé 5 pour 1000. Plusieurs années se sont même écoulées sans qu'il y ait eu un
seul malade ; depuis 1865, tous les cas relevés paraissent

avoir été contractés en dehors du fort. Or, au milieu de cette année 1865, la garnison du fort a reçu de l'eau filtrée, eau qui provenait de deux tanks surveillés de façon à prévenir toute souillure. Depuis 1871, le fort reçoit la même eau filtrée que la ville.

La modification réalisée en 1865 avait déjà produit une amélioration sensible.

Comme nous le verrons plus loin, en parlant de sa théorie, Pettenkofer refuse toute action à l'eau potable dans la transmission du choléra. Pour lui, le choléra ne se développe que si un poison émanant de malades trouve dans le sol des conditions qui lui permettent une maturation plus grande, aboutissant à la production d'un élément morbide, qui seul produit la contagion. Pettenkofer attribuait l'amélioration sanitaire du fort William aux progrès du drainage du sol et de la modification des latrines. Koch, qui a pu se faire une idée personnelle, ayant été sur les lieux, conteste l'importance de ces modifications et enlève ainsi à la théorie du sol (*Boden Theorie*), l'un de ses principaux arguments.

Les variations de fréquence du choléra ne présentent pas un rapport constant avec les oscillations de la nappe souterraine. Celle-ci est la plus basse au mois de mai, et en mai le nombre des décès est presque toujours sensiblement inférieur à celui du mois de juillet.

Le choléra diminue bien de fréquence pendant la saison des pluies. Mais certaines années pluvieuses présentent une mortalité assez grande. L'influence des pluies ne se fait sentir que sur les personnes qui boivent l'eau des tanks, certainement d'autant plus malsaine que son niveau est plus bas.

La rareté du choléra à Pondichéry tient à la bonne qualité d'eau fournie aux habitants. Madras et quelques autres villes indiennes ont dû les mêmes avantages à la même cause.

La contamination de l'eau a également joué un rôle important dans l'extension du choléra en Égypte dans l'épidémie de 1883.

Si les populations musulmanes de l'Égypte exécutent rigoureusement des ablutions fréquentes, elles sont peu difficiles dans le choix de l'eau destinée à la boisson.

Elles n'ont comme eau potable que l'eau des rivières et des fleuves.

A Damiette, l'eau est très souillée dans les points du Nil où les porteurs d'eau viennent remplir leurs outres.

Là, en effet sont amarrés de nombreux bateaux, c'est cet endroit qui sert de bain pour les hommes et pour les animaux.

Les habitations placées le long du fleuve y versent directement leurs eaux sales de toute origine ; des rigoles y conduisent les produits de défécation des maisons ou des mosquées.

Suivant Koch, les mosquées jouent un rôle important dans l'évacuation des matières usées de la vie et par suite dans la transmission du choléra.

La mission allemande a pu, à Damiette, examiner un certain nombre de mosquées dont elle fait connaître la disposition de la façon suivante.

La partie de la mosquée qui est dirigée du côté de la Mecque est seule consacrée à la prière. Elle possède un plafond.

A l'autre extrémité se trouve un espace découvert renfermant à son centre un bassin destiné au bain.

Le long des murs de cette dépendance de la mosquée, sont situées les latrines dites à la turque. Une rigole en pierre qui court autour des latrines renferme l'eau nécessaire pour les ablutions que le Coran prescrit après chaque défécation ou miction.

Cette eau reste plusieurs semaines sans être changée.

Au-dessous des latrines se trouvent des fosses non étanches. Quand les mosquées sont au voisinage du Nil, les latrines sont reliées au fleuve dans lequel les matières excrémentitielles arrivent alors directement.

Comme la population de Damiette, celle du Caire boit l'eau du Nil, qui est fournie par un canal de dérivation exposé aux mêmes sources de contamination. Les femmes indigènes lavaient leurs vêtements et leur linges souillés en amont du point où l'on vient puiser l'eau dans le canal. Quant à la prise directe, qui a lieu dans le cours même du Nil, j'ai pu constater qu'elle a été placée au-dessous d'une grande caserne occupée en ce moment par un régiment anglais.

Dans cette même ville du Caire, les ouvriers des *moulins français* en buvant uniquement de l'eau qui avait été préalablement soumise à l'ébullition, ont fourni une contre-épreuve des faits que nous venons de citer. Aucun ouvrier ne fut atteint du choléra et cependant les moulins sont situés à Boulak dans le quartier du Caire, où il y eut le plus grand nombre de décès cholériques (55 p. 1000).

Alexandrie fut relativement peu frappée, 927 décès (4 p. 1000). En 1865, la proportion avait été de 22 p. 1000.

Selon Koch, cette différence doit être attribuée au progrès réalisé dans l'approvisionnement en eau.

Les habitants d'Alexandrie reçoivent maintenant de l'eau filtrée, qui, comme l'examen bactériologique le démontre, a été débarrassée de la plus grande partie de ses micro-organismes.

L'examen comparatif de la mortalité cholérique à Port-Saïd, à Ismaïlia et à Suez, fait encore ressortir le rôle de l'eau dans la transmission du choléra.

Le même canal d'eau douce fournit à la consommation des trois villes, mais à Ismaïlia où il arrive tout d'abord, il traverse le quartier arabe, il n'est pas couvert, et est soumis à de nombreuses souillures.

Les habitants et les médecins d'Ismaïlia s'accordent tous à rejeter une lourde responsabilité sur les officiers anglais qui ont imprudemment disséminé leurs soldats sur les bords du canal d'eau douce, dans lequel ceux-ci ont été vus jetant les déjections des malades.

La portion du canal qui va d'Ismaïlia à Suez est également découverte, mais elle traverse le désert, elle est plus difficilement souillée.

D'Ismaïlia à Port-Saïd, l'eau traverse des conduites en fer absolument imperméables.

Or, en 1883, il y eut sur 1000 habitants :

A Ismaïlia. . . 16,8 décès cholériques ;
A Suez. . . . 4,7. —
A Port-Saïd. . . 0,46. —

L'épidémie de 1884 a fourni de nouvelles preuves en faveur de la transmission du choléra par l'eau. MM. Marey, Brouardel et Thoinot, ont particulièrement insisté sur ce point.

« Parmi les influences qui peuvent transmettre la fièvre typhoïde ou le choléra, il en est une qui, par son intensité, domine toutes les autres : c'est la souillure des eaux livrées à l'alimentation publique », a dit notre collègue Marey dans la séance de l'Académie de médecine du 14 octobre 1884.

Lorsqu'on étudie un certain nombre d'épidémies de

choléra, on constate, en effet, que le choléra suit volontiers le bord des cours d'eau et que c'est surtout le long des petits cours d'eau que cette propagation est plus fréquente et plus remarquable.

Pour expliquer cette marche il n'est que deux hypothèses possibles.

1° Les ruisseaux, les torrents, les rivières sont contenus dans une vallée souvent étroite et fermée, et les villages qui s'y trouvent ne peuvent souvent avoir de rapports qu'entre eux : lorsque l'un est pris il est tout simple que les autres le soient à leur tour. Cette explication est fort plausible pour quelques cas et certaines épidémies ne s'expliquent pas autrement. Les grands fleuves, les grands cours d'eau, le long desquels sont échelonnés des pays atteints par le choléra servent à la propagation de cette maladie comme les grandes routes et les voies ferrées, par cela seul qu'ils sont des voies de communication fréquentées par les émigrants.

2° L'eau est vraiment un agent propagateur du choléra : c'est l'eau d'un torrent, d'un ruisseau, d'une rivière qui, *souillée* en un point de son parcours, transmet la maladie aux riverains qu'elle alimente en aval. C'est ce point que nous allons mettre maintenant en lumière.

Épidémie d'Arpavon (Drôme).

Le lundi 11 août, la famille A..., des Omergues, fuyant le choléra arrive à Arpavon (Drôme, arrondissement de Nyons). Les Aubert l'accueillirent chez eux, mais, dès le lendemain, cédant à la pression de la population effrayée, le maire, par arrêté, envoya la famille A... à la grange Arnaud, à 1 kilomètre de l'agglomération.

La famille A... se composait de deux frères, dont l'un marié, et deux enfants. Le plus jeune des deux frères *avait la diarrhée* depuis quelque temps. Il quitta le village d'Arpavon le 12 et alla à la ferme Arnaud où les autres membres de la famille le rejoignirent le 13.

Arpavon est à 700 mètres d'altitude. Au pied, passe la route de Séderon et coule la rivière de l'Ennuie.

La ferme Arnaud est située dans une partie traversée par de nombreux ravins-sources, qui vont aboutir à l'Ennuie. La ferme Arnaud est arrosée par le ravin-source de Charaye, dont les eaux, d'une pureté et d'une limpidité remarquables, vont se jeter dans le ravin de Combes. Les eaux de cette source servent à l'alimentation de toutes les fermes riveraines que nous allons énumérer. A 300 mètres au-dessous ou en aval de la grange Arnaud et sur la même rive (gauche) se trouvent la ferme Clary, et immédiatement au-dessous de celle-ci la ferme Buisson.

De l'autre côté du ravin-source, vis-à-vis la ferme Buisson est la Grange-des-Bœufs, mais celle-ci, éloignée des bords de la Charaye *ne fait pas usage de son eau* : elle s'approvisionne à une source spéciale n'ayant avec l'autre aucune communication.

Dès que la famille A..., des Omergues, fut installée à la ferme Arnaud, la famille A..., ne comprenant pas le danger dont elle allait être cause, eut l'imprudence de souiller les eaux de la Charaye en y lavant les linges contaminés du frère cadet, atteint de diarrhée ; au dire même des propriétaires de la ferme, ce jeune homme se levait souvent la nuit pour aller évacuer sur les bords du ruiseeau.

Ce n'était pas une diarrhée simple et banale que celle dont souffrait le jeune A... Sa nature cholérique ne peut être contestée, car le 19 août, le fils Arnaud, de la famille hôtesse des A..., fut subitement pris d'une attaque cholérique qui l'enleva en quelques heures. La famille A... quitta la ferme Arnaud au plus vite ; le soir même du 19 le fils Arnaud succombait.

Pendant l'agonie du fils Arnaud, Alexis Clary, le propriétaire d'une des fermes situées en aval de celle des Arnaud et dont nous avons plus haut indiqué la situation, était pris à son tour de vomissements et de diarrhée. Alexis Clary n'avait eu aucun rapport avec les Arnaud depuis l'arrivée de la famille A... « Ayant une peur bleue du choléra il s'était bien gardé d'entrer dans la ferme des Arnaud pendant que les émigrés des Omergues y séjournaient. Obligé de passer devant cette ferme la veille de sa mort il a parlé à M. Arnaud, mais à distance ; *il ne l'a touché en aucune manière ni rien de ce qui lui appartenait* ». Mais Alexis Clary avait passé la journée à la campagne et s'était abondamment désaltéré dans l'eau de la source contaminée : ce malheureux ressentit le soir en rentrant un malaise subit et mourut le lendemain.

Le même jour (19 août) Buisson, dont la ferme est contiguë en

aval à celle des Clary, avait, avec sa fille, passé la journée à arroser
son jardin et s'était, lui aussi, abondamment désaltéré dans l'eau
de la Charaye. Buisson, autant que Clary, se gardait de tout rapport avec les Arnaud et les émigrés. Le soir du 19, sur la demande
de M. le curé d'Arpavon, il partit pour Nyons chercher du secours
pour le jeune Arnaud. Mais à peine sur la route il fut pris des
premiers symptômes cholériques, rentra, et se mit au lit avec les
signes caractéristiques. Sa fille fut prise le 21, c'est-à-dire vingt-
quatre heures après, puis sa femme.

Les habitants de la Grange-des-Bœufs sont vis-à-vis les fermes
Clary et Buisson sur l'autre rive de la Charaye ; mais l'eau dont
ils font usage n'est pas, nous l'avons dit, l'eau de la Charaye : ils
furent absolument indemnes, tandis que les deux fermes Clary et
Buisson payaient un si lourd tribut à l'épidémie.

Résumons en quelques mots cette observation, que
nous avons tenu à exposer en détail pour en faire ressortir toute la valeur.

Un cholérique ne présentant pour tout symptôme qu'une
diarrhée légère arrive des Omergues, aux environs d'Arpavon : il
souille lui-même de ses déjections la source qui passe aux pieds
de la ferme qu'il habite : sa mère lave son linge contaminé dans
cette même source. En aval, sont trois fermes dont les habitants
craignant le choléra fuyaient les réfugiés comme des pestiférés :
les habitants de deux de ces fermes faisaient usage de l'eau de la
source contaminée : ils payèrent un lourd tribut au choléra ; les
habitants de la troisième furent indemnes : ils ne touchaient en
aucune façon à l'eau de la source contaminée (Thoinot).

Nous ne donnerons qu'un résumé à grands traits d'une
autre épidémie qui a sévi également en 1884 dans la
vallée de l'Oule.

L'Oule est un petit torrent à courant peu rapide et qui, en été
ne renferme qu'assez peu d'eau.

Une de ses branches d'origine reçoit, au hameau de la Pégulière,
d'abord le germe cholérique contenu dans des effets venus de
Marseille, puis toutes les déjections des cholériques du hameau et
les souillures de leurs linges : ceci se passe du 8 au 18 août
environ.

Du 22 au 28, dans la commune de Montmorin, est atteint le hameau de Serre-Boyer, riverain de l'Oule.

A l'exception de Satuce qui, d'ailleurs, ne compte qu'un décès, les agglomérations de la commune distantes de l'Oule sont indemnes.

Du 20 au 29 août, la commune de Bruis, immédiatement en aval de celle de Montmorin, est fortement touchée par l'épidémie; mais *le fléau est cantonné sur les bords de l'Oule*; le village de Bruis et sa dépendance directe, le Château, sur la rive droite, Malafoux sur la rive gauche comptent seuls des cas et des décès : les agglomérations distantes des bords de l'Oule, tant au nord (Mianes, Rochas) qu'au sud (la Caoud) sont respectées, à l'exception de Fontettes, où est atteinte une femme qui apporte le germe de Bruis.

A Montmorin, comme à Bruis, l'eau de l'Oule ne sert qu'exceptionnellement de boissons, *mais elle sert à tous les usages domestiques*, et, du reste, elle était même en usage comme boisson, et cela d'une façon notoire, chez quelques-unes des victimes.

Cependant l'Oule était souillée de nouveau à Montmorin et à Bruis par les mauvaises coutumes des habitants : il est constant même qu'à Bruis un paquet de linge provenant de cholériques de Marseille fut lavé dans son courant.

Du 1er au 15 septembre, Sainte-Marie, en aval de Montmorin est touchée.

Puis, le 25 novembre, la Charcé, en aval de Sainte-Marie, est atteinte par une brusque explosion du fléau : en quelques jours, une grande partie des habitants est plus ou moins éprouvée.

A la Chace on buvait surtout l'eau de l'Oule.

« La Chace, écrit le docteur P. Laurens, fuyait avec énergie les villages cholériques d'amont. La Chace n'est pas allée chercher le choléra, et n'a rien reçu de suspect, absolument rien, ni objets, ni personne. »

On a vu, en outre, chez qui s'était produit le premier cas.

Enfin, à la Motte-Chalançon, un dernier cas, sur les bords de l'Oule (1).

Ainsi le choléra, descend, à partir de la Pégulière, suit les bords

____

(1) L'Oule se jette dans l'Eygue et aussi l'Ennuie, la rivière d'Arpavon. Or il y a eu deux cas seulement à Nyons, sur l'Eygues, en aval du confluent avec l'Oule. « Ces deux cas ont lieu, écrit le docteur Laurens, sur le canal d'arrosage, dans des maisons qui étaient alimentées par lui en eau potable. Ce canal est desservi par les eaux de l'Eygues, qui reçoit l'Oule et aussi l'Ennuie qui passe à Arpavon ».

de l'Oule, *n'attaquant que les villages riverains* et les prenant un à un, *d'amont en aval*, à des intervalles presque égaux (1).

Apparition du choléra à bord d'un steamer.

Le steamer français, *Ville de Palerme*, parti le 24 juin de la Pointe-à-Pitre, arriva à Marseille le 17 juillet 1884. Il y séjourna du 17 au 24; c'est-à-dire pendant les plus mauvais jours de l'épidémie.

Pendant son séjour, il n'eut aucun malade; le 24, le navire part pour le Havre; deux jours après son départ des accidents se manifestent à bord.

Du 26 au 29, il y a 5 cas de cholérine; le 30 un cas de choléra.

On ne constata pas de décès.

Avant d'arriver à Marseille le navire s'était approvisionné d'eau à Gibraltar. Ce fut la seule eau qui fut consommée pendant le séjour à Marseille. Mais le 24, la provision se trouvant épuisée on la renouvelle à Marseille; cette nouvelle eau est prise depuis le 24 et aussitôt les accidents se montrent; le capitaine est frappé de cette coïncidence, il prescrit de faire bouillir l'eau et de l'alcooliser; les accidents cessent immédiatement.

Choléra de la banlieue de Palerme.

(D'après le professeur ALBANESSE, directeur du service sanitaire pendant l'épidémie.)

1° Épidémie de Boccadifalco et San Lorenzo.

Boccadifalco reçut le choléra de Palerme; il y fut importé par un charretier. Boccadifalco fut sévèrement touché, au point que dans un seul jour les cas s'élevèrent à 100 et les décès à 42 sur une population qui n'atteignait pas 200 habitants.

Boccadifalco est traversé par un canal d'irrigation dont une branche va plus loin arroser le petit village de *San Lorenzo* (300 habitants environ). Il était bien recommandé aux fontainiers de prendre l'eau pour San Lorenzo au-dessus de Boccadifalco; mais, pour s'épargner un travail fatigant, ceux-ci avaient jugé

____

(1) Cette observation, comme la précédente est empruntée à l'ouvrage du Dr Thoinot.

plus simple de dériver le canal de San Lorenzo du milieu de Boccadifalco.

San Lorenzo fut à son tour bientôt atteint et le fut sévèrement.

A Boccadifalco le canal d'arrosage ne servait pas à la boisson mais à tous les usages domestiques, c'est-à-dire qu'on y jetait les déjections, qu'on y lavait les linges souillés, les ustensiles de ménage, etc. A San Lorenzo, au contraire, l'eau du canal servait et à la boisson et aux usages domestiques.

L'épidémie cependant sévissait cruellement dans ces deux agglomérations malgré tous les soins et toutes les mesures prophylactiques ordinaires, lorsque le professeur Albanese imagina d'agir sur le canal d'arrosage ; il le fit couper au-dessus de Boccadifalco, et le choléra cessa, dit-on, à Boccadifalco et à San Lorenzo, tout aussitôt, *comme s'il eût été coupé.*

Dès le deuxième jour après l'opération il n'y eut plus de cas ni dans l'une ni dans l'autre de ces agglomérations.

2° *Choléra de Brancaccio et de Romagnolo.*

Brancaccio et *Romagnolo* sont deux agglomérations de la même commune dans la banlieue de Palerme : elles sont alimentées d'eau par deux branches du même canal provenant de la source *Favara*, qui naît à Villabote au-dessus de ces deux villages.

Mais, circonstance tout à fait particulière, l'eau qui dessert Romagnolo lui est fournie d'une façon continue tandis que la branche qui se dirige vers Brancaccio ne reçoit d'eau qu'à *certains intervalles réguliers.*

Villabote fut frappé par le choléra importé de Palerme et bientôt Romagnolo et Brancaccio furent atteints ; mais, fait capital, le choléra fut *continu* à Romagnolo.

Il fut *intermittent* à Brancaccio ; les périodes d'accalmie correspondent exactement à l'interruption du service des eaux, les périodes d'acalmie suivant à bref délai l'arrivée de l'eau de la source Favara « véritable courbe de fièvre intermittente régulière », dit le professeur Albanese.

Épidémie du Finistère.

Dans l'épidémie du Finistère, le Guilvinec a été très sévèrement frappé ; tandis qu'au contraire Lechiagat n'a présenté que quelques cas de choléra. C'étaient des individus venant malades du Guilvinec, et qui n'ont été cause d'aucune transmission.

Les deux villes se présentent dans la même situation. Elles ne sont séparées l'une de l'autre que par un cours d'eau qui vient se jeter dans la mer, mais le Guilvinec est approvisionné par des puits, tandis que Lechiagat reçoit son eau d'une source placée à une certaine distance et à l'abri de toute souillure.

Dans l'arrondissement de Brest, c'est par le village de Kerhuon que débute l'épidémie.

Le village est formé de plusieurs hameaux, dont le moins important est celui de Prat-Salou, qui ne compte guère que 16 à 18 habitants.

Or c'est précisément lui qui a été le plus promptement et le plus fortement atteint.

Le premier cas s'y est déclaré le 27 octobre. Le 9 octobre il y avait eu dans ce hameau 7 cas dont 5 décès.

Voici ce qui s'était passé : On avait lavé les linges du premier cholérique dans un lavoir tout à côté duquel se trouve la source qui alimente en eau potable les habitants de Prat-Salou.

Cette source est légèrement en contre-bas du lavoir ; un petit mur en terre de 25 à 30 centimètres d'épaisseur seul l'en sépare. Il est absolument impossible qu'une substance toxique, qu'un contage quelconque, contaminant l'eau du lavoir, ne contamine pas en même temps l'eau de la source.

Dans les autres groupes de maisons de Kerhuon, la plupart plus importants que Prat-Salou, mais ne se servant pas de la même eau, on a bien observé des cas, mais des cas isolés, ou au nombre de 2 ou 3 au plus, dans le bourg le plus considérable. Ces cas s'expliquent par des relations incessantes existant tout le jour entre ces divers hameaux de Prat-Salou (Charrin).

Choléra de Prades.

Le premier cas qui parut à Prades fut celui d'un enfant, venant de Bouleternère avec des symptômes de choléra. Il alla habiter l'hôtel Palot, sur la route Nationale, où il mourut bientôt.

Ausitôt après son décès l'épidémie éclata à Prades, mais se limita nettement à un quartier formé *d'une part* par la rue du Pérou et ses prolongements, les rues de Belfort et de l'Hospice, et, de *l'autre*, par la route Nationale, dans la partie où elle est parallèle à la rue du Pérou. Les rues du Canigou, Dagobert et Alsace-Lorraine unissent ces deux grandes voies, la première par un trajet rectiligne, les autres par un long trajet sinueux.

Les eaux potables qui alimentent ce quartier sont fournies par :

1° *La fontaine des Chiens*, dans la rue de l'Hospice ;

2° Le puits Salètes, rue de Belfort ;

3° Le puits Sabater, rue du Pérou, n° 16 ;

4° La *fontaine Saint-Côme*, à l'extrémité de la rue du Pérou ;

5° Une fontaine monumentale, au bout de la rue de l'Hospice, sur la place publique de Prades ;

6° Des puits particuliers assez nombreux dans la *zone moyenne* de la route Nationale.

La route Nationale ou grande route rectiligne et parallèle à la rue du Pérou dans sa première zone (du n° 1 au n° 45) forme un coude dans sa zone moyenne (du n° 45 au n° 65), puis redevient rectiligne dans une zone extrême dont nous n'aurons pas à parler.

L'hôtel Palot, où mourut le cholérique venu de Bouleternère, est traversé par un *canal d'irrigation* qui, coupant perpendiculairement la route Nationale, se subdivise en deux branches secondaires dont l'une continue le trajet primitif, traverse des maisons, des jardins et va aboutir à la rue de Belfort au niveau du n° 12. Là cette branche se subdivise à son tour en divers petits ruisseaux qui parcourent les côtés droit et gauche des rues de Belfort, et de l'Hospice, pour aller se déverser enfin dans l'égout collecteur des eaux sales de la ville. A la hauteur de la *fontaine des Chiens*, les eaux de ce canal d'irrigation ainsi subdivisé *alimentent par des infiltrations ladite fontaine*, qui ne donne qu'en petite quantité une eau de mauvais goût.

L'autre branche du canal d'irrigation longe, à couvert, le côté droit de la route Nationale, et reçoit, en passant, les immondices des maisons. Arrivée à hauteur de la rue du Canigou, cette branche change de direction et va s'ouvrir au milieu de la rue du Pérou, dont elle irrigue à découvert les deux côtés, parvenant ainsi à la hauteur de la *fontaine Saint-Côme, qui reçoit ses infiltrations.*

Le premier cholérique, l'enfant venu de Bouleternère, *était mort à l'hôtel Palot*, traversé par le canal d'irrigation, qui avait naturellement reçu en ce point les déjections cholériques jetées sans aucune précaution, comme il devait recevoir tant d'autres plus tard, dans son trajet au milieu des rues de Belfort, de l'Hospice, d'une part, et du Pérou, de l'autre. On voit à quelles chances de contamination cholérique étaient exposées les fontaines des Chiens et Saint-Côme, soumises aux infiltrations de ce canal infecté sur son parcours et infecté dès le 1er jour de l'épidémie.

Les puits Salètes, Sabater, les puits de la zone moyenne de la route Nationale, la fontaine de la place publique étaient au contraire à l'abri de toute contamination.

Voyons maintenant :

1° Quelle est exactement la distribution de ces diverses eaux potables parmi les habitants du quartier contaminé, tel que nous l'avons délimité?

2° Quelle est la répartition des cas de choléra dans ce même quartier?

— Sont tributaires de la fontaine Saint-Côme :

a) Dans la rue du Pérou, les maisons du n° 61 au n° 17 inclusivement et du n° 44 environ au n° 28 inclusivement.

b) Sur la route Nationale, les maisons de l'un et de l'autre côté depuis les premières jusqu'à la hauteur du n° 45.

— Sont tributaires du puits Sabater : ·

a) Dans la rue du Pérou, les maisons du n° 28 au n° 2, et du n° 15 au n° 1.

b) Dans la rue de Belfort, les n°ˢ 20, 16, 14 et 12 (les n°ˢ 22 et 18 s'approvisionnaient ailleurs, comme nous le verrons plus loin) et les n°ˢ impairs du 27 au 19.

— Sont tributaires du puits Salètes :

a) Rue de Belfort, les habitants des n°ˢ 1, 3, 5, 7 (le n° 7 s'approvisionnait et à la fontaine des Chiens et au puits Salètes : c'est un point sur lequel nous reviendrons).

b) Rue Alsace-Lorraine, le n° 6.

c) Rue de l'Hospice, le n° 42.

Sont tributaires de la fontaine des Chiens :

a) Dans la rue de Belfort, les n°ˢ 24, 22, 18, 10, 8, 6 et 4, et, par le côté impair, les n°ˢ du 17 au 5 inclusivement.

b) Dans la rue de l'Hospice, les n°ˢ 40 à 30 ; 41 à 27.

— Sont tributaires de la fontaine de la place publique de Prades : Les habitants de la rue de l'Hospice, au delà du n° 30 et du n° 27.

— Enfin les puits de la zone moyenne de la route Nationale desservent cette zone, c'est-à-dire du n° 45 au n° 65.

Maintenant que nous connaissons la répartition des *eaux* dans les maisons de ce quartier contaminé, il s'agit de préciser la répartition des *cas* dans les maisons de ce quartier.

1° Route Nationale. — Il n'y a pas un seul cas au delà du n° 45. Tous sont répartis du n° 1 au au n° 45, c'est-à-dire *parmi les habitants tributaires de la fontaine Saint-Côme.*

2° Rue du Pérou. — Du côté pair tous les cas sont compris entre le n° 44 et le n° 32 ; de l'autre côté tous sont entre le n° 61 et le n° 17, c'est-à-dire que le choléra s'arrête exactement à la limite de distribution des eaux de la fontaine Saint-Côme. Le reste de la rue est, en effet, tributaire du puits Sabater. Cependant, dans cette zone indemne, nous voyons un cas au n° 24. Pourquoi cette exception ? La raison en est *que les propriétaires de cette maison, n° 24, étant brouillés avec les propriétaires du puits Sabater, allaient s'approvisionner d'eau à la fontaine Saint-Côme.*

3° Rue de Belfort, les seules maisons frappées au côté pair sont *le n° 22, le n° 18, tributaires de la fontaine des Chiens* : les autres maisons, n°ˢ 20, 16, 14, etc., tributaires du puits Sabater ou du puits Salètes (n° 2, etc.), sont épargnées.

Du côté opposé, du n° 27 au n° 19, c'est-à-dire parmi les habitants qui s'approvisionnent au puits Sabater, il n'y a pas un seul cas; du 17 au 9, au contraire (maisons tributaires de la fontaine des Chiens), chaque maison compte un cas.

Les n°ˢ 7, 5, 3 et 1 s'approvisionnent au puits Salètes : ils sont indemnes, à *l'exception du n° 7 toutefois*; mais c'est que dans la maison n° 7, il y a deux familles : *l'une s'approvisionnait au puits Salètes : elle fut indemne*; l'autre allait à la fontaine des Chiens : la ménagère eut le choléra.

4° Rue de l'Hospice, du n° 40 au n° 30, du n° 41 au n° 31, il y a des cas : *maisons tributaires de la fontaine des Chiens*; il n'y en a pas au delà : *maisons s'approvisionnant à la fontaine de la place Publique.* (Thoinot.)

Nous avons donné l'épidémie de Prades avec détails, parce que c'est une des plus démonstratives. Elle rappelle l'épidémie de Broad Street; elle a la même valeur au point de vue de la transmission par l'eau.

Nous avons étudié l'agent cholérique au point de vue *clinique et expérimental.* Nous possédons donc maintenant tous les éléments nécessaires pour élucider la question de la transmission du choléra.

L'agent cholérique a pour véhicule l'air ou l'eau. Transporté par l'air, il peut être absorbé par les voies respiratoires et digestives; et c'est ainsi que nous voyons un individu prendre le germe du choléra, en vivant dans l'atmosphère d'un cholérique, ou bien encore en s'exposant aux émanations pulvérulentes provenant de ses matières ou de linges, d'effets, de hardes, souillés par les déjections. Dans les cas, beaucoup plus fréquents et que l'épidémie de 1884 a surtout bien établis, où l'agent cholérique est mêlé à l'eau potable, la transmission a lieu exclusivement par le tube digestif.

L'agent cholérique abandonné à l'air libre perd bientôt sa propriété contagieuse, il s'y détruit rapidement; son activité n'est qu'éphémère, et l'épidémie cesserait bientôt, si le germe n'était reproduit par des régénérations successives. D'autres fois, il est conservé, entretenu par la séquestration; nous avons vu, en effet, que des objets contaminés, enfermés à l'abri de l'air, pouvaient conserver longtemps la faculté de transmettre le principe contagieux qu'ils renferment. Enfin, malgré l'activité éphémère de l'agent contagieux, on le voit s'enraciner dans un pays, y reparaître périodiquement, sans que cette persistance soit explicable par les caractères seuls de l'agent spécifique.

CHAPITRE XIII

Nous considérerons maintenant le *milieu* dans lequel
l'agent cholérique apparaîtra, quelles circonstances accidentelles ou secondaires viendront favoriser son développement et jouer le rôle de causes adjuvantes.

Ces causes sont *cosmiques* ou *somatiques*. Elles dépendent tantôt du sol, du climat, de l'air, quelquefois de
l'homme lui-même. Occupons-nous d'abord des *conditions telluriques*.

On considère, en général, que la profonde différence
qui se montre dans les épidémies de choléra provient,
en grande partie, de la différence des contrées où elles
apparaissent; que le choléra, s'attaquant primitivement
aux localités basses, humides, ne s'étend que rarement
aux points plus élevés, aux pays montagneux; souvent
même il les épargne complètement.

Les villages placés [au pied de l'Elbourz ayant été

atteints à trois reprises par le choléra, le roi de Perse, durant chacune de ces épidémies, a transporté son camp, composé de 10 000 personnes, à 7500 pieds dans la vallée de l'Aar, au bas du pic volcanique du Démawend. Malgré d'incessantes communications avec les villages infectés, le camp fut entièrement épargné.

Farr (1) a même voulu démontrer que la mortalité du choléra était en raison inverse de l'élévation du sol; la moins grande fréquence du choléra sur les pics les plus élevés pourrait bien avoir aussi cette raison, que les points inaccessibles sont peu habités.

A Mexico et au Caucase, on a vu le choléra régner à une hauteur de 7 à 8000 pieds, ainsi que sur le plateau qui sépare Chiraz d'Ispahan (7000 pieds).

Griesinger pense que l'influence de l'altitude devient plus sensible dans un cercle limité. Des exemples établissent alors l'immunité relative des localités élevées. Déjà, dans quelques épidémies de l'Inde, on avait remarqué que le choléra pouvait séjourner pendant des mois dans les parties les plus basses, tandis qu'il épargnait presque complètement celles qui se trouvaient à un niveau supérieur. Cette opinion a été justifiée en France par Fourcault, en Angleterre par Farr, et à Munich par Pettenkofer.

Fourcault a déduit de ses recherches que, dans les villes situées en amphithéâtre, on pouvait distinguer trois zones : la zone inférieure, siège principal de la maladie;

____

(1) Farr, *Registrer general's Report on the mortality of cholera in England*. London, 1852.

la zone moyenne, peu affectée; enfin la zone supérieure, presque toujours indemne. A Londres, les dix-neuf districts de la zone inférieure subirent une mortalité trois fois plus considérable que les dix-neuf districts de la zone supérieure. Enfin, à Munich, en 1855, Pettenkofer, qui a observé cette progression et cette décroissance, remarque qu'elles résultent moins de l'action directe de l'élévation et de l'abaissement, qu'elles ne sont le fait de l'humidité du sol, humidité qui s'accroît sur les terrains déclives et s'accompagne de la décomposition des matières organiques.

L'humidité est, en effet, avec l'existence des eaux souterraines, une cause adjuvante des plus importantes. La crue considérable de ces eaux précéda les deux épidémies de Munich de 1836 et de 1854; le développement de ces épidémies parut coïncider avec l'époque de leur retrait; le contage cholérique dont le sol est imprégné se dégage alors plus facilement; c'est là la cause mobile qui peut expliquer la variation des épidémies.

Hirsch est arrivé à une conclusion identique. Dans presque toutes les contrées, dit-il, où le choléra s'est montré à l'état épidémique, sa violence fut beaucoup plus grande dans les points bas et humides, tandis que très fréquemment les localités élevées furent épargnées; l'humidité n'est cependant pas la seule cause à invoquer; ce dont il faut surtout tenir compte, c'est de l'humidité compliquée de produits de décomposition des matières animales et surtout des matières excrémentitielles.

On a considéré un terrain disposé en entonnoir comme favorisant l'intensité et la diffusion du choléra. Le fait a été bien constaté par Kreuzer, en 1855, pour l'un des faubourgs de Vienne. Pettenkofer, à Munich, a fait la même remarque; mais il a surtout insisté sur l'importance de la nature tellurique comme cause adjuvante de la maladie. Il est parti de ce point de vue pour fonder sa théorie devenue célèbre. Déjà, en 1849, Fourcault (1) avait essayé de déterminer l'influence de la composition géologique sur la propagation du choléra. Il arriva à cette conclusion, que son développement était favorisé par les terrains d'alluvion, le calcaire grossier, l'argile, le sol carbonifère et la pierre de chaux magnésienne des Anglais, alors que les roches des terrains primitifs et de transition, les couches épaisses de sable, les agglomérations de silice et de craie, devaient arrêter sa propagation. On voit que Fourcault s'attache plus particulièrement à l'influence répulsive d'un sol granitique, considérant toutefois un sol humide comme un élément essentiel de transmission.

Boubéc (2) et Vial (3) émirent des idées semblables.

Ce qui caractérise au contraire les recherches de Pettenkofer, c'est que, laissant à peu près de côté la composition *chimique* du terrain, il s'attache surtout à ses caractères *physiques :* sa densité, sa porosité, etc. ; l'état du sous-sol des localités et des maisons joue dans la propagation du choléra un rôle essentiel, et, de cette cause particulière, dépend pour lui le développement d'une épidémie après une importation du dehors; s'occupant presque exclusivement de l'état physique d'agrégation, de l'état compact ou poreux du sous-sol des maisons, il considère que non seulement les terrains primitifs et de transition, mais encore les formations secondaires (cal-

(1) Fourcault, *Gaz. méd.*, 1849.
(2) Boubée, *Comptes rendus de l'Académie des sciences*, 27 octobre 1854.
(3) Vial, *Gaz. hebd., Documents statistiques de Paris*, 1872.

caires jurassiques), donnent l'immunité, lorsqu'elles sont exposées à l'air à l'état de roches. Au contraire, tout sol poreux, susceptible d'imbibition, pouvant s'imprégner facilement de liquide et de gaz, les terres végétales aussi bien que les terrains de sable et de silice, beaucoup de sols argileux, gras, toujours humides et entretenant sans cesse l'humidité autour d'eux, favorisent, dit-il, la diffusion des germes cholériques. Là où le sol se compose d'une roche calcaire compacte, le choléra ne devient jamais épidémique, et les quelques cas que l'on peut y observer à la suite d'importation restent stériles.

Il y a dans la théorie de Pettenkofer deux points à distinguer :

1° La nature du terrain. Le terrain doit être poreux, perméable et se laisser facilement imprégner par les liquides et les gaz ; cet élément est permanent.

2° Le niveau des eaux souterraines. Ce niveau étant mobile, l'effet est variable ; lorsque les eaux souterraines sont arrivées à leur maximum d'élévation, il n'y a pas décomposition des matières organiques et pas de dégagement de miasmes, par conséquent ; que les eaux se retirent, que le niveau s'abaisse, la putréfaction aura lieu, le dégagement miasmatique deviendra intense, c'est à ce moment que l'épidémie atteindra son plus grand développement. Cette seconde partie de la théorie, qui est une explication ingénieuse de certains cas, semble beaucoup plus hypothétique que la première, c'est-à-dire la question de la porosité du terrain.

Cependant il y a sur le bord occidental de la mer Caspienne, dans le point où l'Araxe et la Khoura réunis viennent se jeter dans cette mer, un terrain poreux, facilement perméable aux liquides et aux gaz, et dans lequel le niveau des eaux souterraines se modifie à diverses époques de l'année. Quelquefois, en effet, ce sol est complètement baigné par l'eau, les habitants établissant des barrages, afin que l'eau débordant vienne inonder les parties voisines et laisse en se retirant un limon fertilisateur.

Or, ces régions voisines de la Perse, qui ont des communications incessantes avec elle, qui ont été la voie suivie par plusieurs grandes épidémies cholériques, n'ont pas cependant conservé la maladie. Le contage, qui semblerait devoir se perpétuer dans ce sol qui lui est si propice, y provoquer des explosions, des efflorescences annuelles, ne s'est jamais fixé sur ces terrains. En explorant ces pays, le fait m'a été confirmé par tous les médecins et les chefs de village que j'ai interrogés, avec soin, et dont la réponse n'a laissé dans mon esprit aucun doute à cet égard.

Toutefois, si la théorie de Pettenkofer n'a pas un caractère d'évidence absolu, quelques cas semblent la justifier, et Pettenkofer a réfuté d'une manière victorieuse un certain nombre de faits qui lui ont été opposés. Il rapporte entre autres l'histoire d'une localité qui semblait être bâtie sur un terrain rocheux, mais qui reposait, en réalité, sur une couche de limon. L'humidité circulait dans le sous-sol, à travers les fissures du rocher.

Berlin est bâti sur un terrain sablonneux ; de 1831 à 1835, il eut dix épidémies, avec une mortalité de 12 582 cholériques (Griesinger).

Amiens se trouve dans des conditions telluriques qui expliquent la durée de la terrible épidémie qui a sévi dans cette ville.

Dans l'épidémie de Prague, en 1866, Prizbam et Robitschek ont remarqué que l'intensité et la décroissance de la maladie avaient été en rapport avec l'abaissement et l'élévation de la Moldau (rivière qui traverse Prague).

Dans le cours de l'épidémie de Halle, de 1866 à 1868, Delbrück a observé que la maladie avait épargné les quartiers exempts d'humidité, et dans lesquels l'écoulement des eaux était facile.

Hirsch confirme également l'opinion de Pettenkofer : « Il est hors de contestation, dit-il, qu'une extension épidémique du choléra n'est possible que sur un terrain poreux, perméable ; qu'au contraire un terrain pierreux, solide, ne pouvant être pénétré par l'eau, ou bien un terrain poreux, permettant l'écoulement facile de l'eau qui le pénètre, exclut l'apparition épidémique du choléra. »

Jameson au Bengale, Joung pour les montagnes de Nilgherri, Lormier, Gregor, constatent ce fait dans l'Inde. Beaucoup d'autres exemples, en Amérique et en Europe, viennent à l'appui de l'opinion de Pettenkofer. Le choléra aurait même eu une intensité plus grande le long des cours d'eau que le long des routes. Pettenkofer ajoute que cette remarque a été faite pour le Gange, l'Indus, le Don, le Volga et la Vistule (1).

En résumé, sans laisser à la théorie de Pettenkofer la valeur absolue qui lui a été attribuée par son auteur et quelques-uns de ses compatriotes, il n'est pas douteux que les terrains poreux, perméables et humides n'offrent des conditions plus favorables à la propagation du choléra.

(1) Dans un travail ayant pour titre : (*Verbreitungsart der Cholera in Indien, Ergebnisse der neuesten ætiologischen Untersuchungen in Indien*), Pettenkofer, comme nous l'avons déjà vu, a cherché à expliquer par sa théorie le mode de propagation du choléra dans l'Inde. Réfutant l'opinion de Bryden, qui faisait jouer un rôle important à l'humidité de l'atmosphère, il insiste surtout sur l'humidité du sol.

Dans ces dernières années Pettenkofer a modifié sa théorie. Il admet aujourd'hui une sorte de génération alternante du contage dont nous avons déjà parlé dans notre étude expérimentale.

Les *conditions atmosphériques* ont un rôle moins important.

L'influence des *saisons* est cependant manifeste ; l'été se distingue ordinairement par la violence des épidémies ; l'hiver, au contraire, paraît donner une immunité relative. L'humidité de l'air, l'état du baromètre et la direction des vents ne jouent un rôle qu'autant qu'ils modifient les conditions telluriques.

Toutefois, les *orages* ont quelquefois la propriété de donner une aggravation considérable à l'épidémie. Il semble que, sous l'influence d'un temps chaud et humide, les germes cholériques prolifèrent avec une très grande abondance. Les orages, les vents chauds signalent les journées les plus néfastes. Celle du 9 juin 1849 fut remarquable par un violent orage, et marqua le point le plus élevé de l'épidémie. Le choléra de Marseille, en 1865, ne prit toute sa violence qu'après un grand orage. En 1866, nous avons pu constater à Paris cet accroissement de la mortalité à la suite d'un orage violent. En 1865, à Solliès-Pont, à quelques kilomètres de Toulon, un orage a produit une aggravation sérieuse dans l'épidémie. A Amiens, le chiffre des décès s'était considérablement abaissé, il était tombé à 13 par jour ; un orage survient et il remonte à 30, proportion énorme sur une population réduite à 30 000 habitants.

En somme les violents orages et les grandes pluies

précèdent très souvent d'un jour ou deux l'apparition du choléra dans une localité ou amènent une aggravation si la maladie existait déjà.

Les quantités plus ou moins importantes d'ozone n'ont pas d'action sur la marche de l'épidémie.

Arrivons aux *conditions somatiques.*

Les différences de race, de nationalité, sont sans influence aucune sur le développement du choléra. Il n'y a d'autre prédisposition que celle de la misère, de la fatigue, du refroidissement, des impressions morales dépressives, seules causes qui, en enlevant toute résistance, rendent plus apte à subir l'influence de l'épidémie.

En Afrique, aux Antilles, elle s'est abattue sur la race noire. A la Pointe à Pitre, elle a frappé mortellement 1 304 nègres, pendant que les militaires et les marins du commerce jouissaient d'une immunité absolue. Les Indiens de l'Amérique du Nord ont été cruellement ravagés par le choléra de 1833. Les Juifs, épargnés en Allemagne, ont été les victimes les plus nombreuses à Smyrne, à Alger et à Amsterdam.

La collection d'individus, l'*agglomération* joue dans la propagadation des épidémies un rôle considérable.

Nous examinerons maintenant l'importance des *modes de communication* et leur degré d'influence sur la transmission du choléra. Les communications par terre ne sont pas les plus dangereuses, et la vapeur n'y a pas un rôle aussi pernicieux qu'elle a offert sur les voies maritimes.

Les *chemins de fer* ne sont pas, en effet, le théâtre de ces encombrements excessifs que l'on constate sur les navires d'Orient, chargés d'émigrants et de pèlerins. Toutefois ils deviennent souvent des intermédiaires de propagation. On se rappelle le cas de l'importation d'Altenbourg, et on sait également que l'épidémie qui a sévi à Paris, en 1865, a été causée par une femme qui, partie de Marseille avec la diarrhée cholérique, a été prise de choléra à son arrivée à Paris. C'est en effet par la diarrhée cholérique que ce transport est surtout possible. La voie maritime est habituellement la source de l'importation, et c'est par les voies terrestres que s'accomplit l'expansion du mal en surface.

Le transport par *caravane* offre peu de danger, quand l'espace à parcourir est étendu. Un grand désert, en effet, est le meilleur de tous les obstacles à la propagation du choléra. Un espace aussi considérable n'est pas franchi par la maladie.

Les caravanes qui ont quitté la Mecque en emportant le choléra et se sont rendues à Damas n'y ont jamais transporté la maladie. La mortalité est assez considérable les premiers jours du voyage, elle va successivement en décroissant. Les individus qui font partie de cette caravane, s'acclimatant chaque jour au contage cholérique, finissent par perdre toute faculté de réceptivité morbide, et, au bout de quinze ou vingt jours, la maladie a totalement disparu.

L'administration sanitaire ottomane a également appris à la Conférence de Constantinople que la caravane qui, de la Mecque, retourne en Égypte par Suez, n'a jamais importé le choléra en Égypte. Si, en 1831, remarque Fauvel, le choléra fut importé en Égypte par les pèlerins de la Mecque, il le fut par des pèlerins qui revinrent sur des navires, et non par la caravane, qui n'arriva que plus tard. Il en est de même pour les *déserts* qui séparent

Bagdad et Damas de la Mecque : et lorsqu'en 1823, et plus tard en 1847, le choléra, venant de la Perse, s'avança jusqu'au nord de la Syrie, ce fut en remontant le Tigre et l'Euphrate, et non à travers le désert.

Les *navires* sont loin de présenter la même sécurité. Là, en effet, se trouvent le plus souvent réunies les conditions d'encombrement et de confinement qui doivent faciliter la propagation de l'agent cholérique. Ces éléments n'auront pas une action redoutable si tout l'équipage, provenant d'un même lieu contaminé, a acquis l'*acclimatement* dans un foyer cholérique.

Mais, si le navire a subi un renouvellement partiel, si des hommes *neufs* sont venus se réunir aux passagers acclimatés, le germe cholérique trouvera dans ces hommes *nouveaux* un milieu favorable à son éclosion, et, aidé de certaines circonstances adjuvantes, le navire deviendra le siège d'une épidémie intense.

Le rapporteur de la Conférence de Constantinople a donné un certain nombre d'exemples semblables : il a démontré que les observations paraissant contradictoires avaient été l'objet d'une fausse interprétation. Sur 33 paquebots à vapeur et 112 navires à voile arrivés en coutumace de choléra, en 1865, aux Dardanelles, dans l'espace d'un mois et demi, et venant pour la plupart d'Alexandrie, il n'y eut à bord, pendant la traversée, que 5 cas de mort, et environ 16 hommes atteints de la maladie, qui furent transportés au lazaret. Sur ces bateaux, il y avait un total de 5 326 hommes : on voit donc combien le chiffre des cholériques y est restreint ; c'est que les passagers étaient *acclimatés*.

Cette observation, faite aux Dardanelles, a pu être renouvelée dans tous les autres ports de l'empire ottoman. Le rapport de Bartoletti, sur la marche du choléra de 1865, donne le même résultat. Le fait s'est présenté partout où sont arrivées des provenances d'Alexandrie. Quelques cas isolés seulement de choléra se sont montrés à bord des navires qui amenaient à Marseille un nombre si considérable de fuyards. Les mêmes observations ont été faites sur les navires ramenant les pélerins de Djeddah en 1890 et 1891.

Au contraire, l'histoire de l'épidémie de choléra qui sévit à bord de la flotte française dans la mer Noire, en 1854, est un exemple saisissant de l'accroissement rapide de la maladie au milieu d'un équipage vierge d'influence cholérique.

Le choléra s'est montré sur la mer Noire, les 13 et 14 juillet, au moment de l'arrivé du *Primauguet* et du *Magellan*, partis de Gallipoli.

L'importation eut lieu d'abord à Varna, d'où la maladie s'étendit à l'armée de terre.

Jusqu'au 22 juillet, en dehors de ces deux navires, la flotte, en grande partie mouillée à Baltchik, resta indemne ; mais, à dater de ce jour, des cholérines et quelques rares attaques de choléra se manifestèrent sur plusieurs vaisseaux, jusqu'au 7 août, jour où la division Bosquet, en proie au choléra, vint camper à Baltchik ; des communications fréquentes s'établirent entre elle et l'escadre. Deux jours après, le choléra éclatait avec une violence extrême sur les vaisseaux.

A dater du 9 août, l'épidémie prit des proportions considérables ; en trois jours, elle avait atteint son maximum d'intensité, et, après dix jours, elle était terminée.

Durant cet espace de temps, les cinq vaisseaux les plus maltraités avaient perdu ensemble quatre cent cinquante-six hommes du choléra, et, en huit jours, la flotte entière, sur un effectif de treize mille marins, comptait huit cents morts.

A partir de ce moment jusqu'à la fin de la guerre, il n'y eut plus à bord de la flotte française que des cas isolés de choléra et de petites recrudescences passagères, remarquées principalement sur les navires qui transportaient des troupes non encore acclimatées.

On voit combien la différence est sensible dans les deux cas.

Mais si la mortalité est moins considérable dans le premier cas, cela ne veut pas dire que tout danger d'importation soit éloigné.

En effet, la plupart des navires partis d'Alexandrie n'ont eu, comme nous l'avons vu, que très peu de cholériques à bord : mais ce petit nombre de malades a propagé le choléra ; ces cas isolés ont été le point de départ de l'épidémie de 1865. « Ils ont propagé le choléra dit Fauvel, par la raison *décisive* que le choléra ne s'est manifesté que *là* où ils ont abordé. »

Cette immunité, résultat de l'*accoutumance*, se retrouve également chez les quarantenaires dans les *lazarets*. Cette observation a été très remarquable pendant l'épidémie de 1865. Un très grand nombre de personnes, en effet, fuyaient l'épidémie ; ne pouvant débarquer à cause des mesures prescrites par le gouvernement ottoman, elles étaient placées dans les lazarets, et il y avait là un encombrement considérable. Malgré cet encombrement, malgré des conditions hygiéniques très contestables, il y a eu fort peu de cas de choléra, et la mortalité a été légère, parce que ces individus, fuyant des foyers cholériques, avaient déjà subi l'influence cholérique. Ils étaient acclimatés. Dans plusieurs lazarets, à Salonique, aux Dardanelles, à Trébizonde, à Beyrouth, l'encombrement a été porté à un très haut degré. A ce moment, onze lazarets ont reçu 25 819 quarantenaires. Sur ce chiffre énorme, on n'a compté que 480 attaques de choléra, et seulement 238 décès. Ajoutons même que, parmi ces attaques, un assez grand nombre ne se sont

pas développées au lazaret, et que quelques individus ont été débarqués, subissant déjà les atteintes du
choléra.

Le tableau suivant précise avec plus de détails la proposition que nous venons d'émettre.

LAZARETS.	NOMBRE des QUARANTE-NAIRES.	ATTAQUES développées avant l'entrée au lazaret.	ATTAQUES développées dans les lazarets.	NOMBRE TOTAL des attaques.	NOMBRE des décès dans les lazarets.
Dardanelles ..	2.268	16	6	22	15
Smyrne........	1.701	»	14	14	9
Salonique....	4.257	?	?	265	122
Volo.........	2.265	5	57	62	23
Beyrouth.....	3.200	?	?	30	15
Chypre.......	1.199	19	3	22	7
Crète	778	3	11	14	10
Benghazi....	812	0	1	1	1
Trébizonde...	5.073	1	20	21	19
Samsoun.....	3.170	18	6	24	12
Bourgas......	1.096	5	0	5	5
Totaux.....	25.819	67	118	480	238

Quelquefois, contrevenant aux règlements, un individu
atteint de choléra ou portant en lui le germe de la maladie viendra à communiquer avec la population voisine
et apportera dans cette population, vierge de toute
influence cholérique, la maladie dont il a pris le principe.
Ces cas ne seront que la vérification de la loi de l'accoutumance cholérique. Ces individus qui, mêlés aux quarantenaires, n'ont provoqué entre eux presque aucun accident, peuvent, par la communication avec la ville
voisine, y faire éclater une épidémie d'autant plus

redoutable que les habitants n'ont nullement subi l'accoutumance cholérique.

Nous trouvons dans le rapport de Bartoletti un fait qui confirme parfaitement cette manière de voir ; il s'est passé aux Dardanelles.

Depuis le commencement de juillet, il y avait eu plusieurs cas de choléra admis ou développés dans le lazaret, lorsque le 12, un soldat de garde à la porte de l'établissement est atteint de la maladie. Il est transporté à l'hôpital voisin, où il succombe rapidement.

Le lendemain, huit cas de choléra sont constatés, savoir : trois parmi les soldats de garde à la porte du lazaret ; deux parmi la garnison du fort touchant à l'établissement ; un dans la ville, distante d'une heure de marche par terre, mais beaucoup plus rapprochée par mer, sur un garde de santé, sorti depuis deux jours du lazaret ; un dans un autre quartier de la ville, sur un individu qui allait chaque jour au lazaret y vendre des gâteaux ; et enfin un sur un batelier de l'office de santé.

Tel fut le point de départ de l'épidémie, qui, sur une population de 6000 âmes, causa, du 12 juillet au 12 septembre, 344 décès cholériques, non compris vingt-cinq morts parmi la garnison des forts.

Sur ce point, il n'y a pas de doute possible ; il est évident qu'un lazaret peut être, dans les conditions que je viens d'indiquer, une cause de propagation de la maladie pour la ville voisine (1).

Nous retrouvons encore la confirmation de cette *loi de l'accoutumance* dans ce qui se passe dans les *armées*, les *foires*, les *pèlerinages*. Lorsque le choléra est importé

(1) On a prétendu que le lazaret était un danger permanent, le contage pouvant être transporté par l'air, du lazaret à la ville. Fauvel, qui a fait l'examen détaillé des cas où le choléra s'est propagé du lazaret à la ville voisine, comme à Smyrne, à Chypre, à Beyrouth, à Trébizonde, à Kustendjé, à Sulina, a montré que presque toujours il y avait eu communication, ou bien encore que des malades affectés de diarrhée avaient été débarqués avant qu'on eût prescrit les mesures quarantenaires. (Voir, pour plus de détails, le rapport de Fauvel, p. 62.)

dans ces grandes *agglomérations*, si ces masses n'ont pas subi l'accoutumance cholérique, l'explosion y est rapide, la mortalité considérable, mais cet éclat ne dure que quelques jours et la maladie cesse bientôt.

La guerre d'Orient nous a fourni un exemple de la rapidité du développement et de l'intensité de la maladie au milieu de navires vierges de toute influence cholérique. Nous y trouverons encore un argument identique à propos de l'invasion de l'épidémie dans les troupes de terre :

Au commencement d'avril 1855, arrivèrent de France à Constantinople quinze à vingt mille hommes de troupes, composées en partie de la garde impériale.

Ces troupes n'avaient pas eu, pendant leur traversée, un seul cas de choléra. Elles furent campées sur les hauteurs de Masslak, dans une situation extrèmement salubre. A ce moment on ne constatait plus dans la ville de Constantinople que des atteintes très rares de choléra. Les relevés des hôpitaux militaires français ne donnaient que cinquante-trois cas pour le mois de mars. Le relevé du 11 avril n'en signalait aucun.

En Crimée, les attaques étaient alors également peu fréquentes. Et cependant les troupes furent à peine installées à Masslak, que, dans la nuit du 14 au 15 avril, le choléra éclata parmi elles. Il s'ensuivit une épidémie assez grave.

Les armées, comme les foires et les pèlerinages, ont une double action : ce sont des foyers de renforcement, comme nous l'avons dit, mais en même temps des causes de dissémination. Les armées en marche transportent avec elles le choléra : la guerre de Pologne, en 1831, fut la grande cause de la dissémination du choléra en Europe.

La Conférence de Constantinople a formulé en ces termes l'influence des *agglomérations* :

« Toute agglomération d'hommes dans laquelle s'introduit le choléra est une condition favorable à l'extension rapide de la maladie et, si cette agglomération se trouve dans de mauvaises conditions hygiéniques, à la violence de l'épidémie parmi elle ;

» En pareil cas, la rapidité de l'extension est proportionnée à la concentration de la masse agglomérée, tandis que la violence de l'épidémie est, toutes choses égales d'ailleurs, d'autant plus prononcée que les individus composant l'agglomération ont moins subi déjà l'influence cholérique, ou en sont restés vierges, c'est-à-dire, en d'autres termes, que les individus qui ont déjà subi l'influence d'un foyer cholérique jouissent d'une sorte d'immunité relative et temporaire qui contre-balance les fâcheux effets de l'agglomération ;

» Enfin, dans une masse agglomérée, plus l'extension est rapide, plus aussi la cessation de l'épidémie est prompte, à moins que de nouveaux arrivages sains ne viennent fournir un nouvel aliment à la maladie et aussi l'entretenir. »

Nous venons de passer en revue les conditions cosmiques ou somatiques qui favorisent le développement et la propagation de l'agent cholérique. Nous avons vu qu'un sol humide, un terrain poreux, étaient les plus aptes à s'imprégner du contage, à produire de nouvelles efflorescences épidémiques. C'est pourquoi on a observé dans certaines parties de la Russie, de l'Allemagne et de la Hongrie, de ces retours périodiques du choléra. Le terrain humide sur lequel est bâti Amiens explique aussi pourquoi le choléra a eu dans cette ville une durée aussi persistante.

Nous avons vu également que les populations misérables, n'observant en rien les lois de l'hygiène, minées par les excès de tout genre, offraient peu de résistance à la maladie et subissaient les plus redoutables atteintes du fléau.

Enfin, nous avons remarqué que le choléra sévissait surtout sur des populations vierges de toute influence cholérique, et que c'était sur ces masses non encore accoutumées que l'explosion était la plus rapide et la plus violente.

Que ces conditions soient inverses, et l'on verra l'explication de ces *immunités* permanentes ou temporaires qui, aux yeux de certains esprits, infirment la doctrine de la contagion. Que le sol, en effet, soit granitique, que le terrain soit sec, composé de roches denses et serrées, que les infiltrations y soient impossibles, et il y aura pour ces pays une immunité complète ou partielle. C'est ainsi qu'on s'explique pourquoi certaines régions de la Suisse, les parties alpestres, ont été préservées du choléra, et comment, lorsqu'il y a été importé, il n'ait pu s'y maintenir.

Enfin, une dernière source d'immunité se trouve dans l'accoutumance, qui, à elle seule, comme nous l'avons vu, contre-balance les conditions funestes d'hygiène et d'encombrement.

Cependant certains faits présentent quelques points obscurs et d'une interprétation difficile.

La ville de Lyon a montré une grande résistance au choléra. En 1832, elle échappa complètement à l'épidémie qui ravagea la France. En 1835, elle résista également à l'épidémie qui remonta le Rhône. En 1849, une caserne fut envahie et quelques cas de choléra se manifestèrent dans les quartiers environnants. Mais, après trois semaines, tout avait disparu. En 1853, pendant l'automne, le choléra sévissait dans le département de la Drôme. La maladie apparut à Lyon, y détermina quatre cents attaques, cent quatre-vingt-seize décès, puis s'éteignit. En 1865, il n'y a eu que quelques cas de choléra. L'importation y a donc été manifeste, mais le germe cholérique n'a pas trouvé un milieu convenable pour y produire tous ses effets.

Cependant la population y est nombreuse, une partie est ouvrière, misérable : on y retrouve donc les conditions somatiques qui devraient favoriser la propagation de la maladie. Il est vrai que Lyon est bâti sur un sol dense, rocheux; mais toutes les parties du sol n'ont point, à Lyon, une composition identique. Lyon est situé au confluent de deux fleuves, et certaines parties du terrain sont plus poreuses que dures, et plus humides que sèches. Mais le terrain dans ces points est habituellement noyé par la nappe souterraine qui ne subit guère d'oscillations.

La question de l'immunité a été de la part de Fauvel l'objet d'une étude importante (1), qu'il a résumée dans les propositions suivantes :

« 1° Les ports de l'Inde où le choléra est endémique ne sont jamais le théâtre d'une grande épidémie ;

» 2° Ce fait tient à l'immunité générale, mais non absolue, dont jouit la population *native* de ces ports ;

» 3° Cette immunité n'existe pas dans les foyers endémiques, pour les *étrangers* à la localité qui sont dans les conditions d'aptitude à contracter le choléra ; tels sont en particulier les pèlerins musulmans qui viennent s'embarquer à Bombay pour se rendre à la Mecque ;

» 4° Les épidémies de choléra qui se développent dans les régions de l'Inde où la maladie n'est pas endémique proviennent des foyers d'endémie et sont favorisées par les pèlerinages hindous ;

» 5° Les épidémies observées parmi les pèlerins de la Mecque se rattachent également aux foyers d'endémie cholérique ;

(1) A. Fauvel, *Acquisitions scientifiques récentes concernant l'étiologie et la prophylaxie du choléra.* — Mémoire lu à l'Académie des sciences. Paris, 1883. — *Mémoire sur le choléra dans l'Inde, dans la mer Rouge et en Europe.* Acquisitions nouvelles concernant l'étiologie et la prophylaxie de cette maladie depuis les Conférences de Constantinople et de Vienne. Lecture faite au Comité d'hygiène. Paris, 1883.

» 6° Une épidémie grave de choléra confère au pays ou à la localité qui en a été le théâtre une *immunité* plus ou moins complète et plus ou moins durable dont il est impossible de formuler la loi pour l'Europe, mais qui, dans l'Inde, paraît avoir une durée de plusieurs années ;

» 7° Dans le Hedjaz et en général dans les régions peu peuplées de l'Arabie, le choléra n'a qu'une faible tendance à se propager parmi la population autochtone;

» 8° Le fait d'une grande épidémie de choléra dans un pays quelconque est une *preuve* que le choléra n'y est pas endémique.

» En somme, les faits nouvellement acquis à la science se rapportent à des questions d'*immunité* et les éclairent par un côté jusqu'ici méconnu.

» L'étiologie et la prophylaxie du choléra en particulier peuvent y puiser des indications nouvelles.

» Ces faits, d'ailleurs, paraissent être l'expression d'une loi qui embrasse tout une autre catégorie particulière de maladies pestilentielles dues à un contage et laissant après elles une immunité plus ou moins durable. »

CHAPITRE XIV

L'étude du choléra présente trois points d'une importance pratique indiscutable :

1° Prouver que le choléra peut être importé ;

2° Préciser comment il peut être importé ;

3° Fixer la durée de l'incubation.

C'est en effet sur la connaissance approfondie de ces trois données que doit être édifié le régime sanitaire du choléra. Nous avons déjà essayé de résoudre les deux premières questions, nous allons maintenant nous occuper de la troisième.

La durée de l'incubation du choléra a donné lieu, de la part de la Conférence de Constantinople, à beaucoup de recherches et de discussions.

Il ressort de ses travaux que, dans l'immense majorité des cas, quelques jours suffisent à l'incubation, et que parfois cette période n'est que de quelques heures. Il est facile d'observer ce fait, si l'on assiste à l'importation et au début de la maladie dans une ville ou sur un navire.

Mais la précision absolue est souvent impossible. Il faudrait, en effet, connaître le moment pendant lequel le malade a eu une première communication compromettante avec un cholérique confirmé ; avoir la certitude qu'il n'ait point manipulé précédemment des linges souillés par des matières cholériques ; enfin, il faudrait ne pas avoir à tenir compte de la diarrhée cholérique, qui peut si facilement passer inaperçue, et qui cependant est apte à transmettre la maladie. On voit combien toutes ces données, nécessaires pour arriver à une solution absolue, sont complexes.

La Conférence de Constantinople a formulé ainsi sa conclusion : Dans presque tous les cas, la période d'incubation ne dépasse pas quelques jours. Tous les faits cités d'une incubation plus longue se rapportent à des cas qui ne sont pas concluants, ou bien parce que la diarrhée prémonitoire a été comprise dans la période d'incubation, ou bien parce que la contamination a pu avoir lieu après le départ du lieu infecté.

Voici quelques-uns de ces faits ; leur lecture et leur examen justifient les conclusions de la Conférence. Ils ont été pris à bord des navires.

En 1848, un navire chargé d'émigrants partit du Havre le 6 novembre, le choléra ne se manifesta à bord que le seizième jour de la traversée. Quand ces émigrants, au nombre de 346, Allemands pour la plupart, s'embarquèrent, le choléra ne régnait pas encore au Havre, mais plusieurs de ces individus arrivaient d'Allemagne, où la maladie existait ; il y eut parmi eux 17 attaques et 7 morts. Il est à noter qu'ils transmirent le choléra à 13 personnes de l'île Staten, où se trouvait placée la quarantaine.

A la même époque (3 novembre 1848), sur un autre navire, *Swanton*, également parti du Havre avec 289 émigrants pour la Nouvelle-Orléans, le choléra n'éclata à bord que le 25 novembre, c'est-à-dire le vingt-troisième jour de la traversée, et y occasionna 13 morts. Un certain nombre de ces émigrants venaient, comme ceux de l'autre navire, de points de l'Allemagne où régnait le choléra (1).

(1) Baly, *Report on cholera*, 1854.

Les derniers faits se rapportent à l'épidémie de
Gibraltar :

Le 21 août 1865, alors que le choléra régnait dans la ville, une
partie du 1er bataillon du 9e régiment, qui s'était jusque-là maintenu en bonne santé, reçut l'ordre de partir pour le Cap et fut embarquée sur le *Renown*, grand bâtiment neuf, bien aéré. Le lendemain,
22 août, un cas de choléra rapidement mortel eut lieu à bord. Le
navire fut remorqué, et comme aucun autre cas ne s'y était déclaré,
il prit la mer au bout de trente heures. Tout alla bien jusqu'au
5 septembre, mais à ce moment, après treize jours de mer, le
choléra éclata à bord et, dans l'espace de quatorze jours, enleva
neuf hommes, une femme, plusieurs enfants, ainsi que le chirurgien du navire (1).

Une telle durée d'incubation, contraire à la grande
majorité des faits, ne saurait être acceptée sans réserve ;
les observations que nous venons de relater sont susceptibles de deux interprétations : ou bien les passagers
avaient avec eux des hardes souillées de matières cholériques, placées dans un air confiné, pouvant par conséquent transmettre le choléra ; ou bien encore quelques-
uns des individus embarqués étaient atteints, dès leur
départ, de la diarrhée qui, méconnue au début, aura
transmis plus tard le choléra.

Mais il est une dernière question qui a, pour la durée
de la contumace, une importance presque égale à celle
de la durée de l'incubation. Pendant combien de temps
un individu atteint de diarrhée cholérique conserve-t-il
le pouvoir de transmettre le choléra ?

Cette question, très discutée à la Conférence, est
d'autant plus difficile à résoudre que la diarrhée cholérique se sépare peu cliniquement de la diarrhée commune.
Toutefois, on a considéré que la diarrhée dite prémoni-

(1) Conférence de Constantinople. Rapport extrait d'une communication officielle de M. Rutherford, inspecteur de l'armée à Gibraltar.

toire ne dure guère généralement plus de trois jours, et que, lorsqu'elle dépasse cette limite, il est bien rare qu'elle se prolonge au delà d'une semaine ; que par conséquent l'individu isolé de toute cause de contamination, et dont la diarrhée se serait prolongée plus de huit jours après son isolement, sans avoir présenté aucun signe caractéristique de choléra confirmé, pouvait être tenu comme non cholérique.

Mais cette opinion générale n'a pas été unanime ; et l'on sait que Griesinger admet pour la durée de l'incubation une période beaucoup plus longue. L'examen bactériologique donnera dans ces cas difficiles des indications précieuses.

CHAPITRE XV

Les conditions générales qui président à la naissance
et au développement du choléra dans l'Inde nous sont
encore aujourd'hui à peu près inconnues. Nous ignorons,
en effet, si le choléra, endémique dans l'Inde, ne s'y transmet que de l'homme à l'homme ; si, au contraire, certains
terrains ont la propriété d'engendrer le contage, de le
conserver à l'état latent ; enfin, si ce contage, se dégageant
à certaines époques, reprend, sous l'influence de l'agglomération, des pèlerinages, sa propriété fermentescible,
sa puissance d'éclosion. Nous connaissons aussi imparfaitement la nature des terrains sur lesquels le choléra se
montre à l'état endémique.

Avec des données aussi incomplètes, vouloir éteindre
aujourd'hui le choléra dans son berceau nous paraît encore bien difficile. Mais, il est deux points sur lesquels
il faut insister : 1° l'assainissement de l'Inde anglaise,
2° la protection de l'Europe qui doit être absolument
préservée ; c'est vers ses frontières que doivent être por-

tées toutes les forces, toute la vigilance de l'administration sanitaire.

La putréfaction des cadavres, la dispersion des eaux du Gange, la destruction des anciens travaux de canalisation, ont été invoquées tour à tour pour expliquer la génération de l'élément spécifique. Ce sont là, nous l'avons dit, autant d'hypothèses qui ne peuvent élucider la question, et la cause de la genèse du bacille nous est encore cachée. Pour essayer d'arrêter la propagation du choléra dans l'Inde, nous ne pouvons que combattre les causes adjuvantes.

Montgomery a suivi cette indication, et déjà en 1864 il avait institué à Conjéveran des mesures d'hygiène applicables aux pèlerinages. Ces mesures comprenaient : l'établissement de latrines temporaires, l'organisation d'un service de nettoyage et d'arrosement de la ville avec enlèvement des immondices, l'éloignement des bestiaux pendant les fêtes, l'approvisionnement de bonne eau potable. Grâce à ces moyens, il n'y a pas eu de choléra à Conjéveran en 1864 ni en 1865.

Il résulte du rapport de Leith, président de la commission sanitaire de Bombay (10 mars 1866), que la même tentative a eu le même succès à Bombay. Des mesures semblables avaient été appliquées : désinfection des matières cholériques, soit par la solution de permanganate de potasse, de chlorure de zinc, d'acide carbolique, soit par de la chaux vive. Le retour des pèlerins était aussi l'objet de précautions extrêmement sages : « Campement, interdiction pour les pèlerins d'entrer dans une ville ou station militaire, s'ils n'ont pas fourni la preuve qu'ils sont exempts d'infection cholérique; ils doivent établir qu'il n'y a parmi eux ni diarrhée ni aucun autre indice de choléra, et que quarante-huit heures au moins se sont écoulées depuis qu'ils ont eu communication avec une personne malade de diarrhée ou de choléra (1). »

Sans doute, cette quarantaine de deux jours est tout à fait insuffisante, mais ces mesures sont déduites d'un principe sanitaire extrêmement sage. A la suite de leur application dans la présidence de Bombay, il fut constaté qu'en 1865, sur 94 lieux de pèlerinage, où s'étaient réunis de 2000 à 50 000 pèlerins, le choléra se manifesta seulement dans deux points, et sans y occasionner de grands ravages.

La Conférence de Constantinople a insisté sur l'amélioration qui pourrait être introduite dans ces moyens, et elle s'est surtout attachée à démontrer que les mesures sanitaires dans l'Inde doivent porter également sur toutes les classes de la population. Le gouvernement anglais, qui pendant longtemps ne s'était préoccupé que de l'hygiène de ses troupes, a compris cette nécessité et commencé des travaux d'assainissement dans plusieurs villes de l'Inde (2).

Toutefois un rapport de Fauvel au Comité d'hygiène (1876) sur un mémoire de M. le Dr Payne, officier sanitaire à Calcutta, nous donne des indications suggestives sur l'assainissement de l'Inde anglaise.

Le docteur Payne commence par établir qu'il est opportun d'examiner l'influence exercée sur le développement du choléra à Calcutta par les travaux sanitaires déjà accomplis, et d'insister sur l'urgence d'améliorations hygiéniques nouvelles.

(1) Voir l'annexe A, communiquée par M. Goodève (Conférence de Constantinople).

(2) L'armée anglaise aux Indes, présentait autrefois une mortalité de 69 pour 1000. De 1879 à 1884 elle tombe à 20 pour 1000, elle est aujourd'hui (1838) de 14 environ. Edwin Chadwick, *On the progress of sanitation civil and military*, p. 10.

Cela est d'autant plus nécessaire que l'enquête récente faite à ce sujet montre que depuis quelques années le choléra augmente d'une manière suivie à Calcutta, alors qu'il est possible de supprimer au moins une des causes de la maladie.

A l'appui de son dire, M. Payne donne un tableau où se trouve indiquée la marche ascendante des décès par le choléra depuis 1872.

1864	4.000	1870	1.563
1865	5.078	1871	800
1866	6.826	1872	1.142
1867	2.870	1873	1.155
1868	4.106	1874	1.329
1869	3.502	1875	1.726

On remarquera que la progression est bien faible pour en tirer des conclusions rigoureuses.

M. le docteur Payne est poursuivi par l'idée que si le choléra fait de nouveau invasion en Europe, l'attention se portera désormais vers les villes d'Orient où l'inaction aura permis à la maladie de se maintenir, et à moins que le gouvernement ait agi à Calcutta d'une manière effective, on ne manquera pas d'accuser les autorités de cette ville d'une incurie coupable ayant pour effet d'entretenir un foyer permanent, source de nouvelles invasions en Europe.

Le Dr Payne expose ensuite ce qui a déjà été fait à Calcutta pour l'hygiène publique et ce qui reste à faire pour ne pas mériter ce reproche.

« Contre une telle accusation, dit-il, la capitale de l'Inde est encore absolument sans défense. D'utiles ouvrages ont été exécutés et de coûteuses fondations ont été posées pour établir le mécanisme qu'exige l'hygiène publique. Les résultats sont appréciables et ont été excellents pour ce qu'on a fait; mais aussi longtemps qu'on négligera d'employer tous les moyens et tout le pouvoir qu'on possède, ce succès partiel ne fera qu'augmenter les reproches pour le grand nombre de choses qu'il reste à faire. La ville peut faire valoir de grands travaux pour l'établissement d'égouts et la conduite des eaux, un magnifique marché, des travaux d'amélioration sur les rives du fleuve, l'éclairage des rues, le remplacement de quelques *bustees* (1) par de larges rues et des squares; mais de grands espaces couverts d'ordures, des amas sans nombre d'eau corrompue n'ont pas été touchés, si ce n'est par les gens qui en font un usage qui leur est funeste. En mettant de bonne eau potable à la portée de la plupart des habitants, on a, il est vrai, détruit le poison dans la voie par laquelle il a le plus facile accès dans le corps, mais les sources du poison continuent d'exister. Pas une semaine ne se passe sans que la liste des décès ne fournisse une preuve de leur pouvoir actuel de production locale et, avec la perception la plus ordinaire, on ne peut manquer de voir là l'avertissement en même temps que la cause suffisante d'un désastre national, lorsque les circonstances inconnues qui gouvernent les épidémies se présenteront de nouveau.

» Le gros de la population est pis que des sauvages pour la saleté de la vie journalière. Bien que les principales voies de communication soient nettoyées, la ville, dans ses parties intérieures, qui forment la plus grande étendue, a son sol saturé d'excréments. Les habitudes des générations passées, qui l'ont rendu ainsi, continuent à exister d'une façon aussi dégoûtante, aussi libre que si aucune idée d'hygiène publique n'avait pé-

---

(1) On entend par *bustee* un certain nombre de huttes jetées sans ordre et dans lesquelles on ne prend aucune mesure de propreté.

nétré jusque-là. D'un petit terrain abandonné à côté de sa maison, l'habitant ne voit pas d'autre usage à faire que celui d'une latrine ; et quand l'urine coule dans un creux, il appelle ce creux un étang et s'y baigne.

» On dira que Calcutta ne possède pas seule cette faculté d'engendrer le choléra, que toutes les villes et villages du Bengale sont aussi sales, aussi dangereux, et que la surface endémique est une province et non une ville. Cela peut être, mais il est difficile d'admettre, comme une excuse pour la capitale, le fait que des villes plus petites, plus pauvres et plus éloignées ne valent pas mieux qu'elle. D'un autre côté, ces localités peuvent mettre en avant qu'elles ne sont pas pis que la capitale. »

De l'état des choses à Calcutta, capitale de l'Inde et siège du gouvernement, on peut hardiment conclure à ce qui existe dans les autres villes indiennes moins favorisées par les efforts du gouvernement anglais, et se rendre compte de l'endémie cholérique qui y règne et des explosions épidémiques qui s'y produisent si fréquemment sous l'influence des causes adjuvantes.

Les travaux entrepris depuis quelques années à Calcutta, pour la construction d'un immense réseau d'égouts et pour la distribution d'eau potable, de bonne qualité, à une grande partie de la population, sont assurément un grand bienfait au point de vue de l'hygiène publique ; et bien qu'ils n'aient pas donné encore de résultats bien sensibles sur le développement du choléra (1) et que les appréciations du Dr Payne soient contestables sous ce rapport, il n'en faut pas moins approuver l'énergie avec laquelle il en réclame l'achèvement auprès des autorités locales. Nous pensons comme lui que le comblement

(1) Dans ces derniers temps cependant la situation s'est modifiée à ce point de vue, comme nous l'avons montré plus haut.

des *tanks* qui infectent la ville de Calcutta est une mesure essentielle au point de vue de la salubrité.

Plus récemment, en 1886, M. Edward O. Shakespeare de Philadelphie, envoyé en mission par le gouvernement des États-Unis, montre que la situation ne s'est pas modifiée (1).

Dans les *bustees* abondent des réservoirs d'eau stagnante, visqueuse, pleine de végétation putride et de matières animales en décomposition; leur surface bouillonne sous le soleil indien, et empoisonne l'atmosphère.

Ce sont ces réservoirs qui fournissent aux habitants de l'eau pour tous les usages, et ce sont eux qui reçoivent les résidus de la vie domestique. Les mauvais drains qui courent dans le village y aboutissent, les alimentent, y portent le *sewage* des huttes : leur route est signalée par une végétation luxuriante.

Les *bustees* les plus sales sont occupés par les laitiers. Outre les mares ordinaires qui ici fournissent l'eau dont on étend le lait livré à la consommation du public, il y a dans le quartier des laitiers de vastes étangs d'immondices : j'en ai vu un qui mesurait 150 000 pieds carrés.

Les ordures se corrompent à la porte de chaque hutte. Les riches aussi bien que les pauvres défèquent sur le sol, tout près de leurs demeures. L'eau de boisson est portée des réservoirs dans les maisons au moyen d'outres en peau de mouton. La peau a un trou; c'est la place du cou de l'animal; ces outres ne peuvent jamais être lavées ; elles servent plusieurs années.

Il n'existe nulle part un système régulier de drainage : les drains se vident dans des puisards ou sont

____

(1) Edward O. Shakespeare, *Cholera in Europe and India*.

directement absorbés par le sol des cours intérieures.

Telle est la peinture des lieux à choléra.

On compte dans la présidence du Bengale 47 242 villes ou villages ; il y en a 46 603 qui n'ont aucune organisation pour l'enlèvement périodique des immondices. Pour les autres, s'il existe réellement, il est tout à fait rudimentaire.

M. Shakespeare cite dans son ouvrage un extrait d'un rapport officiel d'un agent sanitaire de Calcutta.

» Je me mis à visiter un *bustee* où chaque année la mortalité par choléra était élevée. La première chose qui me frappe, c'est la corruption de l'air ; une odeur d'égout me prend à la gorge. Je fais creuser le sol et mettre à jour quelques-uns des drains. Je les trouve bouchés, remplis de matières. Ces matières avaient rompu les drains, se répandaient dans le sol, souillant le sous-sol et pénétrant dans la nappe d'eau souterraine qui alimente les nombreux puits du village.

» On avait préparé un projet d'organisation d'une inspection médicale. Mais il devait en résulter une dépense de 1000 livres sterling ; cette dépense parut trop forte et on ne fit rien. »

Il n'est pas surprenant qu'avec de telles conditions hygiéniques, la mortalité cholérique soit toujours considérable aux Indes.

Nous avons précédemment établi que, grâce à des travaux d'assainissement qui ont été effectués à Calcutta, la mortalité par choléra y avait diminué. Malheureusement il n'en a pas été de même dans l'ensemble des Indes anglaises, ainsi que cela résulte des chiffres officiels suivants :

    1878.................. 318.228 décès cholériques.
    1879.................. 269.336   —
    1880.................. 119.256   —

1881...................	161.712 décès cholériques.	
1882...................	350.971	—
1883...................	248.860	—
1884...................	287.600	—
1885...................	385.928	—
1886...................	208.371	—
1887...................	488.788	—
1888...................	270.408	—

Tout récemment même, en 1888, on a constaté dans la présidence de Madras : 58 677 morts ;

Soit 30 318 de plus qu'en 1887 et 16 548 de plus que la moyenne des cinq années précédentes.

Sur 56 villes municipales, 51 furent frappées par le choléra.

Il serait facile de multiplier les citations tirées des rapports officiels : celles-ci nous paraissent suffisantes pour nous permettre de conclure avec un hygiéniste (1) qui s'est beaucoup occupé de la situation sanitaire de l'Inde anglaise :

« La cause de la mortalité considérable de diverses parties de l'Inde, réside bien moins dans le climat que dans l'absence des mesures d'hygiène les plus élémentaires. Cette conclusion résulte de l'étude des statistiques sanitaires de Bombay et de Calcutta. »

Il y a donc urgence pour le gouvernement d'entreprendre et de mener à bonne fin des travaux d'assainissement dans toute l'Inde anglaise. Il est nécessaire également d'y prescrire les mesures suivantes :

1° Restreindre les pèlerinages, en forçant les pèlerins à établir qu'il n'existe parmi eux aucun germe de maladies contagieuses ; 2° faire appliquer dans les lieux de pèlerinage les mesures hygiéniques indispensables :

(1) Baldwin Latham.

désinfection des matières, nettoyage des villes, etc.;
3° enfin, empêcher la dissémination des pèlerins, à moins
que l'absence de tout accident cholérique n'ait été absolument prouvée.

Ces réglementations diverses ne doivent être que le
complément de la loi fondamentale; il s'agit de la prudence qui doit régir le départ. Il faut ici la surveillance
la plus rigoureuse : interdiction formelle de transporter
aucun malade; certificat attestant que chaque pèlerin
subvient à ses frais de voyage; l'encombrement sur les
bateaux doit être sévèrement défendu; enfin les compagnies seront responsables de toute atteinte portée aux
règlements.

Le *Native Passenger Act* (1), promulgué par le gouvernement de l'Inde en 1858, a formulé une partie de ces
lois. Mais le *Native Passenger Act* n'est applicable qu'aux
navires portant pavillon anglais; de plus les navires anglais partant d'un port étranger n'y sont pas assujettis.
Il n'est rien dit de l'état sanitaire des individus à embarquer. Les mesures que peuvent nécessiter les conditions
sanitaires du navire à son arrivée ne sont même pas
mentionnées.

Fauvel, qui signale ces lacunes importantes, ajoute
que le *Native Passenger Act* ne s'applique qu'aux conditions d'hygiène et de navigabilité des navires, et qu'il ne
saurait exempter chaque navire partant de l'Inde, comme
de tout autre pays, d'être muni d'une patente de santé,
constatant l'état sanitaire du point de départ et le nombre
des personnes embarquées, patente qui serait visée dans
les ports de relâche, conformément aux règles adoptées

____

(1) Voir annexe B (Conférence de Constantinople).

en Europe. Quoi qu'il en soit, le *Native Passenger Act* est un document qui, amélioré, rendrait de grands services.

Malheureusement nous avons acquis, par des faits nombreux, la conviction que les précautions édictées par la loi anglaise, à l'égard des navires partant de l'Inde, ne sont pas exécutées, et qu'ainsi, par exemple, le nombre des personnes embarquées est toujours supérieur à celui déclaré dans la *patente*. De cette façon, on a pu dissimuler les cas de mort pendant la traversée. C'est ce qui eut lieu pour les navires prétendus indemnes de choléra, venant de Bombay à Aden, et qui cependant avaient eu des décès cholériques (*Columbian*, *Hesperia*, etc). Les rapports du Dr Duca, médecin de la quarantaine de Camaran, ne laissent aucun doute à cet égard. Il résulte même des dépêches de nos consuls, que souvent les navires ne sont pas visités au départ.

Le gouvernement hollandais, cherchant à réduire le nombre toujours croissant des pèlerins qui, de ses possessions, se rendent à la Mecque, a également établi un règlement dont les effets pourront être très utiles.

CHAPITRE XVI

A. — Route de terre.

1° *Afghanistan. — Hérat. — Turkestan. — Conquête
russe. — Son influence dans l'avenir.*

Nous avons vu le choléra, à son départ de l'Inde,
suivre tour à tour la route de terre et la voie maritime.
Nous avons insisté déjà sur cette idée, si éminemment
pratique, de placer les postes sanitaires aussi près que
possible du point de départ. Nous avons invoqué à l'appui de notre opinion et l'efficacité des mesures restrictives, lorsqu'elles ont été exécutées dans un point
déterminé, sur une route stratégique, et les résultats
déplorables de 1830-1832, alors que les cordons sanitaires ont été institués au milieu de populations denses et
au centre de l'Europe. Les points à défendre, ceux qui
doivent être en quelque sorte fortifiés contre la maladie,
sont les points limitrophes de l'Inde, d'un côté; de l'Asie
et de l'Europe, de l'autre.

Les mesures prophylactiques contre l'importation du
choléra en Europe reçurent, aux Conférences de Vienne
et de Rome, une entière approbation. Les dissidences

commencèrent seulement à se montrer quand il fut question de réglementer la prophylaxie quarantenaire en Europe lorsque le choléra y a fait invasion.

Mais revenons à la défense des frontières de l'Europe et occupons-nous d'abord de la voie de terre.

L'Inde communique avec la Perse à l'ouest, et le Turkestan au nord-ouest, par des routes qui toutes traversent l'Afghanistan ; le pays du Béloutchistan, qui est plus au sud, n'étant constitué que par de vastes déserts. Ces routes, peu fréquentées, semées d'accidents de terrain, passent par Caboul et aboutissent à la célèbre ville d'Hérat. Tel est l'itinéraire qui a toujours été suivi de ce côté par le choléra. Cependant, les obstacles naturels qui s'y trouvent le rendent d'une défense aisée. Mais, dans ces pays sauvages, l'initiative d'un système sanitaire ne pourrait appartenir qu'au gouvernement anglais dans le Pendjab.

C'est d'Hérat que le choléra va se répandre dans toute la Perse ; il gagne d'abord Mesched, lieu saint, qui, envahi par la foule des pèlerins persans, va devenir un foyer de renforcement et de dissémination de la maladie. De Mesched, le choléra peut gagner la Perse et s'étendre aux provinces du Nord. Nous l'avons vu en 1829, envahissant le Turkestan, traverser les régions immenses qui s'étendent à l'est de la mer Caspienne, parvenir jusqu'à Orenbourg et ne s'éteindre ainsi qu'aux portes de l'Europe.

Ces steppes immenses, en effet, qui s'étendent sous le nom de Turkestan, dans la partie correspondant à l'ancienne Bactriane, entre la Chine à l'est, la mer Caspienne à l'ouest, le cours du Syr-Daria, celui du Tschou et les monts Tiang-Shan au nord, la vallée de l'Etrek, celle du Nari et la chaîne de l'Indou-Kouh au midi, d'où, d'après

certains auteurs, sont parties jadis les colonies aryennes
pour aller peupler, les unes l'Europe, les autres la péninsule de l'Inde, sont habitées par des populations sauvages,
presque féroces, que quelques voyageurs intrépides, il y
a peu d'années encore, avaient seuls pu visiter.

Des hordes sauvages, nomades, le plus souvent pil-
lardes, continuellement en guerre entre elles, parcourent plutôt qu'elles n'habitent ces plaines désertes, dans
lesquelles s'élèvent au printemps des herbes gigantes-
ques. Mais cette contrée, couverte à l'ouest, en grande
partie, de sables (*Kûm*) qui la transforment en désert
et en steppes, là où les eaux ne peuvent féconder la terre,
change d'aspect à partir de la rive droite de l'Oxus
(Amou-Daria). Le terrain s'élève, la verdure apparaît
avec les eaux, aux collines succèdent les montagnes ;
celles-ci, atteignant bientôt les hauteurs des neiges éter-
nelles, forment enfin cet immense plateau de Bolor, dit
le Toit du Monde, qui sépare le Turkestan chinois du
Turkestan indépendant. De ces montagnes coulent une
quantité de fleuves et de rivières : le Syr-Daria (Jaxartes)
et l'Amou-Daria (Oxus) portent leurs eaux à la mer
d'Aral. Grâce aux eaux de ces fleuves, les pentes des
montagnes, comme le fond des vallées, sont couvertes
d'une végétation luxuriante. C'est dans cette région fer-
tile qu'existent les villes de Boukhara, Samarkand et
Khiva. Les caravanes qui se rendaient de Boukhara à
Orenbourg mettaient deux mois à franchir ces routes désertes, au milieu desquelles elles abandonnaient leurs
compagnons atteints d'affection contagieuse. Nous
n'avons donc eu que peu à redouter jusqu'ici la transmission des épidémies par les Turcomans. Mais la conquête russe va imprimer à ces contrées une transformation absolue.

Dans ces pays, c'est la résistance de la nature seule qui compte, celle des hommes étant considérée comme presque nulle. Des troupes, ou plutôt des hordes de dizaines de milliers d'hommes prennent la fuite devant deux canons. Ce n'est plus maintenant la possession de l'Oxus qui est en question pour les Russes. La Russie, maîtresse de Balk, dont la situation entre l'Afghanistan et le khanat de Boukhara fait l'entrepôt du commerce des deux pays, de Koundouz et de Badaschan, la placent aux portes de l'empire britannique et du bassin de l'Indus. Elle commande la meilleure route peut-être qui puisse la conduire sur l'Indus, celle qui d'Asterabad se dirige sur Mesched, Hérat, Caboul et Peschaver ; toutes les voies de communication qui conduisent de la Sibérie en Perse et dans l'Afghanistan sont entre ses mains; grâce à sa flotte, elle domine la mer Caspienne.

Les Russes tendent évidemment à faire de l'Oxus ce que les Anglais ont fait de l'Indus, et ces deux grandes voies de communication, ces deux grands canaux par lesquels la civilisation, à la suite des relations commerciales, reviendra aux points où elle a déjà régné, seront sans doute, avant longtemps, reliés l'un avec l'autre, et avec la mer Caspienne et la mer Noire. Le gouvernement russe devra alors instituer des mesures sanitaires sérieuses pour protéger l'Europe contre cette voie nouvelle ouverte à l'invasion épidémique.

2° *Perse.*

La Perse, comme nous l'avons vu, peut être envahie et par la voie de terre (Mesched et Hérat), et, au sud, par le golfe Persique. Ce pays a joué dans l'histoire du choléra un rôle si important que nous devons entrer dans quelques développements.

« L'esprit des Persans, depuis mille ans jusqu'aujourd'hui, est coulé dans le même moule... Leur médecine, leur hygiène est la même qu'on enseignait en Europe il y a trois cents ans. Comment s'étonner que la Perse se montre si réfractaire aux connaissances et aux principes scientifiques nouveaux (1)? »

Telle est l'opinion émise sur la Perse par un homme qu'on n'a jamais accusé de partialité contre le gouvernement persan.

En effet, l'habitude d'universelle obéissance a laissé dans la Perse, comme dans tout l'Orient, une civilisation immuable. « Les vêtements, dit Montesquieu, y sont tels qu'il y a mille ans, les mœurs n'y sont pas plus changeantes, » et la superstition, aujourd'hui encore, y est telle, que le Schah, voulût-il même tenter quelque réforme fondée sur un principe scientifique, s'exposerait à échouer contre les préjugés religieux des mollahs.

Dans toutes les grandes choses qui constituent la vie des peuples, le génie oriental est resté en arrière des besoins et des destinées du genre humain.

L'homme n'est compté pour rien en Orient.

La religion lui conseille surtout le mépris de lui-même ; la politique lui impose la servitude et prodigue sa vie ; l'art même ne lui donne point de place et lui fait un rôle inférieur dans ses productions.

La Perse n'avait aucune industrie particulière, et, quant à la science médicale, nous ne voyons autour des rois de Perse que des médecins étrangers.

Vingt-deux ouvrages de médecine, les uns persans, les

____

(1) Tholozan, *Rapport au roi de Perse* (1869).

autres, en plus grand nombre, arabes, existent en Perse. On y trouve quelques chapitres consacrés à l'hygiène.

Le premier en date et le plus important de ces ouvrages est le *Canon* d'Avicenne. Il a servi de guide aux écrivains persans venus après Cheik-al-Reiss (1).

Certains usages, certains préceptes populaires, qui sont en rapport avec le climat et les mœurs du pays, subsistent en Perse : ainsi, cet usage invétéré de l'émigration annuelle vers les montagnes aux approches de la saison chaude ; le soin ingénieux que les Persans mettent à pourvoir à la conservation et au bon marché de la glace.

Mais à côté de ces quelques pratiques heureuses, que de funestes coutumes, et quelles lacunes dans l'hygiène!

Les eaux ont en Perse une double origine : les unes sont le résultat des pluies équinoxiales (l'absence de ces pluies pendant plusieurs années a causé la sécheresse et la disette dans le pays); les autres proviennent des montagnes, elles circulent à grande distance dans des conduits à ciel ouvert. Il n'existe guère d'eau potable distincte de cette eau, et c'est dans ces mêmes canaux que les habitants viennent laver leur linge, leurs hardes, etc. ; ces conditions sont semblables pour toute la population.

Une boue noire, composée d'argile et de matières organiques en décomposition, se rencontre au fond des rares réservoirs d'eau potable.

Il existe bien en Perse un certain nombre de bassins dont les bordures en marbre offrent une grande élégance, dont l'eau, d'une transparence limpide, se renouvelle

---

(1) D'autres ouvrages, n'ayant aucun caractère didactique, sont présentés sous la forme de conseils. Parmi ces ouvrages populaires les plus intéressants sont : *Jad-al-mossaferine* (la Provision du voyageur) et *Rassaleh-Zahabièh* (le Livre d'or). — Ce dernier ouvrage est attribué à l'iman Rèza, et aurait été écrit il y a environ 1050 ans. (Tholozan.)

sans cesse; mais ces réservoirs, placés au milieu de jardins délicieux, sont le privilège exclusif des palais du Schah.

Abordons maintenant la question des sépultures, des transports de cadavres, des pèlerinages.

Les sépultures sont permanentes ou temporaires; dans le cas de sépulture permanente même, on ne creuse pas de fosse et les corps sont placés superficiellement.

En 1869, alors qu'une épidémie de choléra était à peine éteinte à Téhéran, j'ai vu, aux environs de cette ville, de légères saillies de terre, recouvrant imparfaitement des corps qui avaient été déposés là depuis plusieurs jours. Les lieux consacrés, non pas à la sépulture, mais au dépôt temporaire des cadavres, se nomment *amonets*. Là, le corps en décomposition répand dans l'atmosphère des miasmes putrides. On peut voir de ces amonets à Iman-Jadeh-Zeid et à Iman-Jadeh-Ismael, et un plus grand nombre encore à Chah-Abdoluzim, non loin de la ville. Les restes des défunts sont enfin transportés par leurs parents dans leurs pèlerinages, pour recevoir la sépulture définitive près des tombeaux des grands imans vénérés des Chiites, à Kerbellah, entre autres.

On comprend le double danger qui se produit pendant la durée de cette sépulture, soit au moment de l'exhumation, soit au moment de la translation des corps (1), lorsque ces cadavres récemment exhumés, enveloppés dans des feutres d'où suinte la matière organique, exhalent des miasmes infects au milieu des pèlerins (2); et chaque fois qu'un pèlerin succombe durant ce trajet,

(1) M. Tholozan demande avec raison qu'un agent sanitaire préside à ces formalités, et qu'un droit assez élevé soit prélevé sur ces translations.

(2) Les cadavres ne pourraient être transportés sans péril que par les procédés modernes, qui les rendent imputrescibles, renfermés dans des cylindres, et scellés hermétiquement.

son corps est ajouté à ceux de ses compagnons. C'est ainsi que la caravane, en outre mal nourrie, se trouve dans les plus terribles conditions de réceptivité morbide. Pendant le mois de moharrem, les Persans affluent quelquefois au nombre de 60 000 auprès de Bagdad, à Kerbellah, lieu vénéré des Chiites. La plupart des caravanes viennent converger à Kirmanschah, ville située à une petite distance de la frontière ottomane.

L'énumération des coutumes persanes montre assez quelles profondes réformes devraient être introduites dans ce pays. Le système sanitaire devrait, comme l'a proposé la Conférence de Constantinople, être institué sur le modèle de celui de l'empire ottoman; être composé comme lui d'une administration centrale appuyée par un conseil de santé mi-partie européen, et ayant sous sa direction des offices sanitaires disséminés sur les points importants du pays.

Ces points à défendre sont surtout : Mesched, Kirmanschah et Tauris : Mesched, lieu de pèlerinage si dangereux, dont l'invasion compromet la Perse entière; Kirmanschah, point où convergent les caravanes qui se rendent à Kerbellah; Tauris, enfin, centre commercial si considérable, et d'où partent deux grandes voies qui se dirigent, l'une vers les provinces russes transcaucasiennes, l'autre vers Trébizonde. Si l'état de dénuement du Trésor persan ne permettait pas l'établissement de ces offices sanitaires, l'Europe, en instituant dans ces postes des médecins de chaque pays, rendrait un grand service à l'hygiène internationale. La Perse, si admirablement située sur le plateau de l'Iran, deviendrait, grâce à cette organisation sanitaire, aussi salubre qu'elle l'était à son origine.

M. Tholozan conseille l'interruption complète des

communications avec Jezd, province formant une espèce d'oasis entourée de déserts de tous côtés : il dit qu'en 1860 et 1861 le choléra vint de cette province ; il conseille également l'interruption complète des communications avec l'Afghanistan et surtout la suppression des pèlerinages, en cas d'épidémie cholérique dans ce pays ; on sait que l'épidémie redoutable de 1845-1846 vint de l'Afghanistan. Toutefois il remarque que sur la frontière orientale de la Perse il y a beaucoup de nomades : les Hézarches et d'autres tribus, populations qui se prêteraient mal aux mesures restrictives et pourraient rester un intermédiaire de diffusion du choléra. Quant aux ports du golfe Persique, M. Tholozan conseille, si le choléra se montrait à Bassorah ou à Maskat, de prescrire une quarantaine de quinze jours au moins, à tous les navires arrivant des ports de l'Inde, qui sont presque tous des sources ou des foyers d'émission cholérique. Ces conseils ne devraient pas rester à l'état virtuel. Il faudrait les faire prescrire et surtout les faire exécuter.

En résumé, la Perse doit être défendue, à l'est, du côté de Hérat et de Mesched, et au sud, du côté du golfe Persique. Il serait utile d'installer sur le littoral de ce golfe, notamment à Bender-Abas, en s'entendant avec l'Iman de Maskat, à Bender-Bouchir et à Mohammerah, un service sanitaire. Nous aurons à revenir sur cette défense du golfe Persique.

3° *Frontière russo-persane. — Mer Caspienne.*

Le choléra est en Perse ; il faut défendre les frontières qui sont limitrophes de la Perse, c'est-à-dire la Russie, la Turquie, la Boukharie.

Le premier de ces pays est de beaucoup le plus important.

Plusieurs routes font communiquer la Russie et la Perse : l'une suit le littoral de la mer Caspienne ; une autre va de Tauris dans les provinces caucasiennes, par Natchischevan. Jamais le choléra n'a été de Perse en Russie par cette route ; une fois, en 1847, il l'a suivie pour repasser d'Érivan en Perse. Mais la route de beaucoup la plus intéressante est celle qui suit le littoral de la mer Caspienne. C'est par elle qu'en 1823, en 1830, en 1847, le choléra est allé de Perse jusqu'à Astrakan, et en 1830 et en 1847 a donné lieu aux épidémies redoutables que l'on connaît.

La protection de la Russie contre le choléra venant de Perse doit être examinée successivement du côté de la terre et du côté de la mer (1). Occupons-nous d'abord de la défense par terre.

La frontière qui sépare la Russie de la Perse présente successivement de l'ouest à l'est : 1° une série de montagnes dont les pieds sont baignés par l'Araxe, qui sert de frontière ; 2° un terrain assez plat, mais le territoire persan est encore séparé du territoire russe par l'Araxe ; 3° plus loin ce sont les mêmes steppes, mais l'Araxe a continué son trajet vers le nord, et la frontière est tout à fait artificielle, ce sont les steppes du Mougan, parcourus continuellement par des nomades persans qui (ils ont ce droit d'après les traités) viennent camper l'hiver sur le territoire russe ; 4° une dernière partie allant du nord-ouest est constituée par des montagnes très élevées qui, depuis Belasouvorx jusqu'à la frontière, vers Astara,

---

(1) Ces détails sont extraits du rapport que j'ai adressé à M. le ministre du commerce, au retour de la mission sanitaire, en Russie et en Perse, qui m'avait été confiée. Voir le *Journal officiel*, 10 juillet 1870, 1ᶜ partie, § 5 ; et *Recueil du Comité consultatif d'hygiène publique.*

vont en se rapprochant de la mer. L'espace qui existe entre ces montagnes et la mer est, au niveau de Lenkoran et d'Astara, de 12 à 15 verstes.

La première partie est facile à défendre, et les Russes ont établi des quarantaines à Scharourx, Djoulfa, Natchischevan, sur la grande route qui va de Tébris à Tiflis, à Ordobat, à Djebraïl. Ces points sont bien choisis, mais il est bien entendu que l'on doit avoir là des quarantaines réelles.

La seconde partie est d'une observation plus difficile; toutefois, le cours de l'Araxe peut être utilisé, les difficultés sérieuses n'existent que pour les steppes du Mougan; mais comme l'espace à défendre n'est pas bien étendu (40 à 50 verstes environ), comme les Russes ont sur toute cette frontière des postes de Cosaques, la défense est loin d'être impraticable. Remarquons encore que les incursions des nomades ne se font que pendant l'hiver, moment où le choléra est assoupi en Perse. Enfin, ajoutons que les assurances les plus formelles nous ont été données sur l'arrêt de ces incursions, si les régions voisines étaient le siège de manifestations cholériques.

Dans la dernière partie, ai-je dit, de Belasouvorx à Astara, il y a une couronne de montagnes qui vont successivement en s'abaissant jusqu'à la mer, en laissant entre les dernières collines et la mer un espace peu étendu. Ces collines sont boisées; en se relevant, elles restent des forêts et ce n'est qu'à une très grande hauteur que le bois disparaît et qu'elles sont tout à fait dénudées. L'espace entre ces forêts et la mer est d'autant plus facile à surveiller qu'il y a seulement deux routes : une de Lenkoran à Salian, et une de Lenkoran à Belasouvorx (d'Astara à Lenkoran, il n'y a qu'une route). J'ai décrit ailleurs (1) ce pays; j'ai insisté sur les marais qu'il présente. Les montagnes sont d'un accès difficile; une caravane ne pourrait guère les franchir; elle n'est praticable que pour quelques contrebandiers, qu'il serait, il est vrai, très difficile d'empêcher de circuler. Pour toutes ces raisons, Belasouvorx doit être attentivement surveillé; les Russes y ont établi une quarantaine; il en est de même d'Astara, sur lequel je vais revenir.

Abordons maintenant la question maritime. Toute la navigation qui a pour origine le littoral persan, qu'elle vienne de la côte d'Asterabad, de l'île d'Aschouradey, de la ville de Sari, de Recht par Enselli, toute cette navigation, dis-je, a pour objectif forcé la côte occidentale de la mer Caspienne, c'est-à-dire Astara, Lenkoran, Bakou, Derbent, Petrowskaja et enfin Astrakan. Dans tous ces ports, donc, on doit établir une surveillance. Aucun ne doit faire exception, puisque partout on peut débarquer; mais il est entendu que les établissements quarantenaires ne doivent pas être mis tous sur le même plan, ni avoir partout la même étendue. Dans cette appréciation, on doit tenir compte de l'importance de la navigation, du caractère de ville frontière, mais surtout des conditions de salubrité que présente la ville et des sûretés qu'offre le port.

Sans doute Astara, qui est la frontière de la Russie et de la Perse, qui est l'aboutissant d'une partie de la voie maritime et de plusieurs routes de terre, devrait avoir à cet égard la première place. Mais il est deux circonstances qui empêchent de faire d'Astara un établissement quarantenaire de premier ordre : ce sont d'abord les

---

(1) Voy. *Rapport sur ma mission en Russie et en Perse*, Ire partie, § 1.

mauvaises conditions hygiéniques, l'humidité permanente et une nature de terrain bien propre à perpétuer
les infections cholériques ; en second lieu, Astara n'a pas
un port sûr. On ne doit donc y placer qu'un établissement secondaire pour arrêter le choléra par terre et pour
certaines provenances maritimes exceptionnelles. Les
mêmes observations d'insuffisance de port et de mauvaises conditions telluriques s'appliquent à Lenkoran.

C'est au contraire avec raison que le gouvernement
russe a choisi Bakou pour le grand établissement quarantenaire de la mer Caspienne : excellent terrain, port
commode, dans lequel on peut mouiller et débarquer
par tous les temps, installation facile d'une quarantaine
à une certaine distance de la ville ; telles sont les raisons
qui doivent faire préférer Bakou à tout autre port de la
mer Caspienne.

Ainsi donc, qu'une épidémie éclate sur le littoral persan
de la mer Caspienne ou sur le littoral oriental de cette
mer, littoral devenu très important depuis l'établissement
du chemin de fer du Turkestan, que les bâtiments qui
ont cette provenance soient infectés ou seulement suspects, Astara et Lenkoran doivent être mis en interdit,
le bâtiment doit passer outre et aller faire procéder à
Bakou à son assainissement et à sa désinfection. Mais il
est nécessaire, pour que ces précautions soient observées, que des postes de surveillance soient établis le
long du littoral, de façon à pouvoir empêcher au besoin
le débarquement des bâtiments qui seraient tentés d'en-
freindre les prescriptions réglementaires. Cette organisation serait d'autant plus exécutable qu'il n'y a sur la
mer Caspienne que des bâtiments russes.

Il est bien entendu que, malgré cet établissement
général de Bakou, on devrait avoir dans tous les autres

ports russes un service sanitaire, moins important sans doute, pour les navires qui, pour des raisons variées, n'auraient pas subi à Bakou l'isolement nécessaire. Ainsi, outre Astara, qui, par sa position de ville frontière, mérite, comme je l'ai déjà dit, un établissement d'observation, des quarantaines secondaires devraient être établies à Lenkoran, Derbent, Petrowskaja. Il faudrait que, dans ces divers ports, des médecins, créés *ad hoc*, ne permissent le débarquement qu'après avoir apprécié le *visa* de la patente. Cet examen devra toujours se faire, qu'il y ait ou qu'il n'y ait pas menace d'épidémie.

Reste Astrakan, que je n'ai pas voulu confondre avec les autres ports, parce qu'il ressortit du gouvernement de Saint-Pétersbourg, et pour insister sur la nécessité qu'il y a à fonder dans cette ville, ou plutôt dans son voisinage, un établissement quarantenaire. Astrakan, ai-je dit, est l'aboutissant d'une grande partie de la navigation de la mer Caspienne ; de plus, beaucoup de bâtiments peuvent se rendre à Astrakan sans passer par les ports intermédiaires. Il est donc de la dernière importance d'y instituer une quarantaine. Il faut aussi, dans tous les cas, y organiser un service sanitaire, quand même il n'aurait pour fonction que de vérifier si le bâtiment qui arrive a suivi les prescriptions réglementaires et peut recevoir la libre pratique.

4° *Frontière turco-persane. — Boukharie.*

La ligne à défendre part de Bayazid, au nord (1), au point de jonction des territoires russe, persan et turc,

(1) En cas d'envahissement des provinces du Caucase, la ligne devrait partir de Batoum. Voyez, pour les détails (Fauvel, Rapport sur l'organisation des quarantaines en Turquie), in *Recueil du Comité consultatif d'hygiène publique.*

et va jusqu'au fond du golfe Persique. Le système continu de protection qui a été établi sur la frontière turcopersane n'a donné que de bien médiocres résultats pendant les épidémies d'Irak-Arabie, de Mésopotamie et de Perse de 1888-1890.

Je ne reviendrai pas ici sur les mesures nécessaires du côté de la Boukharie. Je les ai discutées à propos de l'invasion de Hérat et de Meched ; j'ai dit alors que cette protection allait bientôt incomber complètement au gouvernement russe.

Ici s'arrêtent les mesures générales constituant le système de défense de l'Europe ; car, lorsque le bassin de la mer Noire est envahi, lorsque la Russie, l'Allemagne, sont le siège d'épidémies cholériques, les mesures restrictives, employées partiellement, deviennent d'une application plus difficile et d'une efficacité moins absolue.

CHAPITRE XVII

B. — Prophylaxie maritime.

OBSTACLES A OPPOSER A LA MARCHE DU CHOLÉRA PAR LA VOIE
MARITIME. — LA MER ROUGE, PREMIÈRE LIGNE DE DÉFENSE.
— ÉTABLISSEMENT D'UN SERVICE SANITAIRE SUR LE LITTORAL
DE LA MER ROUGE.

Les épidémies de 1823, de 1830 et de 1847, nous
avaient accoutumés à la marche lente, aux étapes successives du choléra suivant la route de terre. En 1865,
nous le vîmes, envahissant pour la première fois l'Europe par la voie maritime, fondre brusquement sur
nous, tandis que nous parvenait à peine la nouvelle de
sa présence à la Mecque. L'impression que fit en Europe
cette invasion subite et inattendue fut considérable ; c'est
alors que le gouvernement français prit l'initiative de la
Conférence de Constantinople. Les savants et les diplomates de tous les pays, réunis dans cette Conférence,
s'attachèrent surtout à prescrire les moyens de protéger l'Europe contre l'arrivée du choléra, s'il venait à
se manifester de nouveau à la Mecque (1).

Prenant pour base les faits acquis par l'expérience, à
savoir que toutes les provenances des Indes n'étaient pas

(1) Le rapport de Fauvel nous fait connaître les travaux complets de
la Conférence; nous en avons donné un résumé dans notre *Essai sur
l'hygiène internationale*.

également susceptibles d'importer la maladie en Égypte, la Conférence établit la nécessité d'une très grande différence entre les paquebots postaux ou autres qui viennent à Suez, après une longue traversée, et n'y ont importé que rarement le choléra, paquebots qui arrivent dans des conditions excellentes d'hygiène, avec un médecin responsable à bord, et les navires à pèlerins qui naviguent au contraire dans de mauvaises conditions de salubrité; elle a admis que ces deux catégories de navires devraient être soumises à des précautions différentes.

Le choléra est exporté de l'Inde, particulièrement des points de la côte de Malabar et notamment de Bombay, où il est endémique, vers l'ouest et le nord-ouest. Il gagne le littoral du golfe Persique et il peut pénétrer en Perse par le Chat-el-Arab, arriver à Bassorah, puis envahir la province de Bagdad; c'est ainsi que les choses se sont passées en 1889-1890.

Le port de Bender-Abbas serait un point de protection des plus importants pour le golfe Persique, et Fao pour l'Irak-Arabie.

La côte arabique est également menacée par le choléra : Maskat, et plus à l'ouest, sur le littoral de l'Hadramouth, le port de Mokhalla, y sont particulièrement exposés. Mokhalla, point de relâche pour les navires qui transportent des pèlerins venant de l'Inde, a même été regardé comme un foyer de l'épidémie qui a éclaté en 1865.

La mer Rouge devient ainsi l'aboutissant commun de toutes ces provenances cholériques.

Si les pèlerins débarquaient en route, à Maskat, par exemple, et arrivaient par terre à la Mecque, les cara-

vanes se purgeraient durant le trajet et le danger serait
éteint à leur arrivée. Tout le péril est donc concentré
sur la voie maritime : Golfe Persique et mer Rouge.

La mer Rouge étant le point convergent de presque
tous les arrivages, doit être aussi le point où s'exercera
la plus rigoureuse surveillance. La défense de la mer
Rouge se présente sous deux aspects très différents suivant qu'il s'agit de *navires à pèlerins* ou de *navires ordinaires* qui sont beaucoup moins daugereux. La conduite à
tenir à l'égard des navires ordinaires sera traitée dans
le chapitre xx, consacré à la surveillance sanitaire à
Suez et au passage du canal en quarantaine. Nous ne
nous occuperons actuellement que des mesures applicables aux navires à pèlerins.

Ces mesures varient dans les trois circonstances suivantes :

1° On veut intercepter l'entrée de la mer Rouge par
des obstacles destinés à arrêter les navires portant des
pèlerins venant de l'Inde et affectés d'accidents cholériques : la mer Rouge constitue donc là une première
ligne de défense ;

2° Si une épidémie de choléra s'est développée parmi
les pèlerins de la Mecque ;

3° Enfin si le choléra est parvenu à gagner l'Égypte.

La disposition dn détroit par lequel on pénètre dans
la mer Rouge se prête admirablement à l'organisation d'un
système de surveillance maritime. Un canal étroit, com-
mandé par l'île de Périm, une passe de largeur inégale
pour les navires : tel est le détroit de Bab-el-Mandeb, entre
la pointe de l'Arabie et la côte d'Afrique. La grande
passe entre l'île et la côte africaine mesure 14 milles ;

la petite passe a seulement 4 milles 1/2. L'île de Périm a 4 milles 1/2 de long sur 2 de large. Elle s'élève à 230 pieds anglais au-dessus du niveau de la mer. C'est un rocher tout à fait nu et entièrement dépourvu d'eau douce. Dans la partie sud-ouest de l'île, du côté qui regarde la grande passe, est un port dont la faible capacité se trouve compensée par l'existence de bons mouillages, à petite distance de l'île. Il y a donc là toutes les conditions voulues pour soumettre à une exacte surveillance les arrivages de l'Inde ; c'est le point par excellence où pourrait être installé le service nécessaire à l'arraisonnement des navires. Mais ce rocher ne saurait servir de lazaret ni de lieu de quarantaine.

On avait d'abord songé à placer un établissement de ce genre à peu de distance de Périm, en dehors du détroit, un peu au sud-est du cap de Bab-el-Mandeb. Là, sur la terre ferme, se trouve en effet une plage d'un abord facile et pourvue de très bonne eau.

La position d'Abou-Cheick en face de Périm pourrait aussi être utilisée. Mais de nouvelles explorations ont décidé le gouvernement ottoman à choisir comme lieu de quarantaine l'île de Camaran, placée dans la mer Rouge, au nord d'Aden (1), vers la côte arabique, à petite distance de Hodeidah. Cette île réunit de grands avantages au point de vue des ressources, mais elle a l'inconvénient, comme toute île de la mer Rouge, de pouvoir être évitée par les navires à surveiller. On a adressé au lazaret de Camaran d'autres critiques : sa mauvaise organisation, l'isolement insuffisant des quarantenaires de diverses provenances. Ce lazaret n'a d'ailleurs pas rempli son rôle, puisque le choléra s'est montré à la Mecque,

____

(1) Voir mon rapport au Comité d'hygiène sur la quarantaine de Camaran, in *Recueil des travaux du Comité d'hygiène*, t. XII.

pendant ces dernières années, bien que les pèlerins aient été arrêtés à Camaran (1).

Il serait injuste toutefois de ne pas tenir compte des difficultés particulières inhérentes au grand pèlerinage du Hedjaz.

S'assurer de l'état sanitaire de 20 000 pèlerins au moins qui arrivent parfois au nombre de 2 à 3000 et passent le détroit dans un laps de trois à quatre mois avant les fêtes de la Mecque, pourvoir aux moyens de « sanitation », de désinfection de ces pèlerins qui sont dans l'état le plus misérable, des navires qui les apportent avec des marchandises parfois suspectes, est une tâche au-dessus du pouvoir du gouvernement ottoman. Elle pourrait être réalisée par l'entente des principales puissances d'Europe mais à la condition d'y consacrer les sommes nécessaires pour créer des établissements modèles, dirigés exclusivement par un personnel européen dévoué et compétent, mais que la rigueur du climat fatiguerait vite et qui devrait être fréquemment renouvelé.

Pour la réalisation de ces vues il faudrait de toute nécessité le concert parfait des gouvernements d'Europe et de la Turquie.

(1) La nécessité d'une organisation sanitaire, à l'entrée et le long du littoral de la mer Rouge, est rendue plus grande encore par l'ouverture du canal de Suez. On sait l'importance qu'a prise l'émigration des coolies. Tous les ans, des milliers d'individus, Chinois, Javanais, Indiens, sont transportés en masse en Australie et en Amérique. Ces navires ont suivi d'abord, d'après leur destination, la mer du Sud et le cap de Bonne-Espérance ; ils sont, à leur arrivée, et malgré la longueur de la traversée, soumis à une quarantaine dont la rigueur démontre suffisamment le danger qu'implique leur cargaison. Or des navires construits dans ce but spécial, ont suivi la nouvelle voie, en transportant plusieurs milliers de coolies à la fois, à la destination de la Havane et des Antilles. Il est superflu de démontrer le danger qu'il y aurait à laisser pénétrer dans la mer Rouge, et toucher à toutes les échelles de l'Europe, de semblables navires, sans les soumettre au préalable à de rigoureuses mesures préventives.

Quoi qu'il en soit, la prophylaxie maritime telle quelle est aujourd'hui, telle qu'elle a été pendant les derniers pèlerinages dans la mer Rouge, telle qu'elle est dans le golfe Persique où les vapeurs venant de Bombay pénètrent jusque dans l'Irak-Arabie, à Bassorah, sans être soumis à une surveillance quelconque, ne mérite aucune confiance.

Je dirai plus, comme le gouvernement turc est tenu, d'après les conventions internationales, de faire les frais nécessaires à l'outillage des établissements quarantenaires des deux golfes, Persique et Arabique, il excipera, comme il l'a toujours fait, de son manque de ressources, et les choses resteront en l'état. Il serait utile de créer des ressources à l'aide de taxes sur la navigation de la mer Rouge et du golfe Persique ou sur le pèlerinage, afin de porter remède à la situation.

Les pèlerinages de l'Arabie, de la Mecque, de Médine, de Kerbellah et de Nedjeff, à cause de leur importance sanitaire méritent une description spéciale. Nous leur consacrerons le chapitre suivant.

CHAPITRE XVIII

Tout musulman doit accomplir au moins une fois
dans sa vie le pèlerinage prescrit par le Koran. Au retour
du berceau du prophète, il prend le nom sacré d'Hadji,
titre qui le rend vénérable. Ce voyage long et pénible
doit s'effectuer durant les trois derniers mois de l'année
(chewal, ziccaldi, zilidjé); mais l'encombrement est si
grand, que l'année nouvelle commence, et que le premier mois de moharrem est écoulé avant que la ville soit
revenue au chiffre de sa population normale, c'est-à-dire
30 000 habitants. En 1865, il y a eu plus de 150 000 pèlerins.

Le voyage de la Mecque a lieu sous un soleil brûlant;
l'eau contenue dans les outres des chameaux constitue
la seule boisson des pèlerins. L'eau fraîche des oasis est
vendue à prix d'or par les soldats et les Arabes vagabonds
qui campent à l'entour. Le simoun se fait cruellement
sentir. A l'approche de la ville sainte, les pèlerins sont
astreints à des pratiques qui rendent leurs fatigues plus
pénibles encore. Le barbier rase leurs têtes, coupe leurs
ongles et taille leurs moustaches. En même temps, ils
revêtent le costume spécial du pèlerinage, consistant en
pièces de toile et de coton qui leur couvrent assez bien
le tronc et les épaules, mais laissent la tête complètement

à nu. « Plus tôt le pèlerin revêt ce costume inconiortable, dit le lieutenant Burton, témoin oculaire de ces pratiques au péril de sa vie, plus grand est son zèle religieux. » Les démangeaisons dues à la chaleur ou à la présence de parasites très fréquents doivent être supportées avec une résignation plus que stoïque. Les fidèles ne doivent se gratter qu'avec la paume de la main, de peur d'écraser un insecte, un parasite ou de déraciner un cheveu. Ils peuvent se mettre à l'ombre ou même élever leurs mains jointes ensemble pour se garantir du soleil, mais il leur est interdit de rien placer sur leur tête. Pour chaque infraction à la règle, ils doivent offrir le sacrifice d'un mouton. Cependant, depuis quelques années, le trajet s'effectue dans des conditions moins pénibles que celles décrites par Burton. Il a lieu, en deux nuits avec des chameaux, et en une avec des baudets.

Les fêtes se prolongent pendant trois ou quatre jours.

A l'arrivée à la Mecque commencent les grandes dévotions. Les cérémonies ont lieu dans la ville d'abord dans le *beit Allah* (maison de Dieu) où se trouvent la *Kaaba*, la *Pierre noire* et le *puits de Zemzem*. Au milieu d'une foule innombrable qui assiège la grande mosquée, il faut trouver moyen de faire les sept circumambulations de la *Kaaba*, en commençant à la fameuse pierre noire, aérolithe depuis longtemps encastré dans les constructions du temple, et que les Arabes supposent apportée du ciel à Abraham par les anges. Ces promenades exigent un temps très long en raison d'une innombrable affluence, et s'exécutent au milieu des acclamations maniaques de cette multitude accourue d'Europe, d'Asie et d'Afrique.

La seconde solennité a pour objet l'ascension du mont *Arafat*, à huit heures à l'Est de la Mecque, où a lieu la prédication accompagnée de vociférations et de gestes exaltés d'un vieux uléma en cheveux blancs assis sur le dos d'un chameau. Quelquefois, entre la Mecque et le mont Arafat, des pèlerins meurent de soif et de fatigue, s'estimant heureux de succomber sur le sol sacré; car tout individu qui meurt dans le pèlerinage meurt martyr.

A certains moments, toute l'assistance mêle ses clameurs unanimes aux cris ardents du prédicateur énergumène, et alors se développe un état d'enthousiasme, un paroxysme d'exaltation, de fanatisme et de délire. Ce n'est pas tout encore : au retour de la montagne sainte, retour qui s'effectue au milieu d'une cohue effroyable (il faut l'avoir quittée avant le coucher du soleil), entraînant presque toujours la mort d'un grand nombre de fidèles, les pèlerins se rendent à *Mina*, bourgade vénérée située entre le mont Arafat et la Mecque, à trois heures de cette ville.

Dans le vallon voisin de cette bourgade se passe une scène étrange. Plusieurs milliers d'animaux, parmi lesquels on compte des moutons, des chameaux et des bœufs, sont égorgés au même moment. Dès le lendemain, sous l'influence d'un soleil ardent, ce lieu devient pestilentiel. Burton raconte que jusqu'en 1856 aucune précaution n'avait été prise contre les accidents pouvant succéder à cette putréfaction. Les cadavres des animaux sacrifiés étaient enfouis à une profondeur dérisoire. Quelques-uns se putréfiaient à l'air libre.

A cet égard, des améliorations ont été apportées; des abattoirs ont été construits, des fosses destinées à recevoir les débris des animaux ont été creusées. Enfin la désinfection se pratique avec une solution de sulfate de fer.

Nous ne sommes pas fixés sur le nombre total des

pèlerins qui prennent part aux cérémonies, et qui paraît avoir pu varier depuis 100 000 jusqu'à 180 000. Le grand chérif, qui perçoit un impôt sur chaque pèlerin, peut seul déterminer ces chiffres.

Il y a peu d'années, d'ailleurs, que la lumière s'est faite sur l'accomplissement de ces solennités. Jusqu'en 1831 un véritable mystère planait sur les lieux saints de l'islamisme, où les Européens ne pouvaient pénétrer sous peine de mort.

Les circonstances du pèlerinage, le nombre des pèlerins, les ressources qu'offraient le Hedjaz et les villes saintes, étaient pour la plupart ignorés, même du monde musulman de Constantinople. Nous connaissions les récits faits par Burkhardt en 1814, et plus récemment par Burton, sur leurs périlleux voyages. Dans ces dernières années un médecin algérien a accompagné à la Mecque ses coreligionnaires (1).

Il suffit, d'ailleurs, de se rappeler le massacre de 1857, postérieur à la guerre d'Orient, à Djeddah, seul port où les Européens fussent tolérés, pour concevoir à quel degré ces foyers du fanatisme étaient alors inaccessibles

----

(1) V. *Onze mois dans le pays du Hedjaz*, par Morsly. Constantine. 1885. En 1889 Saleh-Soubhy accompagna également les pèlerins. En 1891 le gouvernement français prescrivit, sur l'avis du Comité d'hygiène, que les pèlerins algériens et tunisiens seraient transportés sur des bateaux français munis d'étuves et ayant un médecin à bord. Il serait également utile, comme le demande notre consul à Djeddah, M. Labosse, qu'ils soient accompagnés par un médecin arabe pouvant les suivre à la Mecque et par un cheik par groupe de 25 à 30 pèlerins. Les avantages d'une pareille organisation se comprennent facilement. Nous serions mieux renseignés sur l'état sanitaire et les pèlerins seraient moins dépouillés. M. Delarue, qui était sur le *Pictavia*, navire conduisant les pèlerins algériens en 1891, demande également que l'on fasse payer aux pèlerins avant leur embarquement leur alimentation, surtout celle de retour, parce que un certain nombre n'ayant plus rien en ce moment meurent littéralement de faim, et sont dans un état de faiblesse tel qu'ils succombent au moindre accident.

à l'influence européenne. Aujourd'hui encore, notre consul ne peut sortir en dehors de Djeddah, et sa femme est obligée de rester enfermée chez elle.

Après 1831, et surtout depuis 1847, on apprit à Constantinople, par le récit des pèlerins venant de la Mecque, que souvent le choléra sévissait pendant le pèlerinage. Le retour des caravanes suscita même à diverses reprises des inquiétudes en Égypte et à Damas ; mais les craintes cessaient à l'arrivée des Hadjis qui racontaient les premiers ravages de la maladie, puis sa complète disparition après un certain temps de marche à travers le désert.

Depuis cette époque le choléra a été constaté à plusieurs reprises à la Mecque, et, en 1865, il s'est étendu dans toute l'Europe et a même gagné l'Amérique. Il s'agit d'empêcher que le pèlerinage ne devienne chaque année un foyer épidémique et de prévenir l'irruption du choléra en Europe.

Les mesures de prophylaxie s'imposent avec une nécessité plus puissante encore depuis que les Hadjis ont recours à la navigation à vapeur.

Autrefois, en effet, les pèlerins arrivaient en caravanes ; ceux qui venaient de l'Inde étaient transportés par des bâtiments à voile : dans les deux cas, le trajet était long et la maladie avait le temps de s'éteindre.

Aujourd'hui les conditions sont bien changées, le pèlerinage est devenu plus facile, par suite plus nombreux, et surtout la très brusque rapidité du retour nous met en présence d'un péril plus menaçant.

Les premières mesures qui ont été édictées sont l'œuvre de la Conférence de Constantinople.

Elles doivent être appliquées avant, pendant et après la célébration du pèlerinage.

Les premières précèdent le départ. Parmi les pèlerins

qui se rendent à la Mecque, venant les uns d'Asie, les autres d'Europe ou d'Afrique, quatre classes doivent être distinguées.

La première, comprenant tous ceux qui, partis soit de l'Inde, soit de la mer d'Oman, ou du golfe Persique, gagnent la mer Rouge par Aden. Ce sont les plus dangereux.

Dans la seconde seront comptés tous ceux qui, ayant eu le bassin de la Méditerranée pour point de départ, atteignent la mer Rouge par Port-Saïd et Suez.

Enfin la troisième classe sera formée par les pèlerins qui viennent du littoral oriental ou occidental de la mer Rouge.

Les pèlerins appartenant à l'une ou l'autre ces trois classes ont un seul et même objectif, Djeddah, qui est l'échelle de la Mecque.

Enfin un quatrième et dernier groupe est constitué par les caravanes qui se divisent en : caravane d'Égypte, dite « caravane du tapis (1) » ; la caravane de Syrie, ou « caravane de Damas » ; enfin la caravane de Mésopotamie, ou « caravane de Bagdad ». Il y a également un certain nombre de pèlerins, venant des régions voisines, l'Yémen, le Nedjed, etc.

La première classe de pèlerins, c'est-à-dire ceux qui pénètrent par le sud de la mer Rouge, doit être l'objet de l'observation la plus sévère.

Une série de mesures préventives, applicables au point de départ dans l'Inde, a été préconisée, sous l'influence de Fauvel, par la Conférence de Constantinople. Pendant quelque temps, elles ont été prises en considération par le gouvernement anglais. Le vice-roi a édicté les prescriptions suivantes :

(1) Depuis quelques années les pèlerins égyptiens prennent la route de mer.

Inspection au moment du départ des navires à pèlerins, pour s'assurer qu'il n'y a à bord ni encombrement, ni passager atteint de choléra.

L'approvisionnement d'eau et de vivres devait être suffisant pour le voyage, et tout individu embarqué devait posséder les moyens de pourvoir à ses besoins pendant le pèlerinage. Il était aussi défendu à ces navires d'embarquer des passagers en cours de voyage entre l'Inde et la mer Rouge ; enfin une observation sévère à Aden devait permettre de vérifier si les mesures prescrites n'avaient pas été enfreintes ; des amendes sévères infligées aux capitaines devaient les contraindre d'exécuter le règlement.

Bien que la seconde classe de pèlerins soit beaucoup plus rarement à redouter, certaines circonstances peuvent se produire qui réclament des mesures prophylactiques. En 1875, la présence du choléra en Syrie inspirait de sérieuses inquiétudes ; des germes cholériques pouvaient, importés par des Hadjis, apparaître à la Mecque au moment des fêtes et des sacrifices, et rencontrant un terrain bien préparé pour leur éclosion, s'y multiplier et se disséminer dans toute l'Europe par le retour des pèlerins.

Justement préoccupé de ce danger, le conseil d'Alexandrie s'est efforcé, par les difficultés imposées aux capitaines, de rendre impossible, aux navires porteurs de pèlerins, le trajet par le canal. Si les termes de répulsion et d'interdiction n'ont pas été prononcés, si le sultan et le khédive n'ont pu s'opposer au départ des pèlerins, les formalités prescrites étaient telles que le même résultat se trouvait atteint. La voie de mer ainsi fermée aux pèlerins syriens il ne leur restait, pour se rendre à la Mecque, que la ressource des caravanes. Or, ici, la seule durée du trajet constitue une garantie sérieuse, qui acquiert presque la valeur d'une quarantaine. Aussi les pèlerins, ceux de Damas par exemple, qui, pour se rendre à la Mecque en caravane, ont de si grands déserts à traverser, peuvent ne pas exiger des mesures restrictives.

Mais le but où doivent converger tous les efforts, toutes les préoccupations des administrations sanitaires, est le retour du pèlerinage, lorsque, les fêtes étant terminées, les Hadjis se précipitent en foule vers Djeddah. Tous veulent s'embarquer en même temps. L'entassement à bord des bateaux est prodigieux. On ne peut mettre le pied nulle part sur le pont, sans marcher sur une véritable litière humaine.

A la fin du pèlerinage de 1874, un capitaine avait été jusqu'à dissimuler dans une troisième ou quatrième cale bien fermée 150 malheureux Hadjis javanais.

Les navires qui partent de Djeddah en se dirigeant vers le sud, du côté d'Aden, présentent des différences radicales d'encombrement excessif ou de chargement légal, suivant que leur port de destination est régi ou non par des lois sanitaires.

Nous avons peu d'ailleurs à insister sur cette direction qui, pour nous, est beaucoup moins importante. Notre attention doit au contraire se porter sur les navires qui, partant de Djeddah, remontent à Suez. C'est là où toutes les précautions doivent être prises pour arrêter une maladie épidémique, si elle venait à éclater à la Mecque. Dans ce but, une quarantaine ou une observation doit être prescrite aux pèlerins qui, prenant la route de mer, veulent revenir par Suez.

Elle a été faite quelquefois à El-Wesch, localité placée sur le littoral oriental de la mer Rouge, à peu près à égale distance entre Djeddah à Suez, à 300 milles de Suez. Dans ces dernières années, elle a été accompli Djebel-Tor, point situé plus au nord, et plus rapproché de Suez : la distance n'est que de 60 milles.

Nous ne parlons pas des Sources de Moïse, point bien plus rapproché encore de Suez, et où la quarantaine pour les pèlerins deviendrait tout à fait illusoire.

L'observation prescrite à El-Wesch ou à Djebel-Tor a été habituellement de 3 à 5 jours. Quant à la quarantaine de rigueur elle est au moins de 10 jours, et peut dépasser ce temps lorsque l'état sanitaire le commande. En 1890 et 1891 elle a été de 20 jours.

Nous avons déjà fait remarquer les conditions déplorables dans lesquelles se trouvaient les pèlerins à bord des navires de transport.

Le récit de quelques incidents qui se sont produits dans ces dernières années mettra en évidence les abus des capitaines et des agents des navires.

A la suite du pèlerinage de 1873, trois navires anglais, *Mullah*, *Raffaello* et *Pio Nono*, chargés de pèlerins affamés, restèrent, faute de combustible, plusieurs jours en détresse dans la mer Rouge, par le fait d'une spéculation de leur capitaine. A leur arrivée de Djeddah, ils avaient un approvisionnement suffisant de charbon, mais les capitaines en avaient vendu depuis une forte quantité.

Ils comptaient, pour leur retour à Suez, se remorquer réciproquement. Ils prirent en effet la mer, mais, à moitié chemin, le combustible manqua ; l'un d'eux, qui put être remorqué, arriva à Suez avec ses pèlerins mourant de faim et de soif.

Un autre capitaine, redoutant la colère des 400 passagers qu'il avait à bord, gagne la terre dans une barque avec ses officiers, abandonnant le navire à la grâce de Dieu. Un vapeur égyptien survint et put ramener jusqu'à Suez ces malheureux, dont plusieurs avaient déjà succombé.

A la fin du pèlerinage de 1876, un courtier, se disant envoyé par une Compagnie siégeant à Alexandrie, s'engagea à transporter au Maroc 2000 pèlerins. Il perçut d'eux la totalité du passage, leur promettant de leur faire traverser l'Égypte en chemin de fer, et de les embarquer sur des navires qui, disait-il, attendaient leur arrivée à Alexandrie. A Suez, ce courtier disparut, et les 2000 pèlerins, abandonnés dans le dénuement le plus complet, durent être ramenés à Alexandrie, puis nourris pendant plusieurs semaines, et expédiés à leur destination aux frais du gouvernement égyptien. Huit sont morts entre Suez et Alexandrie, et douze ont succombé à Gabarri, où on les avait logés.

Il est un fait intéressant que les rapports relatent presque chaque année et qui est d'une interprétation difficile : c'est le déficit que l'on constate à Suez, parmi les pèlerins revenant du pèlerinage. En 1875, plus de 17000 avaient traversé l'Égypte ; 12000 seulement revinrent. En 1876, le déficit a été de 6000.

Gaillardot, notre ancien médecin sanitaire à Alexandrie, tient compte du nombre de pèlerins qui, venus de l'Extrême-Orient, s'embarquer à Suez, sont retournés directement de Djeddah dans leur patrie.

En même temps, il pense qu'un certain nombre se sont joints aux caravanes après le pèlerinage de Médine, craignant de s'exposer de nouveau aux attaques des Bédouins sur la route de Médine à Yambo. On sait en effet qu'un certain nombre de Hadjis vont, après les solennités de la Mecque, accomplir un second pèlerinage à Médine, où se trouve le tombeau du prophète.

Quant à M. Blanc, notre ancien médecin sanitaire à Suez, il estime que le déficit est dû à la mort des pèlerins durant le voyage ou pendant le séjour aux villes saintes, regardant le chiffre de mortalité que donnent les documents officiels comme très inférieur à la vérité.

Quoi qu'il en soit de ces différentes considérations, la cause réelle du déficit est difficile à déterminer.

Nous parlerons à présent des caravanes.

Celles qui se dirigent vers le nord, c'est-à-dire vers

l'Égypte, la Syrie ou la Mésopotamie, suivent pendant quelque temps un même itinéraire.

Toutes vont à Médine, et, après quelque temps de marche, s'engagent dans les montagnes, où elles sont souvent attaquées par les Bédouins. Les pèlerins accomplissent quinze journées de marche pendant lesquelles la pénurie de vivres et d'eau les oblige à se fractionner en petites caravanes s'échelonnant à deux ou trois jours de distance.

En 1872, à peine avaient-ils quitté la Mecque, que le choléra qui régnait déjà dans cette ville commença à sévir parmi eux avec une grande violence. Dès le second jour du voyage, à la station de Kodira, des attaques foudroyantes se déclarèrent. Le médecin arabe qui les suivit jusqu'à Médine rapporta que, pendant toute la route, la maladie n'a cessé d'avoir une grande intensité, et que dans la ville elle a fait de nombreuses victimes.

De Médine, le choléra continua de s'attacher aux pas de la caravane, qu'il suivit jusqu'à une station située à dix étapes de Médine et à quatorze de Damas.

Ici elle en devint complètement exempte, et fit son entrée à Damas dans un état excellent de santé. L'évolution de cette épidémie cholérique est venue confirmer ce que l'expérience avait déjà démontré, c'est-à dire l'extinction complète de la maladie après un certain nombre de jours de marche dans le désert.

Le transport par caravanes, en effet, n'offre absolument aucun danger quand l'espace à parcourir est étendu.

Un grand désert est le meilleur de tous les obstacles à la propagation du choléra. Un espace aussi considérable n'est jamais franchi par la maladie ; il en a été ainsi dans les épidémies antérieures. En effet les caravanes qui ont quitté la Mecque en emportant le choléra et se sont rendues à Damas, n'y ont jamais transporté la maladie.

La mortalité, assez considérable les premiers jours du voyage, va successivement en décroissant; les membres de la caravane s'acclimatant chaque jour au contage cholérique, finissent par perdre toute faculté de réceptivité, et c'est ainsi qu'après quinze ou vingt jours la maladie a totalement disparu.

Il y a soixante ans, le choléra était encore confiné dans le delta Gangétique. Comme pour la fièvre jaune dans le golfe du Mexique, son domaine, d'abord limité à une région bien définie, s'est depuis élargi en poussant successivement de bouffées épidémiques dans toutes les directions. Les invasions cholériques ont toujours été la résultante de réveils plus ou moins intenses dans les foyers endémiques d'origine. L'Inde entière d'abord, la Perse, l'Europe ont été envahies par l'*épidémie*; mais lorsque, après un temps ou moins long, elle s'éteignait au loin, on constatait que des foyers *endémiques* nouveaux s'ajoutaient au foyer primitif. C'est ainsi que toute la presqu'île indienne a été infectée. Au début, c'est par la voie de terre exclusivement que le domaine endémique du choléra s'est étendu ; mais, à mesure que les communications maritimes se sont développées, la prise de possession progressive de toutes les régions côtières de l'Extrême-Orient par l'endémie s'est affirmée. Les expéditions militaires, les tentatives de colonisation, l'ouverture des pays jusqu'ici hermétiquement fermés, en créant des débouchés multiples au commerce, ont ouvert en même temps la voie à l'introduction de la maladie. L'extension du fléau a suivi mathématiquement l'expansion du commerce ; si bien qu'aujourd'hui, de Vladivostok (1) à l'équateur, de la presqu'île de Malacca au golfe Persique, cette immense étendue de côtes partage, à des degrés divers, avec la presqu'île indienne, le privilège d'être un foyer d'endémicité cholérique sans cesse en activité. La Corée, à peine ouverte, fut décimée par une épidémie meurtrière en 1886, et depuis cette époque, chaque année, les côtes de la Sibérie orientale, les îles du Japon, sont visitées par le fléau. Pour la Chine, quoique quelques villes seules de la côte soient ouvertes au commerce européen, l'on peut constater, dans les documents médicaux publiés par l'Administration des douanes, que tous les ports à traités, aussi bien que les centres populeux situés sur les grands fleuves, sont périodiquement atteints par des épidémies. Formose, les Philippines, le Tonkin, l'Annam, la Cochinchine, Java et Sumatra, le Siam, la Birmanie sont dans le même cas. En somme, l'endémie, autrefois limitée aux rives du Gange et de l'Indus, s'est implantée sur toutes les côtes de l'Asie orientale. Cette transformation dans la géographie pathologique de l'Extrême-Orient s'est effectuée parallèlement avec les progrès et le développement du trafic maritime. Ce qui frappe avant tout, c'est qu'elle a été accomplie en une période de temps relativement très courte : elle ne peut que s'accentuer dans la suite; elle peut surtout, et c'est un point sur lequel il importe de ne pas se faire d'illusions, se reproduire dans d'autres contrées et par les mêmes causes; nous allons y revenir bientôt et le démontrer. Jusqu'ici le danger créé par cette situation n'a pas beaucoup dépassé celui qui nous vient de l'Inde et du pèlerinage annuel de la Mecque. C'est qu'en effet toutes

____

(1) Le gouvernement russe fait construire une voie ferrée qui ira de Saint-Pétersbourg à Vladivostock.

les provenances maritimes de cette partie du monde
aboutissent forcément à Suez et à cet étroit goulot du
canal débouchant sur la Méditerranée. La défense est
ici facile. Elle ne réclame qu'un service de surveillance
sévère, sous le contrôle de toutes les nations intéressées.
C'est le rôle que remplit le Conseil sanitaire international d'Égypte ; il se résume aux termes suivants :
1° préserver l'Égypte de tout contact avec des provenances suspectes ; 2° ne laisser pénétrer dans le canal
de Suez aucun navire dans des conditions douteuses de
salubrité ; 3° opérer la désinfection des provenances du
pèlerinage en tout temps. Cependant, en admettant
même que les routes terrestres de l'Asie Mineure, que
les frontières de la Perse, de la Russie soient bien gar-
dées, en admettant que rien de suspect ne puisse franchir le canal, toutes ces garanties n'en seraient pas
moins vaines et illusoires si le territoire égyptien n'est
pas impitoyablement fermé vers le sud, et sur les rives
de la mer Rouge, aux chances de contamination provenant du pèlerinage et à celles provenant des nouvelles
conditions économiques en train de se réaliser, tant dans
la Haute-Égypte que sur le rivage africain de la mer
Rouge.

Depuis la réunion de la Conférence de Constantinople,
d'où est sortie l'organisation sanitaire actuelle, un élément inattendu, comme le fait remarquer M. Catelan,
médecin sanitaire à Alexandrie, dans un rapport intéressant adressé au ministre de l'intérieur de France et
auquel nous empruntons ces détails, a surgi, qui est
appelé, dans un avenir prochain, à jouer un rôle capital
au point du vue des intérêts sanitaires de l'Égypte et de
l'Europe.

L'Afrique absorbe presque entièrement aujourd'hui l'ac-

tivité coloniale de la plupart des nations européennes.
Du côté oriental, l'effort est mené avec un entrain et une
ardeur d'émulation qui s'expliquent, étant donnée la
valeur du prix réservé à ceux qui gagneront la course,
en établissant à leur profit les grands courants commerciaux vers l'intérieur du continent. Sans doute la vaste
région du Soudan est encore fermée depuis la chute de
Khartoum ; mais le moment approche où les barrières
seront levées par ceux-là même qui y sont le plus intéressés, c'est-à-dire par les Anglais agissant au compte
de l'Égypte. Il importe en effet de ne pas se laisser
devancer par les Allemands, qui gagnent chaque jour
du terrain vers la région des grands lacs et les sources
du Nil, par les Italiens, qui tiennent avec Massaouah une
des meilleures routes aboutissant de la mer Rouge au
plein cœur du Soudan.

Souakim et Kosseir restent dès lors les deux ports
appelés à devenir la tête de ligne des voies de communication de la mer Rouge vers les immenses contrées de la
Nubie et du Soudan. Or, c'est ici que les conditions nouvelles créées par la concurrence commerciale et politique acquièrent une importance sans égale au point de
vue de la prophylaxie sanitaire de l'Égypte et l'Europe.

Il ne faut pas oublier que sous Méhémet-Ali et avant
la révolte mahdiste, plus de 50 000 pèlerins provenant
du Soudan, de la Nubie et des provinces de la Haute-
Égypte prenaient les routes de Massaouah, Souakim,
Bérénice, et surtout de Kosseir, pour de là s'embarquer
à destination des lieux saints de l'Islam. Rassemblés
dans ces ports après un long trajet à travers le désert, ils étaient transportés par des navires à voiles
sur la côte arabique. Les fêtes du pèlerinage terminées,
ils abordaient aux mêmes points sur la côte d'Afrique,

où s'organisaient les caravanes de retour vers l'intérieur. Si, comme il est arrivé en 1890 pour Massaouah, ils apportaient le choléra avec eux, ce n'était alors qu'une explosion locale violente, mais de courte durée. Grâce à l'éloignement, à la lenteur et aux difficultés des communications par la voie du Nil avec la Moyenne et la Basse-Égypte, le danger d'importation du fléau dans la delta Nilotique était à peu près nul.

Il n'en est plus de même aujourd'hui, une navigation très active pendant six mois de l'année relie, par des communications rapides, les régions de la Haute et de la Basse-Égypte. Mais voici de plus qu'un ingénieur français des plus distingués, M. Prompt, vient de soumettre au gouvernement égyptien un programme de travaux faciles à exécuter presque sans grande dépense, et dans un laps de temps relativement très court, qui est destiné à assurer non seulement la reprise pacifique du Soudan et des provinces équatoriales bloquées, mais la conquête à la culture d'énormes étendues de terrain et par-dessus tout le monople des débouchés commerciaux dans ces immenses territoires.

Ce projet comprend trois parties :

1° Établissement d'une ligne ferrée ininterrompue de la Méditerranée à la mer Rouge aboutissant à Kosseïr en prolongeant la voie depuis Assiout, son point *terminus* actuel, jusqu'à Keneh et de là, par un tronçon de 120 kilomètres en suivant l'antique voie romaine, jusqu'au port de Kosseïr ;

2° Construction, au moyen d'une série de barrages échelonnés depuis Assouan jusqu'au delà de Berber, d'immenses réservoirs où les eaux de crue seront emmagasinées de façon à assurer en tout temps l'irrigation des terres de toute la vallée du Nil ;

3° Canalisation parallèle du fleuve avec construction d'écluses permettant d'établir, avec toute la rapidité des transports modernes, des services de navigation à vapeur réguliers aboutissant jusqu'aux Grands-Lacs, mettant par conséquent en communication directe et rapide le Delta avec les régions des Grands-Lacs.

De ce projet, une partie, celle de la prolongation de la voie ferrée jusqu'à Kosseïr, entre actuellement en voie d'exécution. Le reste ne tardera peut-être pas à être abordé.

Quoi qu'il en soit, les transformations extraordinaires qui s'accomplissent dans cette partie de l'Afrique sont, au point de vue sanitaire, le seul qui nous intéresse ici, susceptibles de produire des résultats inattendus. Il faut songer d'abord à un accroissement considérable de circulation empruntant la voie du Nil pour aboutir à la mer Rouge.

Les échanges avec l'Extrême-Orient et l'Inde par la voie des villes situées sur les côtes africaines de la mer Rouge vont se développer progressivement, créant ainsi un courant continu entre l'Égypte du Delta et les régions asiatiques où règne en permanence l'endémie cholérique.

Des villes populeuses vont renaître, sur cette côte égyptienne de la mer Rouge, élevées rapidement dans ces conditions d'insalubrité qui accompagnent toujours les prises de possession hâtives.

Pour la mise en valeur de ces contrées, où le blanc ne peut que diriger et commander, on sera forcé au début de faire appel à l'émigration des natifs de l'Inde et de la Chine : la race jaune déborde déjà dans l'océan Indien. En dehors des apports du trafic entre les régions d'Extrême-Orient où l'endémie cholérique est partout installée, le courant d'émigration fournira l'aliment d'un personnel sans cesse renouvelé. Ne peut-on dès lors se demander si le choléra, ainsi que nous le faisions ressortir plus haut, n'est pas appelé, comme sur toute la côte occidentale du Pacifique, à s'établir à l'état d'endémie permanente sur les côtes africaines de la mer Rouge ? Avec un foyer de revivification périodique comme est celui de la Mecque, en face, à quelques lieues de distance, cette éventualité n'a certes rien de chimérique.

Les mouvements de population qui ne peuvent manquer de se produire dans cette immense vallée du Nil vers ces régions appelées, grâce aux convoitises coloniales de l'Europe, à devenir des centres extrêmement actifs de transactions, auront aussi pour premier résultat de favoriser au plus haut point l'expansion de l'islamisme, et partant, l'accès du pèlerinage de la Mecque. Déjà, en moins de trente ans, depuis que les croyants ont obtenu la faculté d'utiliser les navires à vapeur pour se rendre aux lieux saints de l'Islam, le nombre annuel de pèlerins a énormément angmenté. En ce cas, au surplus, la spéculation prête un puissant appui à la foi. L'Afrique n'entre encore que pour bien peu dans cet accroissement du nombre des fidèles, que les moyens rapides de transport font affluer à Djeddah. Mais lorsque des services rapides, à bon marché, par navires à vapeur et par la voie ferrée, mettront l'intérieur du Soudan et l'Égypte en communication directe avec les ports de la mer Rouge, on ne peut prévoir à quel chiffre montera le nombre des musulmans qui viendra grossir le pèlerinage. Autrefois l'Europe a pu regarder avec indifférence l'introduction du choléra au Soudan par les pèlerins au retour de la Mecque. Par la nature des voies, par la distance à travers des régions désertes, par le manque de communications, l'Égypte était pour ainsi dire absolument préservée, du côté sud de la vallée du Nil. Dès aujourd'hui il n'en est plus de même ; une fois le chemin de fer poussé jusqu'à Kosseir, des pèlerins s'embarquant à Djeddah pour rentrer en Turquie ou au Maroc, par exemple, pourront, *trois jours après*, prendre le paquebot à Alexandrie. Il n'est pas besoin d'insister davantage sur la gravité du danger qui menace l'Europe à la suite des transformations de toutes sortes qui s'accomplissent dans cette partie de l'Afrique.

On a pu, en 1872, 1877, 1881, 1882, 1885, 1890 et en 1891, barrer la route au fléau ; mais en sera-t-il de même, en peut-il être de même à l'avenir ? Il ne nous appartient pas de toucher à des questions de politique, étrangères à notre sujet ; il est cependant impossible de ne pas signaler que le seul obstacle au fonctionnement d'un service de préservation efficace vient de ce côté-là. L'Europe ne peut se garantir qu'en garantissant l'Égypte. Mais la situation acquise par l'Angleterre en Égypte a créé, jusque dans ces derniers temps, une difficulté pratique qui résulte de la différence de doctrines, en matière sanitaire, de l'Angleterre d'une part, de l'Europe continentale d'autre part. Jusqu'ici le Conseil international a résisté aux tentatives de désorganisation et d'absorption. Les puissances, grandes et petites, sont intéressées, à un égal degré, à sauvegarder la santé publique et à se défendre contre l'invasion des fléaux qui nous viennent d'Orient. Quelles sont les garanties qui leur resteront si l'administration quarantenaire devenait une administration anglaise ? Telle est la question qui se pose, et qui mérite d'appeler l'attention de tous ceux qui ont charge de la santé publique. Le gouvernement italien semblait avoir obéi aux inspirations d'une préoccupation de ce genre, lorsqu'il avait pris l'initiative, il y a un an, de. faire appel à une Conférence de toutes les nations de l'Europe et de l'Amérique. Déjà le Congrès de Vienne avait émis le vœu en 1887 de reprendre la suite des travaux de la Conférence de Rome, en signalant l'urgence d'une refonte des services sanitaires accomplie avec l'assentiment unanime des puissances.

Aujourd'hui, plus que jamais, en prévision des menaces de danger qui s'accumulent du côté de l'Afrique orientale, il importe au plus haut point que l'opinion publique soit éclairée sur les réformes et les perfectionnements que nécessitent les institutions de sauvegarde établies en Orient. Déjà la conférence qui vient de se réunir à Venise, en diminuant l'élément local du Conseil, et en en faisant une institution plus internationale, a accompli une œuvre importante au point de vue de la défense sanitaire de l'Égypte et de l'Europe.

Pèlerinage de Kerbellah et de Nedjeff.

Outre les pèlerinages de *La Mecque* et de *Médine*, un certain nombre de musulmans se rendent à une troisième ville sainte, à *Kerbellah* auprès de Bagdad. Pendant le mois de moharrem, un grand nombre de Persans, quelquefois 60 000 accomplissent ce pèlerinage. La plupart des caravanes viennent converger à Kirmanchah.

Les Persans ont pour coutume de transporter avec eux dans ce trajet les restes de leurs parents, pour leur donner la sépulture près des tombeaux des grands imans vénérés.

On comprend le danger de ces translations de cadavres, lorsque, récemment inhumés, enveloppés dans des feutres d'où suinte la matière organique, ils exhalent des miasmes infects.

Chaque fois qu'un pèlerin succombe durant le voyage, son corps est ajouté à ceux de ses compagnons ; il faut avoir rencontré quelques-unes de ces caravanes pour avoir une idée des odeurs qu'elles dégagent.

En 1873, plus de 12 000 cadavres venant de Perse ont été transportés à Nedjeff et à Kerbellah. Nedjeff, ville de 4000 habitants, voit quelquefois doubler et même tripler sa population à l'occasion des grands pèlerinages.

Il existe dans l'enceinte même de sa mosquée un grand caveau réservé aux cadavres. Ce caveau a plus de 300 mètres carrés de surface sur 80 de profondeur. On y remarque trois étages distincts et séparés. Qu'on s'imagine les émanations fétides qui s'échappent chaque fois que l'on vient à l'ouvrir.

Les dangers dont cette funeste coutume aggrave le pèlerinage de Kerbellah, l'état hygiénique déplorable de cette caravane, le placent dans les plus terribles conditions de réceptivité morbide.

Cependant la situation de Kerbellah au milieu des terres, dans la Mésopotamie, loin de la Méditerranée, éloigne pour l'Europe de sérieuses inquiétudes, et, à cet égard, le pèlerinage de Kerbellah ne paraît pas exiger de mesures internationales, comme celui de la Mecque.

Les pèlerinages de la Mecque et de Médine sont surtout fréquentés par les musulmans sunnites ; ce sont, au contraire, les musulmans chiites qui se rendent à Kerbellah et à Nedjeff. On sait que les Sunnites et les Chiites procèdent également de Mahomet, mais que les Sunnites ont une grande estime pour Omar et Abou-Bekr, pour lesquels les Chiites n'ont aucune vénération. Ceux-ci réservent leur dévotion pour Ali, et chaque année, ils réprésentent des sortes de drames ou de lamentations dans lesquels sont exprimés les malheurs d'Ali. M. Renan a fait l'éloge du sentiment dramatique qui préside à ces fêtes.

Disons en terminant que les Turcs, les Turcomans, les musulmans de l'Inde sont sunnites, tandis qu'au contraire les Persans sont des musulmans chiites. De là, entre les Turcs et les Persans une source de rivalités et de luttes dont on trouverait facilement les analogies dans les diverses familles d'une même croyance.

CHAPITRE XIX

MESURES A FRENDRE LORSQUE L'ÉPIDÉMIE SE DÉCLARE A LA
MECQUE ET QUE RESTE-T-IL A FAIRE QUAND L'ÉGYPTE EST
ENVAHIE?

I

Si le choléra se développe à la Mecque, il importe
d'organiser dans la mer Rouge tout un système de surveillance et de défense ayant pour principal objectif la
protection de l'Égypte, considérée comme barrière contre
l'importation du choléra en Europe. Les relations de ce
pays avec tous les États méditerranéens sont telles en
effet, que, si l'Égypte est envahie, tout le bassin de la
Méditerranée est immédiatement menacé comme en 1865.

Ces mesures ne sauraient d'ailleurs n'être préjudiciables
qu'au trafic coupable qui exploite les malheureux pèlerins de leur départ de Djeddah jusqu'à Suez.

Elles ont été, depuis l'épidémie de 1865, soumises à
plusieurs épreuves pratiques, qui ont été couronnées de
succès, en 1872, en 1877, en 1881, en 1882, en 1883,
en 1890 et en 1891.

En 1872, pour la première fois, le système défensif de
la Conférence fut appelé à faire ses preuves.

Le choléra fit invasion à la Mecque pendant le pèlerinage. Il y avait été importé de la région du Nedjed par la

route que suivent les pèlerins venant de la Mésopotamie,
où la maladie régnait.

L'épidémie, d'abord assez bénigne, prit une grande
extension au moment des cérémonies religieuses, et continua ses ravages lors du retour des pèlerins. Ceux à destination de l'Égypte furent transportés à El-Wesch, où ils
achevèrent de se purifier. Quant aux caravanes, après
avoir beaucoup souffert, elles furent, comme d'ordinaire,
débarrassées de la maladie après un certain nombre de
jours de marche dans le désert. L'Égypte fut entièrement
préservée.

Ce système allait, en 1877, être soumis à une seconde
épreuve pratique dans la mer Rouge, et cette fois dans
des conditions plus défavorables qu'en 1872. Au moment
des fêtes religieuses du Courban-Baïram, au mois de décembre 1877, le choléra, dont l'existence parmi les pèlerins avait été dissimulée par les autorités de La Mecque,
éclata tout à coup avec une grande violence dans la
foule réunie à la vallée de Mina. La nouvelle en fut
transmise en Égypte à l'instant où les pèlerins commen-
çaient à s'embarquer pour le retour.

L'administration égyptienne, prise au dépourvu, n'eut
que le temps d'improviser une quarantaine à Djebel-
Tor, station beaucoup plus rapprochée de Suez qu'El-
Wesch et d'y faire conduire les navires déjà partis de
Djeddah.

Tous les pèlerins y subirent une qnarantaine pendant
laquelle le choléra s'éteignit entièrement parmi eux ; mais
ce ne fut pas sans de grandes inquiétudes, sans des évasions dangereuses. Néanmoins l'Égypte fut encore préservée cette fois. Quant aux caravanes parties de la
Mecque, elles souffrirent beaucoup au commencement de

leur marche à travers le désert, et, comme l'expérience nous l'avait appris, le choléra les y abandonna bientôt entièrement.

Les mesures prises à cette occasion ne manquèrent pas de soulever, de la part des trafiquants lésés dans leurs intérêts, les protestations les plus odieuses et les plus mensongères.

Quatre années s'écoulèrent sans la moindre manifestation de choléra parmi les pèlerins de la Mecque, et pendant lesquelles, il va sans dire, les mesures rigoureuses à leur égard furent suspendues. La seule précaution prise contre eux fut une observation de vingt-quatre heures, pour constater quel était leur état sanitaire.

Nous arrivons à la manifestation épidémique de 1881. Elle survenait à un moment où le service sanitaire égyptien était en voie de réorganisation et où le Conseil international d'Alexandrie, investi de pouvoirs nouveaux, travaillait à cette réorganisation.

Au commencement d'août 1881, le choléra se montra à Aden. Dès la fin de septembre il se manifesta à la Mecque, où il fut importé par les pèlerins provenant du même navire le *Columbian*, qui avait communiqué la maladie à Aden. Il n'y eut d'abord que quelques cholériques; mais, lorsque les pèlerins furent rassemblés au moment des fêtes, l'épidémie prit un développement considérable. Il y eut près de huit mille décès cholériques.

Après quelques tergiversations du gouvernement égyptien, des mesures furent prises sur notre initiative et exécutées conformément aux instructions du gouvernement français. Elles avaient pour but, comme les précédentes, d'empêcher toute communication directe entre les pèlerins contaminés et l'Égypte.

Une quarantaine fut établie à El-Wesch: les campements y furent prêts vers la fin de novembre; certains arrivages y apportèrent le choléra et la maladie ne disparut qu'au bout d'un mois environ. Aucun départ n'était permis avant que le choléra ne fût complètement éteint dans les campements quarantenaires. Grâce à ces mesures l'épidémie fut arrêtée. Les pèlerins purent bientôt partir pour leur destination définitive, et aucun cas de choléra ne fut constaté dans les ports où ils abordèrent.

L'année suivante, au mois d'août, un navire chargé de pèlerins, l'*Hesperia*, venant de Bombay avec patente nette, arriva à Aden avec le choléra à bord, et fut envoyé à l'île de Camaran, dans la mer Rouge, où un lazaret avait été établi. Là une épidémie cholérique se manifesta parmi les quarantenaires, et un gardien du lazaret fut victime de la maladie.

Pendant ce temps, d'autres navires, provenant également de Bombay, évitèrent la quarantaine en se rendant directement à Djeddah, où ils furent admis par suite de négligence, et bientôt le choléra se manifesta parmi les pèlerins au moment du Courban-Baïram.

Les pèlerins qui venaient de débarquer n'étaient guère susceptibles, mais ceux qui étaient déjà à la Mecque contractèrent promptement la maladie. L'épidémie, à la vérité, ne fut pas grave; d'abord, parce qu'il y avait peu de pèlerins cette année-là, les événements politiques ayant contrarié le pèlerinage, et surtout parce que, dès que le choléra apparut, ils se dispersèrent de tous côtés. Le choléra a accompagné comme toujours, pendant un certain temps, les caravanes, pendant huit ou quinze jours, s'est alors éteint, et il n'en a plus été question.

En somme, cette quatrième épidémie fut encore arrêtée par les mesure quarantenaires, et l'Égypte put être encore préservée.

Cependant en 1882, également au mois de juillet, l'Égypte a encore échappé à l'invasion du choléra, à l'occasion de l'appel, dans ce pays, de troupes anglaises provenant de l'Inde.

Le gouvernement britannique, redoutant que ces troupes n'apportassent avec elles le choléra, les soumit, avant leur embarquement, à une sélection rigoureuse et à des mesures de quarantaine sévères ; et grâce à ces précautions, elle n'apportèrent pas le choléra en Égypte.

Les troupes furent choisies homme à homme ; seuls les soldats robustes furent acceptés, et on leur fit subir un isolement rigoureux pendant plusieurs jours avant leur embarquement ; celui-ci eut lieu dans des conditions hygiéniques exceptionnelles, de sorte que les troupes arrivèrent en Égypte sans choléra, et il n'y en eut pas pendant la guerre.

Le choléra se montra encore à la Mecque en 1883.

Les mêmes mesures furent prises pendant cette année 1883, en 1890 et en 1891.

Le 29 juillet 1890, l'apparition du choléra était officiellement signalée à la Mecque et le 1er août à Djeddah. Dès cet instant, l'épidémie se révélait avec un caractère de violence extraordinaire, et les pèlerins, les fêtes de Mina terminées, prirent la fuite vers Djeddah. Les navires destinés au rapatriement des Hadjis commencèrent immédiatement leurs opérations d'embarquements. Le 8 août, le vapeur ottoman *Adana* quittait le premier le port de Djeddah à destination de Djebel-Tor, Smyrne,

Constantinople, avec 971 pèlerins turcs. Il y eut à bord dix décès dans les vingt-quatre heures qui précédèrent son départ, 18 décès pendant la traversée, et 6 décès pendant le débarquement à Djebel-Tor, le 11 août. Après l'*Adana*, 14 navires déposèrent successivement à Djebel-Tor une masse de 10 662 pèlerins regagnant l'Égypte et l'Europe.

Du 11 août, jour de l'arrivée du premier navire, au 21 novembre, date de la suppression des quarantaines, il fut enregistré au campement de Djebel-Tor 422 décès, dont 135 par choléra et 287 par maladies ordinaires.

Si l'on excepte Massaouah, aucun point de la côte africaine, de Bab-el-Mandeb à Port-Saïd, ne fut atteint ; le choléra ne pénétra pas non plus dans la Méditerranée par les transports de rapatriement.

Dès que l'apparition du choléra au lazaret de Camaran fut confirmée, le Conseil, réuni en séance extraordinaire le jour même, avait décidé d'appliquer dans toute leur rigueur les mesures qui avaient déjà été mises en œuvre lorsque le choléra s'était déclaré à la Mecque.

En outre, bien que la longueur et la lenteur du voyage par terre pour rentrer en Égypte soit une garantie sérieuse, le Conseil sanitaire, sur la proposition même du gouvernement égyptien, adopta pour la première fois, comme surcroît de précaution, la création de deux lazarets ou stations d'arrêt à l'Akabah et à Moïlah, à la pointe du golfe d'Akabah. Deux médecins indigènes, délégués du Conseil sanitaire, furent envoyés munis des pouvoirs nécessaires avec mission de faire subir en ces points une quarantaine de vingt jours aux caravanes avant de leur permettre de continuer jusqu'au golfe de Suez. Avant le passage de la rive Asie sur le littoral égyptien, une visite médicale devait précéder leur admission ou décider leur répulsion sur le campement sanitaire de Ras-Mallap. Plus de 600 pèlerins sont rentrés en Égypte par cette route, sans qu'il y eût aucun incident à signaler, la longueur du trajet entre Médine et l'Akabah seulement ayant suffi à éteindre tout germe infectieux avant l'arrivée à cette station.

Au campement de Djebel-Tor, les dispositions suivantes avaient comme d'habitude, été arrêtées (1) : Dès l'arrivée, chaque navire débarque tous ses passagers sans exception, ainsi que leurs bagages. Les passagers d'un même navire sont campés sous des tentes dans une même section, séparées des sections voisines par un espace de deux cents mètres au moins, et surveillés par des postes militaires qui ont pour consigne d'interdire toute communication d'une section à une autre.

Ce n'est que quinze jours après le dernier cas de choléra constaté que la section doit être déplacée pour être reportée dans un second campement à grande distance, où elle subira une nouvelle période de cinq jours d'isolement. Les effets des pèlerins sont de nouveau désinfectés au moyen de l'étuve à vapeur sous pression, ou détruits par le feu. De son côté, le navire, pendant ce temps, c'est-à-dire au moins pendant vingt jours, a subi les opérations de désinfection habituelles, et n'est autorisé à partir qu'après visite médicale favorable. En outre, une quarantaine supplémentaire fut imposée aux pèlerins égyptiens, au campement improvisé de Ras-

(1) Voir Catelan, *loc.*, *cit.* — Delarue, Rapport pour le pèlerinage de 1891. La plupart des pèlerins rapportent une certaine quantité d'eau du puits sacré de Zemzem. Cette eau est soumise à toutes les causes de contamination, et aucune précaution n'est prise a cet égard. Cependant un échantillon que m'avait donné M. Delarue, à son retour du Hedjaz en 1891, a été examiné par M. Netter qui n'y a pas trouvé le bacille cholérique. On sait que le choléra a régné à la Mecque en 1891.

Mallap, à 60 milles de Suez environ. Après trois jours de séjour pleins sous les tentes de Ras-Mallap, ils furent reçus à bord de navires exempts de toute suspicion et amenés à Suez où ils eurent à subir une dernière visite médicale avant d'être admis à rentrer dans leurs foyers.

Ces mesures seraient suffisantes pour arrêter la propagation du choléra, s'il ne falla comitpter avec les infractions et les tentatives de fraudes. C'est surtout pour les pèlerins riches, accompagnés de serviteurs plus ou moins nombreux, qu'on a toujours à craindre qu'ils ne gagnent un port du Sud, Aden principalement, d'où ils s'embarquent alors sur les paquebots des grandes compagnies et rentrent ainsi, à titre de passagers ordinaires, soit en Égypte, soit en Turquie ou en Afrique.

En outre, depuis une dizaine d'années, grâce aux transformations politiques survenues dans l'aire de la mer Rouge, la contrebande entre la côte arabique et la côte africaine s'est beaucoup développée. Tous les trafics, entre autres celui des esclaves, mettent en communication journalière les ports des deux rives de la mer Rouge. C'est là une nouvelle cause d'évasions et de débarquements clandestins.

Pour prévenir les diverses fraudes, le dispositif suivant avait été adopté par le Conseil sanitaire :

Les délégués des puissances, et spécialement de celles qui ont des possessions dans la mer Rouge, sont invités à faire parvenir aux agents consulaires, dans le plus bref délai, la teneur des décisions du Conseil sanitaire international d'Égypte, afin que les intéressés en soient aussitôt informés.

1° Tout navire ayant pris des passagers à Aden, Obock, Massaouah, Souakim, Kosseïr, et en général tout navire ayant touché dans un des ports en libre pratique de la mer Rouge, sera tenu de justifier que lesdits passagers ne proviennent pas d'un port de la côte arabique, ou que, dans ce cas, ils ont résidé plus de quinze jours au port d'embarquement avant leur départ, faute de quoi le navire serait repoussé à Tor et soumis aux règlements en vigueur contre les provenances du pèlerinage.

2° Les navires à voiles et samboucks venant de la côte arabique de la mer Rouge, seront repoussés de Kosséïr, de Souakim et des autres ports égyptiens du littoral africain sur le lazaret de Tor. Un croiseur armé en guerre sera affecté à la surveillance du littoral, et les ordres les plus sévères seront donnés par le gouvernement égyptien aux autorités locales pour qu'elles aient à empêcher les débarquements clandestins. Un navire croisera également dans le golfe de Suez et tout débarquement sera interdit sur la côte, de la pointe de Zafarana à Suez. Des postes militaires seront dans cette zone établis à tous les points d'atterrissage, mais principalement à l'Adabieh et sur la côte d'Atakah, d'où on peut, en deux ou trois jours, par les routes qui suivent le revers du Mokattam, gagner la ville du Caire. Les soldats chargés de la surveillance auront en outre des barques à voiles pour faciliter leur service.

3° En prévision des évasions qui peuvent se produire du campement de Djebel-Tor, il sera établi des postes de surveillance sur la côte arabique, entre Ras-Mallap et Djebel-Tor notamment, dans les cinq ou six criques avoisinant les puits de la route des caravanes.

4° Un poste sanitaire sera établi au lieu dit « de la Glaine ou Petit-Chalouf », sur le canal maritime près de Suez, et sera chargé de repousser les caravanes et les individus isolés revenant du Hedjaz sans avoir passé par Moïlah et l'Akabah, au campement de Ras-Mallap où ils devront, suivant les cas, escompter une quarantaine de 20 jours avec désinfection. Dans le même but, le personnel sera renforcé aux postes sanitaires de Kantara, d'Ismaïlia et de tous les passages fréquentés du canal maritime.

5° Les bateaux à vapeur de provenance brute n'ayant pas de pèlerins à bord et dont la traversée aura été exempte de tout cas certain ou suspect de choléra, seront envoyés aux sources de Moïse, pour y escompter la quarantaine réglementaire et être soumis à la désinfection.

Le gouvernement égyptien, en transmettant aux moudirs et aux gouverneurs du littoral les résolutions du Conseil, prescrivit la surveillance la plus rigoureuse.

Le sirdar par intérim, commandant en chef des forces égyptiennes, pouvait seul pousser les précautions à une rigueur telle que le Conseil n'eût osé le proposer, comme par exemple, d'ordonner de tirer sur tout individu tentant de s'évader.

Les points de pénétration sur le littoral égyptien, les plus dangereux comme l'Adabieh et Kosseïr ont été soumis à une surveillance assez complète pour que nulle provenance suspecte n'ait pu pénétrer. Nous en donnons une preuve significative : Vers le milieu du mois de septembre, le ministre de l'intérieur recevait une pétition des habitants de Kosseïr qui sollicitaient du gouvernement égyptien des subsides pour vivre ; ils faisaient ressortir que l'interdiction d'entrée imposée à tous les arrivages de la côte arabique a ruiné leur commerce en détournant les ressources ordinaires que leur procure le passage des pèlerins ! Kosseïr est en effet l'amorce sur la mer Rouge de la route la plus fréquentée par où se dirigent vers la Mecque les pèlerins de la Haute-Égypte, de la Nubie et du Soudan. Or Kosseïr est à trois jours de marche de Keneh, capitale de la province, située sur le Nil en aval de la plaine de Thèbes. Le choléra pénétrant à Keneh par Kosseïr, c'est la vallée du Nil ouverte à l'introduction du fléau grâce à la navigation active qui se fait de nos jours jusqu'à Assouan.

Le passage en quarantaine des navires destinés à pénétrer dans la Méditerranée, fut entouré de précautions spéciales.

Il s'agissait d'éviter les évasions pendant la traversée du canal et d'empêcher tout contact avec le rivage. Il fallait, dans ce but, interdire le passage de nuit. Il importait enfin, que l'isolement fût absolu aux points d'arrêts à Suez, Ismaïlia et Port-Saïd. On devait donc interdire tout stationnement à Port-Saïd, où une surveillance réelle n'est guère possible, avec la faculté de faire du charbon, des vivres et de l'eau. On pourrait objecter qu'après toutes les précautions prises au lazaret de Djebel-Tor une immunité complète est assurée aux navires engagés dans le canal, et que les mesures ordinaires sont bien suffisantes. Mais il faut toujours songer au trafic qui consiste, pour ceux qui peuvent payer, arrivés de la veille par un convoi infecté et ayant la perspective de longs jours de quarantaine à subir, à opérer la substitution de leurs personnes et de leurs serviteurs plus ou moins nombreux, avec des pèlerins ayant déjà satisfait à toutes les prescriptions quarantenaires. Ils prennent leur place sur le bateau en partance. Il suffit qu'un cas de ce genre vienne à se produire pour rendre vaines toutes les précautions prises antérieurement. Aussi doit-on s'efforcer de rendre l'isolement aussi complet que possible pendant la traversée du canal, et surtout à Port-Saïd.

Pendant le passage les navires étaient escortés de Suez à Port-Saïd par un canot à vapeur de la Compagnie du canal de Suez, à bord duquel se trouvaient des soldats armés. Il y avait aussi des hommes techniques de la Compagnie chargés d'accomplir, sans communiquer avec le navire, les opérations de garage et les manœuvres nécessaires en cas d'échouage.

Les pèlerins étaient informés que les soldats avaient l'ordre de tirer sur tous ceux qui chercheraient à s'évader. Enfin chaque navire était suivi à terre, sur les berges du canal, par des pelotons de soldats à dromadaire, ayant la même consigne.

Les navires ne pouvaient faire leurs provisions de vivres et de charbon qu'en rade de Suez. Pendant leur séjour sur cette rade, les barques-vigie occupées par des soldats et par des gardiens sanitaires chargés d'empêcher toute évasion ou toute compromission stationnaient autour des navires.

A Port-Saïd le mouillage et l'arrêt étaient absolument interdits aux navires. Les officiers et les gardiens sanitaires qui se trouvaient à bord, ainsi que le pilote, ne pouvaient être débarqués qu'à la pointe de la jetée, au moment où le bateau prenait le large. Là, une barque en quarantaine les attendait pour les conduire au lazaret flottant sur lequel ils devaient subir la quarantaine.

Envisagée dans son ensemble, dit M. Catelan dans son rapport sur le pèlerinage de 1890, l'application de ce système de précautions peut être comparée à un filtre gigantesque posé sur toute la côte africaine d'Égypte depuis Bab-el-Mandeb jusqu'à Port-Saïd, filtre dont les mailles plus ou moins serrées et renforcées aux points dangereux ne devaient laisser passer aucune matière suspecte; en un seul point, à Massaouah, la trame fut rompue. C'est par l'arrivée de samboucks chargés de pèlerins que le choléra y fut introduit. Massaouah fut assimilé, au point de vue des mesures sanitaires, aux villes infectées de la côte arabique. Par contre, Kosseïr, point dangereux par excellence, fut entièrement préservé grâce à la rigueur déployée pour s'opposer à tout débarquement suspect. Les habitants de Kosseïr criant famine au moment même où le choléra pénétrait dans la capitale de l'Érythrée, il y a là un rapprochement instructif et à la fois la preuve et la contre-épreuve de l'utilité et de l'efficacité des mesures adoptées par le Conseil international d'Égypte.

L'Europe a donc intérêt à maintenir le système défensif installé dans la mer Rouge, en insistant sur ce point que la quarantaine des pèlerins, à leur retour de la Mecque, doit avoir lieu soit à El-Wesch, qui est situé à 350 milles de Suez, soit à Djebel-Tor qui en est plus rapproché. L'on ne saurait admettre un instant le choix des Sources de Moïse, point trop voisin de Suez, pour qu'il soit possible d'y établir une quarantaine sérieuse pour les pèlerins.

Ces mesures, je le répète, ont pour but d'empêcher le retour direct par mer des pèlerins à Suez.

Quant aux caravanes, elles ne sont pas dangereuses.

En résumé, l'intérêt de l'Égypte et de l'Europe doit être d'entourer le retour des pèlerins vers Suez d'un ensemble de mesures de surveillance dont l'objectif sera la protection de l'Égypte ; l'Égypte préservée nous défend contre l'importation du choléra. Si elle est envahie nous n'avons plus de barrière qui puisse arrêter le fléau ; aussi afin que ces mesures soient prescrites par une autorité compétente, l'Europe a le devoir de fortifier le Conseil sanitaire international d'Alexandrie, qui doit être une commission composée de délégués des divers États de l'Europe, et résister aux efforts de ceux qui veulent le supprimer.

II

Que reste-t-il à faire quand l'Égypte est envahie?

Dans le cas extrême où le choléra, ayant franchi toutes les barrières qui lui sont opposées, viendrait à éclater en Égypte, menaçant de faire de ce pays, comme en 1865, un foyer général d'émission, la Conférence a proposé de suspendre momentanément toute communication entre l'Europe et l'Extrême-Orient.

Cet arrêt momentané ne nous paraît plus nécessaire.

Nous avons en effet subi, en 1883, la situation qui a été prévue. L'autorité anglaise avait laissé le choléra pénétrer en Égypte. L'Europe entière, sauf l'Angleterre, a prescrit contre les provenances d'Égypte, du canal de Suez, de Chypre et de Malte, des quarantaines dont la durée a varié de 10 à 25 jours, suivant les pays. Grâce à ces mesures, comme nous l'avons déjà vu, l'Europe a été épargnée, contrairement à ce qui s'était passé en 1865. Les événements de 1883 nous tracent notre conduite pour l'avenir, en tenant compte toutefois des atténuations que le perfectionnement de l'outillage sanitaire permet aujourd'hui d'accorder.

CHAPITRE XX

Le passage du canal de Suez en quarantaine soulève
les questions les plus graves relativement à la défense
de l'Égypte, de la Méditerranée et de l'Europe contre
l'importation du choléra.

Cette question m'a préoccupé depuis longtemps. Je
l'ai traitée dans une série de rapports que j'ai lus au
Comité d'hygiène et qui ont paru dans le *Recueil* de ses
actes.

Si le passage en quarantaine pour tous les navires
protège relativement l'Égypte, il est un danger pour la
Méditerranée puisqu'il laisse passer des navires infectés.

Comme on sera toujours exposé à voir aborder dans
un port de la Méditerranée un navire qui pourra lui
donner le choléra, chaque pays continuera à souffrir de
l'inexécution des règlements par son voisin; l'Autriche
par exemple pourra recevoir secondairement le choléra
si l'administration sanitaire de l'Italie ou de tout autre
pays est trop facile pour les infractions.

En accordant ce passage aux navires infectés, nous ne
pourrons plus espérer voir jamais diminuer la longueur
des quarantaines et même voir supprimer les répulsions
prescrites actuellement sur la Méditerranée par certaines

puissances et même par des dépendances de l'empire britannique, Chypre, Malte, Gibraltar.

L'Angleterre en souffrirait elle-même vivement ; les **moyens** de défense pris par les divers pays riverains de la Méditerranée s'exagéreront encore sous ce rapport, et l'Angleterre se trouvera dans une situation semblable a celle qu'elle a subie en 1883 lorsque elle a laissé le choléra pénétrer en Égypte ; elle a payé cher alors la faute qu'elle a commise.

Pour avoir voulu épargner certaines mesures de précaution à quelques-uns de ses navires venant de l'Inde tout son commerce a été rudement frappé.

Elle n'en réclame pas moins le passage en quarantaine pour tous ses navires et elle en bénéficie presque seule aujourd'hui.

Avant de déterminer, si dans certaines circonstances le passage du canal en quarantaine peut être autorisé et dans quelles conditions cette autorisation doit être accordée, il faut préciser comment à l'heure actuelle les choses se passent sur le canal de Suez.

Les navires provenant de l'Extrême-Orient, de l'Inde, de l'Afrique orientale et de la mer Rouge, porteurs d'une patente nette, et sur lesquels aucun cas de maladie pestilentielle ne s'est produit en cours de traversée, pénètrent librement dans le canal *de jour* et *de nuit*, le traversent en seize à dix-neuf heures ; mais tous, ou à peu près, s'arrètent à Port-Saïd pour y renouveler leurs approvisionnements en vivres et en combustible avant de poursuivre leur route jusqu'au port de destination.

Quant aux navires en patente brute, ou bien sur lesquels ont existé ou existent un ou plusieurs cas de maladie pestilentielle, ils sont soumis à des règlements particuliers contenus aux annexes du décret khédivial de 1881. Dans le cas le plus favorable, ces navires ne peuvent entrer dans le canal qu'après une visite médicale et une observation de 24 heures à Suez.

S'il y a des cas actuels de choléra ou s'il y a des cas remontant à moins de 11 à 14 jours, les navires sont repoussés sur Djebel-Tor pour y escompter une quarantaine de 7 jours pleins avec désinfection.

Si le dernier cas remonte à plus de 11 à 14 jours et que toutes les mesures de désinfection aient été exécutées à bord, le Conseil consulté, peut accorder à la majorité simple, aux navires suspects, le transit du canal en état de quarantaine. Je puis citer à cet égard de nombreux exemples.

En 1886, deux vapeurs anglais *Port-Philippe* et *Nestor* ont été autorisés à transiter le canal en quarantaine; le *Port-Philippe* n'avait pas de médecin à bord. Cette même année, le navire de guerre anglais *Euphrate* a obtenu la même faveur. Le dernier cas remontait au 22 octobre, le navire a passé le 31.

En 1887 le *Palinurus* et le *Governor*, ce dernier sans médecin, passaient également en quarantaine : le *Governor* perdait un malade le 13 octobre et se présentait à Suez le 25 octobre.

En 1887 le *Telemachus*, vapeur anglais, passa également en quarantaine.

En 1888 le vapeur anglais *Rohilla* et le steamer anglais *Astronoma* passèrent également le canal en quarantaine.

En 1890 nous citerons le *Glendover*, et en 1890 également ment le *Fulford*.

C'est le capitaine anglais de ce dernier navire qui fit une fausse déclaration à Suez : il n'avait obtenu l'autorisation du passage en quarantaine qu'à la condition de se rendre directement en Angleterre, et il vint à Pauillac après avoir touché Falmouth. On se rappelle l'émotion produite à Bordeaux par l'arrivée du *Fulford*. Le conseil sanitaire prescrivit 7 jours de quarantaine et cependant le dernier cas remontait à plusieurs semaines. Par cet exemple on s'imagine facilement l'effet qui serait obtenu de l'arrivée dans un port méditerranéen d'un navire ayant passé le canal en quarantaine avec le choléra à bord.

Ce n'est pas par ce procédé que l'on arrivera à diminuer la longueur des quarantaines de divers États de la Méditerranée.

A ce propos, il me paraît intéressant de signaler la protestation suivante de différents délégués, entre autres ceux d'Allemagne et d'Autriche, protestation qui vise surtout le danger du passage en quarantaine :

Dans quelques séances extraordinaires du Conseil, réuni dans ce dernier temps, les bateaux *Comorin, Laertes, Energia, Port-Philippe* et *Nestor*, ont été autorisés à passer le canal en quarantaine par une majorité qui a eu le dessus sur la minorité, représentée par les soussignés.

Tous ces navires avaient eu, au port de provenance, des cas de choléra à bord.

A notre sens, ces bateaux devaient rentrer dans la catégorie désignée dans les articles 35 du règlement général (règlements revisés 1884, p. 32) et 2 du règlement pour le transit des navires par le canal de Suez (p. 53), qui disent :

« Art. 35. — La quarantaine de rigueur est applicable à tout navire avec patente brute qui a eu à bord, soit au port de provenance soit au cours de traversée, soit depuis son arrivée, des accidents certains ou seulement suspects d'une des trois maladies pestilentielles.

» Art. 2. — **Ne pourront** entrer dans le canal qu'après avoir purgé leur quarantaine :

» Les navires qui ont eu à **bord des** accidents certains de choléra, de peste ou de fièvre jaune, etc. »

Dans un cas particulier, celui du *Comorin*, l'exception a **été invoquée** parce que le livre du bord et le témoignage des médecins attestaient qu'une désinfection soigneuse et répétée avait été pratiquée.

Dans un autre cas (*Energia*) le mot *désinfection* n'était pas dans les informations, il n'y avait pas de médecin à bord et pourtant la même majorité a admis le passage en quarantaine.

Dans tous les autres cas, on a accepté pour bonne la désinfection faite, sans s'enquérir par quels moyens et comment elle avait été pratiquée.

Évidemment, par cette majorité qui se prononce de la même manière et par voie d'exception dans chaque cas particulier, la catégorie des navires que le règlement veut que l'on considère comme infectés vient d'être assimilée à celle des bateaux qui, partis d'un port contaminé, ont eu une traversée indemne.

De cette façon, les mesures restrictives pour le passage du canal en quarantaine, que la sauvegarde de l'Europe avait dictées dans les règlements, viennent en toute circonstance particulière à être abolies par une majorité contre laquelle les soussignés, qui ont le mandat de faire respecter le règlement, ne pourront jamais lutter.

Ces mesures restrictives sont à notre avis d'autant plus nécessaires que le service de police sanitaire du canal n'est pas organisé et ne constitue *maintenant aucune garantie au point de vue de la surveillance quarantenaire.*

Les soussignés croient de leur devoir de soumettre cette déclaration collective à leurs gouvernements respectifs, afin que leur responsabilité soit à couvert et que les puissances intéressées songent, par un accord commun, à remédier à cet inconvénient.

Alexandrie, le 16 décembre 1885.

Les délégués :

D'Allemagne, docteur O. Kulp ; d'Autriche-Hongrie, docteur Klodzianowsky ; de Danemark, docteur Pally ; d'Espagne, docteur Sierra ; de Grèce, docteur Aninos ; des Pays-Bas, Dr Demech M. D. ; de Portugal, docteur G. Massa.

Telle est la jurisprudence adoptée depuis l'occupation de l'Égypte par l'Angleterre, jurisprudence à laquelle la plupart des puissances et la France entre autres, n'ont jamais donné leur adhésion.

Par ces quelques exemples, on peut considérer actuellement comme presque abrogé un règlement qui offrait à l'Europe des garanties sérieuses pour la défendre contre l'importation du choléra.

Nous ferons remarquer cependant que jusqu'ici l'autorisation du passage en quarantaine n'a été donnée qu'après un vote du Conseil (1).

Il ressort également aussi des exemples cités que toujours jusqu'ici également lorsque le passage en quarantaine a été autorisé, les cas de choléra remontaient à un certain nombre de jours. Il n'y a comme exception que le fait du *Crocodil* qui eut des cas de choléra pendant le passage du canal de Suez, mais ici il faut émettre des doutes sur l'état antérieur du navire et le capitaine avait fait probablement une fausse déclaration.

Ainsi donc, jamais jusqu'ici, je le répète, le Conseil, malgré les membres anglais que l'on y a fait entrer, n'a accordé le passage en quarantaine à un navire ayant le choléra à bord.

D'un autre côté, l'autorisation du transit en quarantaine doit entraîner forcément, pour le navire qui en bénéficie, l'obligation de ne communiquer d'aucune façon et sur tout le parcours du canal, avec le territoire égyptien.

Afin d'assurer cet isolement, des agents de l'office sanitaire de Suez sont embarqués à bord du navire et ont pour mission de veiller à ce qu'il n'y ait aucune communication.

---

(1) Toutefois le président M. Miéville vient d'accorder le passage à un navire anglais, le *Michigan*, sans avoir consulté le Conseil (août 1891).

A leur retour à Suez, les agents sanitaires, les pilotes, les électriciens de la Compagnie sont débarqués sur un ponton dit ponton de quarantaine, où ils sont retenus dans l'isolement pendant 24 heures et soumis à des mesures plus ou moins complètes de désinfection.

Ainsi donc en théorie les mesures sont édictées d'une façon rationnelle, mais actuellement dans la pratique les garanties résultant de ces précautions sont tout à fait illusoires. Aussi, ne peut-on qu'approuver le refus d'adhésion des puissances méditerranéennes à un état de choses imposé par la prépondérance des représentants d'origine anglaise au conseil d'Alexandrie.

Le navire entré dans la Méditerranée se dirige sur un port de cette mer, ou bien, traversant le détroit de Gibraltar, vers les ports de l'Océan.

Il y a lieu au point d'arrivée de redoubler de précautions et d'exercer une surveillance très active.

Relativement à l'Égypte, que nous devons protéger pour elle-même mais aussi pour protéger la Méditerranée et l'Europe, le point vraiment dangereux se trouve dans le stationnement que les navires sont accoutumés de faire à Port-Saïd pour y renouveler les vivres et surtout les provisions en combustible.

En effet, toutes les marchandises pour la traversée du canal jusqu'à Suez sont frappées d'une augmentation d'environ 11 francs par tonne. C'est pour cela que les navires font leur chargement de charbon à Port-Saïd et non à Suez. Les navires transitant en quarantaine s'amarrent à Port-Saïd comme les autres afin d'y embarquer les rechanges nécessaires.

Or, en dehors même du va-et-vient nécessité par cette opération qui met en contact avec le navire suspect les équipes de noirs et d'indigènes affectés au chargement, il est inévitable qu'il n'y ait pas quelques compromissions.

Les passagers ne se hasardent pas à descendre à terre, mais combien d'individus, *mercanti* de toutes espèces, trouvent moyen de se faufiler à bord et vont ensuite reprendre pied sur la rive.

Aucune surveillance réellement efficace n'est possible dans l'étroit boyau qui constitue le port de Port-Saïd, d'autant plus que les navires sont habituellement accostés au chaland de chargement au point de toucher la berge.

Il résulte de là que l'isolement est purement fictif, et que, tant qu'il en sera ainsi, toutes les autres précautions seront vaines.

Cependant, en 1890, le transit en quarantaine a été effectué par les huit steamers transportant des pèlerins revenant de la Mecque à destination des ports méditerranéens dans des conditions d'isolement absolu.

Mais les mesures draconniennes que l'on peut prescrire pendant quelques jours et même quelques semaines, comme par exemple l'ordre de tirer sur ceux qui veulent s'évader, au moment où une épidémie ravage la Mecque, ne sauraient constituer une réglementation permanente.

Dans ces derniers mois, la proposition suivante a été faite par l'Angleterre et l'Autriche :

« Les bâtiments anglais à destination d'un port anglais, infectés ou non seront libres de passer le canal de Suez en quarantaine sous les trois conditions suivantes :

» 1° Une visite médicale qui permettra de constater l'état sanitaire du bâtiment ;

» 2° L'emploi de divers moyens pour rendre l'isolement réel pendant le passage en quarantaine ;

» 3° Une série de mesures pour assurer le contrôle et pour éviter que le bâtiment ne change de destination (système d'avertissement par télégramme ; pénalités). »

Nous ferons d'abord remarquer que c'est la première fois que le gouvernement anglais parle de laisser passer en quarantaine, et par conséquent de laisser passer dans la Méditerranée, un navire ayant le choléra à bord.

Sans doute il demande surtout cette faveur pour les navires anglais, mais il comprend lui-même qu'il est impossible d'établir une inégalité de traitement entre la marine anglaise d'un côté, et celles de la Russie, de l'Italie, de l'Autriche, de l'Allemagne, de la France, de l'autre. Que diraient nos armateurs et nos compagnies de navigation, que diraient les armateurs et les compagnies de navigation des autres pays si on accordait un pareil privilège aux seuls navires anglais? Je remarquerai que c'est là précisément la proposition qui a été rejetée à la presque unanimité, l'Autriche comprise, par la Conférence de Rome en 1885.

Il n'y a eu que deux voix pour : la voix de l'Angleterre, et la voix de l'Inde anglaise.

Aussi le projet ajoute que chaque puissance aura le pouvoir de choisir le système qui lui conviendra le mieux, le libre passage ou l'isolement dans la mer Rouge.

Or, est-il possible d'accepter qu'un des navires d'une puissance quelconque puisse traverser le canal ayant le choléra à bord, et arriver au bout de quelques jours dans un des ports de la Méditerranée?

Nous avons à Marseille et à Matifou un outillage sanitaire qui nous permet de parer à toutes les éventualités ; mais, en est-il de même de tous les autres pays qui bordent la Méditerranée? Nous assisterions alors, si cette mesure était adoptée, à des épidémies fréquentes de choléra dans les ports de la Méditerranée et nous verrions renaître la période des quarantaines interminables, dont l'effet, en ne se plaçant même qu'au point de vue du commerce et de la navigation, serait beaucoup plus dommageable que quelques jours d'isolement dans la mer Rouge pour quelques navires infectés.

D'ailleurs, pourquoi accorderait-on cette faveur exceptionnelle aux seuls navires anglais ?

N'est-ce pas pour les navires anglais provenant de l'Inde qu'a été adopté un système spécial pour juger du caractère brut ou net de la patente et qui enlève toute valeur à cette patente.

L'autorité anglaise de l'Inde donne patente nette à ses navires, lorsque l'autorité anglaise de l'Inde a déclaré que le choléra n'est pas épidémique dans la ville d'où part le bâtiment ; elle établit la statistique de la façon suivante : elle prend la mortalité de la semaine correspondante des cinq années précédentes ; elle en fait une moyenne et si le chiffre de la semaine actuelle est inférieur à cette moyenne elle déclare que le choléra n'est pas épidémique, et encore elle le déclare souvent non épidémique quand ce chiffre est supérieur à la moyenne.

Je citerai quatre exemples.

Semaine se terminant le 17 mars 1885 dont nous donnons ici le spécimen, 49 décès. Moyenne 2 décès.

Et l'on déclare que le choléra n'est pas épidémique.

État des décès dans la ville de Bombay pendant la semaine terminant le 17 mars 1885 et les semaines correspondantes des cinq années précédentes.

Population conformément au recensement de 1872.... 644.405
—   —   —   de 1881.... 773.195

ANNÉES.	SEMAINES.	CHOLÉRA.	PETITE VÉROLE.	FIÈVRES.	MALADIES intestinales.	TOUTES AUTRES MALADIES.	TOTAL.	MOYENNE par 1000 habit. par année.
1880	Mars 23	1	11	194	44	256	506	40.83 (1)
1881	— 22	2	1	104	44	218	369	29.77
1882	— 21	3	»	130	39	315	487	32.75
1883	— 20	»	123	145	35	285	588	37.84
1884	— 18	6	6	130	37	224	403	25.37
Moyenne.......		2	28	140	40	260	470	31.60
1885	Mars 17	49	7	137	41	302	536	33.01 (2)

(1) Sur le recensement de 1872.
(2) Sur le recensement de 1881, en tenant compte de l'augmentation probable de la population depuis le dernier recensement.

Le conseil médical est d'opinion que le choléra n'a pas été épidémique pendant la semaine terminant mardi le 17 mars 1885.

Semaine se terminant le 26 décembre 1885, 48 décès :
La moyenne des cinq années précédentes n'était que de 31 ;
Et cependant on déclare que le choléra n'est pas épidémique.

Semaine se terminant le 4 décembre 1886 :
Mortalité 107 par le choléra. Moyenne 56.

Et l'on déclare encore que le choléra n'est pas épidémique.

Semaine se terminant le 27 novembre :

Mortalité 117 par le choléra. Moyenne 49.

Et l'on déclare encore que le choléra n'est pas à l'état épidémique.

Quelle confiance est-il possible d'accorder à des patentes délivrées d'après un pareil système ?

J'ajouterai que les navires anglais, à leur venue de l'Inde comme à leur retour, soumis cependant au *Native Passengers Ship Act*, offrent les pires conditions de tous les navires à pèlerins :

Mauvaise tenue du navire, quelquefois manque des conditions ordinaires de navigabilité.

Tous les médecins sanitaires ottomans qui reçoivent des pèlerins soit à Camaran, soit à Djeddah, sont d'accord sur ce point, soit dans leur témoignage écrit, soit dans leurs déclarations verbales. Tous signalent l'encombrement poussé à la dernière limite, le manque d'eau, le mauvais traitement des pèlerins par les capitaines et l'équipage. Toujours vingt, trente, cinquante et cent pèlerins à bord de plus que le chiffre certifié sur la patente par l'autorité anglaise du port de départ d'où cependant arrivent directement les navires.

En 1885, le *Columbian*, devenu célèbre pour avoir importé le choléra au Hedjaz en 1881 et probablement en 1883, faillit se remplir d'eau. Il avait plus de passagers qu'il ne jauge de tonnes, de 1200 à 1300, sans compter l'équipage.

En 1886 un autre navire anglais a failli couler dans les mêmes parages par suite de voies d'eau ; il n a dû son salut qu'a l'énergie des pèlerins javanais qui ont sauvé leur vie en pompant jour et nuit.

Les capitaines laissent souffrir de soif les pèlerins auxquels ils refusent l'eau de boisson deux jours avant leur arrivée à Camaran sous prétexte que là il leur sera donné de l'eau à discrétion.

Enfin ne sont-ce pas des navires anglais qui ont importé le choléra dans la mer Rouge et en Égypte?

En 1881 le *Columbian* à Aden d'abord, puis à la Mecque ;

En 1882 l'*Hesperia* à Camaran d'abord, puis à la Mecque ;

En 1883 le *Timour*, en Égypte ;

En 1890 le *Deccan* à Camaran, puis à la Mecque.

Mais, dira-t-on, le projet édicte un système de précautions et d'avertissements pour empêcher les navires anglais de s'arrêter dans la Méditerranée lorsque les gouvernements n'accepteront pas le libre passage du canal.

Or le gouvernement français s'est toujours opposé au passage du canal en quarantaine et cependant un navire anglais le *Fulford*, dont le capitaine s'était engagé à aller directement en Angleterre, est venu débarquer à Pauillac.

Avec ce système il y aura toujours à redouter des fraudes et il suffit d'une fraude pour introduire le choléra dans la Méditerranée et en Europe. C'est pourquoi nous ne pouvons accepter ce système.

Nous devons fermer absolument le canal de Suez, quelle que soit leur nationalité, à tous les navires ayant le choléra à bord, ou dont les derniers cas remontent à une époque trop rapprochée.

Le projet ne semble se préoccuper que d'un seul but : la protection de l'Égypte.

Sans doute nous voulons protéger l'Égypte pour elle-même, mais nous voulons la protéger aussi pour défendre la Méditerranée et l'Europe.

Ainsi donc sur ce point, il nous est absolument impossible de faire aucune concession mais, comme d'un autre côté nous avons un grand intérêt à réorganiser le Conseil d'Alexandrie, à le rendre plus international, comme nous avons également un grand intérêt à avoir des communications libres avec nos possessions de l'Extrême-Orient, que nos rapatriés, revenant du Tonkin sont mieux dans nos ports qu'à Djebel-Tor, j'estime qu'il y a lieu de chercher un terrain de conciliation, tenant compte des divers intérêts en cause, sans toucher cependant au principe fondamental de notre politique sani-aire, c'est-à-dire intercepter la communication directe entre les pays de l'Extrême-Orient et les ports de la Méditerranée.

C'est ce système qu'il s'agit maintenant de préciser.

Relativement aux mesures à prendre on doit distinguer cinq catégories de navires.

1° Les navires de guerre.

2° Les navires transports pour les troupes rapatriées des colonies lointaines, navires appartenant à l'État ou affrétés temporairement, mais sur lesquels sont embarqués des médecins de la marine militaire.

3° Les paquebots postaux en service régulier, subventionnés par les divers États. Ces trois catégories de

navires donneront une sécurité presque complète quand
ils auront à bord un médecin compétent et indépendant,
c'est-à-dire un médecin soumis à l'agrément révocable
du gouvernement du pays auquel appartient le navire
et quand ces navires seront munis d'étuves à désinfection par la vapeur sous pression.

Il y a toutefois des précautions spéciales à prescrire au
point de départ et pendant la traversée pour les navires
ramenant des troupes de l'Extrême-Orient.

4° La quatrième catégorie, la plus nombreuse, transporte peu de passagers, et par exception.

Ces navires sont généralement montés par des équipages réduits. Ils constituent le véritable navire de commerce, transportant à peu près exclusivement des marchandises.

Ce n'est qu'exceptionnellement qu'un médecin est
embarqué à bord. Il est évident que, pour cette catégorie
de bateaux, les déclarations sanitaires ont besoin d'être
contrôlées de très près.

5° Enfin les vapeurs ramenant les pèlerins de la
Mecque se trouvent dans des conditions spéciales qui
nécessitent des précautions plus complètes.

Si l'on se pose cette question : Peut-on permettre sans
danger pour l'Europe le passage en quarantaine, en tout
temps et en toute circonstance, des navires de provenance de l'Extrême-Orient qui est toujours suspect ?
la réponse ne peut être que négative.

Tous les navires sur lesquels existent ou se sont produits des cas de choléra ou de peste peu de jours avant
leur arrivée à Suez, doivent être isolés et désinfectés
avant de passer le canal. Ces navires ne peuvent pénétrer dans la Méditerranée, même en traversant le canal
en quarantaine.

La sauvegarde de l'Europe en dépend ; car de Port-Saïd,
en un, deux, trois, et quatre jours, suivant sa destination, tous les ports de la Méditerranée peuvent être
abordés par le navire contaminé.

Il n'y aurait d'exception que pour les ports anglais :
encore n'y a-t-il aujourd'hui que dix à douze jours à
peine de traversée pour les paquebots postaux de Port-
Saïd à Liverpool.

Toutefois, si un laps de temps de sept à huit jours
s'est écoulé depuis le dernier cas observé, si le navire
possède une étuve à désinfection ; si la désinfection a
été pratiquée sous la direction et la surveillance d'un
médecin compétent et indépendant, il serait possible
d'autoriser le passage en état de quarantaine, comme on
l'accorde aux navires provenant d'un port infecté, mais
sur lesquels aucun cas ne s'est produit et dont l'état
sanitaire est excellent.

Mais, en accordant cette faveur, il est nécessaire d'obtenir les garanties suivantes :

Le passage en quarantaine ne doit être accepté, avec
les restrictions que je viens d'indiquer, que dans le cas
où le Conseil d'Alexandrie serait réorganisé et pourvu
d'un budget autonome et suffisant. La réorganisation
du Conseil se ferait d'après les principes que j'ai exposés ailleurs.

Le passage en quarantaine ne sera autorisé qu'après
une visite médicale, et par une décision spéciale de l'autorité sanitaire de Suez ou du Conseil pour chaque cas
particulier.

Et afin que le bâtiment passant en quarantaine prenne
effectivement le cours indiqué, et ne puisse avant d'arriver au port de destination toucher d'autres ports, la sortie
et le port de destination de ce bâtiment seront signalés

de Suez par voie télégraphique à chacun des ports intéressés.

Le télégramme sera expédié par l'autorité sanitaire maritime de l'Égypte à l'autorité désignée par chaque puissance; l'expédition du télégramme sera aux frais du bâtiment.

Des dispositions pénales seront édictés contre les bâtiments qui, abandonnant le cours indiqué par le capitaine, aborderaient indûment un des ports du territoire de cette puissance.

Un établissement de désinfection et un hopital seront construits aux Sources de Moïse.

Djebel-Tor en effet présente des inconvénients que l'on ne manque pas de faire valoir toutes les fois qu'il s'agit d'y repousser un navire.

Les campements organisés pour des milliers de pèlerins sont insuffisants, pour des passagers de première classe, des femmes, des enfants, des troupes rapatriées.

Le ravitaillement en vivres est souvent difficile. Enfin, à l'époque du pèlerinage, il y a danger de promiscuité et compromission.

Une dernière condition s'impose, si le passage en quarantaine est autorisé. Il faut que l'isolement soit réel. Pour cela il est indispensable de prescrire les garanties suivantes :

1° Lors de l'arraisonnement, le capitaine sera tenu de déclarer s'il a à son bord des équipes de chauffeurs indigènes, ou des serviteurs à gages quelconques, non inscrits sur le registre du bord (*log. book*).

2° Un officier et deux gardes sanitaires montent à bord. Ils doivent accompagner le navire jusqu'à Port-Saïd. Ils ont pour mission d'empêcher les communications et de veiller, pendant la traversée du canal, à l'exécution des mesures prescrites.

3° Interdiction de tout débarquement de passagers à Suez, dans la longueur du canal et à Port-Saïd.

4° Interdiction de tout embarquement de marchandises ou de passagers soit à Suez, soit à Ismaïlia, soit à Port-Saïd. En effet, sur un navire contaminé, mais ne présentant pas de cas actuel de choléra, l'arrivée de passagers nouveaux, non acclimatés, peut provoquer un réveil d'épidémie.

5° Les navires transitant en quarantaine devront effectuer le parcours de Suez à Port-Saïd sans garage. En cas d'échouage ou de garage indispensable les opérations nécessaires seront exécutées par le personnel du bord, en évitant toute communication avec le personnel de la Compagnie du canal de Suez.

6° Tout stationnement des navires dans le port proprement dit de Port-Saïd sera interdit.

Les opérations de ravitaillement devront autant que possible être pratiquées avec les moyens du bord.

Les chargeurs et toute autre personne ayant monté à bord seront isolés sur le ponton quarantenaire. Leurs vêtements y subiront les désinfections réglementaires.

7° Lorsqu'il sera indispensable pour des navires transitant en quarantaine de prendre du charbon à Port-Saïd, ils devront exécuter cette opération hors du port entre les jetées.

8° Les pilotes, les électriciens, les agents de la compagnie, les gardes sanitaires seront débarqués à Port-Saïd hors du port entre les jetées et de là conduits directement au ponton de quarantaine, où leurs vêtements subiront une désinfection complète.

9° Une étuve à désinfection d'une proportion plus grande que celle dont on se sert actuellement devra être établie sur le ponton de quarantaine.

J'ajouterai que lorsque il s'agit des navires ramenant des pèlerins de la Mecque, les mesures les plus rigoureuses doivent être prescrites bien qu'il y ait eu déjà des observations et des quarantaines, à El-Wesch, à Djebel Tor et dans un autre lieu à déterminer.

En résumé, j'estime que l'on peut accepter un accord international, autorisant le transit en quarantaine pour les navires provenant de régions contaminées de l'Extrême-Orient, navires précédemment spécifiés, ayant à bord un médecin soumis à l'agrément révocable du gouvernement, possédant une étuve, et n'ayant point eu de cas de choléra ou de peste depuis sept ou huit jours, et dont les conditions sanitaires sont satisfaisantes.

Diverses conditions essentielles doivent être réalisées pour que cette autorisation puisse être accordées sans danger.

1° Le passage en quarantaine ne sera accordé pour chaque cas que par une décision spéciale.

2° L'isolement devra être réel pendant le passage du canal.

3° Un hopital et un établissement de désinfection pourvu de tout l'outillage moderne, devront être construits immédiatement aux Sources de Moïse.

Telles sont les observations que j'ai soumises à M. le ministre de l'intérieur qui m'avait fait l'honneur de me consulter lorsque le gouvernement austro-hongrois demanda à la France de se rendre à la conférence de Venise où cette question devait être traitée.

J'exposai les mêmes idées à la Conférence, dans une

contre-proposition que je fis au nom de la délégation française composée de M. Barrère, ministre plénipotentiaire, de M. le professeur Brouardel, président du comité d'hygiène, de M. le Dr Catelan, médecin sanitaire à Alexandrie et de moi. Ce qui caractérise ce contre-projet et le différencie du protocole présenté par l'Autriche et l'Angleterre, c'est que le passage en quarantaine n'est jamais accordé aux navires infectés, qu'il n'est pas uniquement accordé aux navires d'une seule nation, l'Angleterre, qu'il est entouré de garanties qui éloignent tout danger pour l'Égypte, la Méditerranée et l'Europe, enfin que l'autorisation du transit est subordonnée à l'organisation d'une surveillance sérieuse à Suez, à une visite médicale de tous les navires provenant de l'Extrême-Orient, le traitement de chaque navire étant variable, suivant qu'il est indemne, suspect ou infecté.

Voici ces observations et propositions.

« Il est d'un grand intérêt public d'exercer, à l'entrée du canal de Suez, une surveillance sérieuse, de façon à empêcher la communication directe entre les ports de l'Inde et de l'Extrême-Orient, d'un côté, et l'Égypte et la Méditerranée, de l'autre (1).

Cette surveillance est d'autant plus nécessaire que nous ne pouvons adopter la doctrine anglo-indienne, doctrine qui donne patente nette aux navires partant d'un port de l'Inde, tant que ce port n'est pas le siège d'une grande épidémie et bien que le choléra s'y montre à l'état endémique.

J'ajouterai que, si nous voulons diminuer et même

____

(1) Observations présentées par M. le docteur Proust au nom de la Délégation Française sur les modifications à introduire dans l'arrangement austro-anglais au sujet du passage du canal de Suez en quarantaine.

supprimer les quarantaines dans la Méditerranée et en Europe, il est absolument indispensable d'exercer la surveillance la plus attentive sur le canal de Suez. Trois médecins et un chef de service médical possédant des connaissances épidémiologiques et bactériologiques doivent être installés à Suez. Chaque médecin de service ferait, à tour de rôle, de jour et de nuit, la visite médicale de tous les navires, quelle que soit la nature de leur patente.

Une inspection serait organisée pour vérifier la façon dont a lieu la visite médicale. Une police serait instituée, le long du canal, de façon à empêcher les communications compromettantes.

Un établissement de désinfection, un hôpital, devraient être créés aux Sources de Moïse, pour les passagers des navires ordinaires, Djebel-Tor continuant à recevoir les pèlerins, et les pèlerins seuls.

Il s'agit maintenant de préciser le traitement pouvant être accordé à chaque catégorie de navires.

Ces navires se divisent en trois classes : navires indemnes, navires suspects, navires infectés.

Navires indemnes. Les navires reconnus indemnes, après visite médicale, auront libre pratique immédiate, sans aucun retard, quelle que soit la nature de la patente. Ils ne seront pas soumis à l'observation de vingt-quatre heures, qui est prescrite actuellement contre les navires avec patente brute.

Navires suspects, c'est-à-dire navires ayant eu des cas de choléra au moment du départ ou pendant la traversée, mais aucun cas nouveau depuis sept jours. Ces navires seront traités d'une façon différente, suivant qu'ils ont ou n'ont pas à bord un médecin et une étuve.

A. Les navires ayant un médecin et une étuve remplissant les conditions voulues, seront admis à passer le canal de Suez en quarantaine dans des conditions de précaution à déterminer.

B. Les autres navires suspects n'ayant ni le médecin ni l'étuve, seront, avant d'être admis à transiter en quarantaine, retenus aux Sources de Moïse pendant le temps nécessaire pour opérer la désinfection du linge sale, du linge de corps et autres objets susceptibles et s'assurer de l'état sanitaire du navire.

Navires infectés, c'est-à-dire ayant du choléra à bord, ou ayant présenté des cas nouveaux de choléra depuis sept jours. Ils se divisent eux-mêmes en navires avec médecin et étuve et navires sans médecin ou sans étuve.

A. Les navires sans médecin ou sans étuve seront arrêtés aux Sources de Moïse, les malades débarqués et isolés dans un hôpital. La désinfection sera pratiquée d'une façon complète.

Les autres passagers, débarqués et isolés par groupes aussi peu nombreux que possible, de façon à ce que l'ensemble ne soit pas solidaire d'un groupe particulier, si le choléra venait à s'y développer. Le linge sale, les objets à usage, les vêtements de l'équipage et des passagers seront désinfectés ainsi que le navire. Il est bien entendu qu'il ne s'agit pas du déchargement des marchandises, mais seulement de la partie du navire qui a été infectée.

Les passagers resteront cinq jours à l'établissement des Sources de Moïse. Lorsque les cas de choléra remonteront à plusieurs jours, la durée de l'isolement pourra être diminuée. Cette durée variera avec l'époque de l'apparition du dernier cas.

B. Le passage en quarantaine pourra même être accordé avant l'expiration des cinq jours par l'autorité sanitaire après la désinfection opérée, si le navire possède un médecin et une étuve présentant les conditions indiquées.

En un mot, facilités aussi grandes que possible quand le navire est reconnu sain, mesures sérieuses, mais non vexatoires, contre tout navire infecté ou suspect de l'être.

Il faut maintenant indiquer combien de navires entrent en chacune de ces classes.

En 1886, il est passé par le canal de Suez			3100	navires;
1887,	—	—	3137	—
1888,	—	—	3440	—
1889,	—	—	3425	—
1890,	—	—	3389	—
1891,	—	—	4207	—

Il est toutefois juste de ne compter que la moitié environ de ces navires; car le total s'applique à tous les navires aussi bien à ceux qui vont de Port-Saïd vers Suez, qu'à ceux qui viennent de la mer Rouge vers la Méditerranée. Et dans le tableau 4, nous ne nous occupons que des navires suspects ou infectés se dirigeant de Suez vers Port-Saïd.

Voyons maintenant combien il est passé de navires infectés et de navires suspects.

De 1885 à 1891 il n'est passé que deux navires infectés. Ces deux navires sont passés en 1886, c'étaient l'*Euphrate* et le *Golfe du Mexique*, venant l'un de Bombay, l'autre de Calcutta. Ils avaient eu du choléra six jours, tous deux, avant l'arrivée à Suez. L'un avait eu six cas, l'autre cinq cas.

Quant au nombre des navires suspects ayant passé le canal, il est le suivant :

En 1885, il a été de		....	13
1886,	—	....	6
1887,	—	....	4
1888,	—	....	8
1889,	—	....	9
1890,	—	d'un seul, précisément le *Fulford*.	
1891,	—	....	7

Par conséquent, voilà cinquante navires seulement qui, en sept ans, auraient été arrêtés pendant le temps nécessaire pour la désinfection aux Sources de Moïse, et encore, sur ces cinquante navires, il en est trente qui ont passé le canal en quarantaine, de sorte que vingt seulement se seraient trouvés dans la situation de navires suspects, retenus à Suez pour y subir la désinfection.

Ainsi donc, en total, 20 navires suspects retenus à Suez et 2 navires infectés, pendant l'espace de sept ans.

Or, je le demande : Y a-t-il parité entre cette gêne insignifiante pour 22 navires en sept ans, sur plus de 10 000 navires, et le danger d'importer de nouveau le choléra en Europe en supprimant toute mesure protectrice et en laissant passer librement le canal aux navires infectés?

J'ajouterai que, si l'on prenait plus de précautions dans les ports au moment du départ des navires et pendant la traversée, on aurait encore à réduire ce chiffre déjà si minime. La tendance de la science sanitaire actuelle est, en effet, de substituer aux mesures que l'on prend à l'arrivée, les mesures que l'on prend au point de départ et pendant la traversée.

Si, en effet, dans les régions contaminées, on surveillait les embarquements des passagers, si on prenait la précaution de ne laisser embarquer aucun linge sale ou infecté sans le désinfecter, si on prescrivait les mesures de désinfection pendant la traversée, le chiffre si minime dont nous avons parlé se trouverait encore diminué et presque annihilé. Nous espérons que la Conférence voudra bien nous suivre dans cette direction et modifier dans le sens que je viens d'indiquer, les propositions qui lui sont soumises. Nous avons conscience d'avoir fait toutes les concessions possibles, dans l'état actuel de la science, pour la protection de la santé publique. Vouloir aller plus loin ne serait pas compris par l'opinion et ne serait pas justifié par la science. »

Les propositions émises dans cette note s'appuient sur les tableaux suivants qui font connaître :

1° Le nombre des navires ayant transité le canal pendant les cinq dernières années ;

2° Le relevé avec plus de détails du mouvement de la navigation par le canal en 1890 ;

3° Le nombre des passagers qui ont transité pendant les cinq dernières années ;

4° Le tableau des navires suspects ou infectés qui ont passé le canal depuis 1881.

Nombre de navires ayant transité pendant les cinq dernières années.

NATIONALITÉ.	1886	1887	1888	1889	1890	1891
Anglais.................	2.331	2.330	2.625	2.611	2.523	
Français...............	227	185	187	168	170	
Hollandais.............	127	123	121	146	144	
Allemands.............	161	159	163	194	275	
Autrichiens...........	77	82	58	54	55	
Italiens...............	69	138	146	103	87	
Espagnols..............	26	26	26	33	32	
Russes.................	24	22	16	23	20	
Portugais..............	5	7	7	3	7	
Américains............	7	3	1	5	3	
Japonais...............	4	2	3	3	4	
Égyptiens.............	4	5	10	8	»	
Ottomans..............	6	19	29	22	21	
Suédois et Norvégiens...	28	28	39	48	43	
Belges................	1	1	1	2	»	
Danois.................	1	»	1	1	»	
Samiotes...............	2	»	»	»	»	
Chinois................	»	7	6	1	»	
Hawaïens..............	»	»	1	»	»	
Siamois................	»	»	»	»	1	
Grecs..................	»	»	»	»	3	
Brésiliens.............	»	»	»	»	1	
Totaux.	3.100	3.137	3.440	3.425	3.389	4.207

Relevé du mouvement de la navigation par le canal maritime de Suez pendant l'année 1890.

PAVILLON.	DÉCOMPOSITION DU MOUVEMENT.				TOTAUX.	
	ENTRÉS PAR PORT-SAÏD		ENTRÉS PAR SUEZ			
	Navires.	Net tonnage.	Navires.	Net tonnage.	Navires.	Net tonnage.
Anglais......	1.241	2.627.596	1.281	2.703.499	2.522	5.331.095
Allemand....	146	258.350	129	232.237	275	490.587
Français.....	82	177.707	87	188.197	169	365.904
Néerlandais..	80	130.804	64	117.708	144	248.512
Italien......	42	72.296	45	71.425	87	143.721
Austro-Hon-grois......	27	58.051	28	59.996	55	118.047
Norvégien ...	23	30.550	20	26.867	43	57.417
Espagnol....	21	38.228	13	31.944	34	70.172
Ottoman.....	13	11.755	8	8.125	21	19.879
Russe.......	11	19.317	9	15.757	20	35.074
Portugais....	4	1.333	3	914	7	2.247
Japonais.....	2	2.348	2	1.437	4	3.785
Américain...	2	769	1	283	3	1.052
Hellénique...	2	1.276	1	573	3	1.849
Brésilien	»	»	1	281	1	281
Siamois	1	117	»	»	1	117
	1.697	3.430.499	1.692	3.459.595	3.389	6.890.094

Nombre de passagers ayant transité pendant les cinq dernières années.

NOMBRE DE PASSAGERS EN					TOTAL GÉNÉRAL des passagers pour ces cinq années.	OBSERVATIONS.
1886	1887	1888	1889	1890		
167.602 1/4	178.791 3/4	179.465 1/2	175.506 3/4	155.677	857.043 1/4	Dans les chiffres ci-contre : 1° Il n'a pas été tenu compte des passagers gratis (enfants au-dessous de 3 ans). 2° Les passagers payant demi-tarif (enfants de 3 à 12 ans ou passagers adultes n'effectuant que le 1/2 parcours) ont été comptés à raison de 1 passager pour 2 individus.

Tableau des navires arrivés à Suez de l'Extrême-Orient ayant eu à bord soit au port de provenance soit pendant la traversée des cas certains ou suspects de choléra.

NOM DU NAVIRE.	PAVILLON.	PROVENANCE.	DATE DE L'ARRIVÉE A SUEZ.		NOMBRE DE CAS.	NOMBRE DE JOURS écoulés entre la date du dernier cas de choléra et celle de l'arrivée du navire à Suez.	MESURES APPLIQUÉES.
Bengal	Anglais.	Socrabaja.	26 octobre	1881	9	39	Transité Canal en quarantaine.
North Britain	—	Samarang.	15 novemb.		2	?	— —
Durham	—	Batavia.	22 février	1882	9	10	Escompté sept jours à Tor.
Tonquin	Français.	Saïgon.	7 octobre		1	22	— —
Govino	Anglais.	Bombay.	18 juillet		1	?	— —
Sussex	—	—	25 —	1883	1	?	— —
Hispania	—	—	26 —		3	8	— —
Brankelow	—	Calcutta.	10 octobre		1	5	— —
Inchgarvie	—	Bassein.	15 avril		2	11	— —
Sarthe	Français.	Saïgon.	1er mai	1884	2	?	24, Observation quar. aux Sources.
Mira	Anglais.	Calcutta.	6 —		1	16	Escompté sept jours à Tor.
La Vienne	Français.	Saïgon.	2 juillet		3	?	24, Observation quar. aux Sources.
Pallion	Anglais.	Moulmein.	27 mai		1	22	Escompté sept jours à Tor.
Lemuria	—	Tuticorin.	9 juin		2	18	Désinfecté.
Acuba	—	Kurrachee.	18 juillet		1	17	Escompté sept jours à Tor.
Remembrance	—	—	20 —		3	34	— —
Château-Yquem	Français.	Tonquin.	27 octobre	1885	38	38	— —
Natal	—	Shanghae.	—		1	61	— —
La Nive	—	Tonquin.	1er novemb.		2	20	— dix —
Deucalion	Anglais.	Shanghae.	5 —		1	43	— sept —
Comorin	Français.	Haïphong.	27 —		plusieurs	44	Transité Canal en quarantaine.
Laertes	Anglais.	Shanghae.	5 décembre		1	41	— —
Energia	—	Yokohama.	8 —		2	44	— —
Nestor	—	Shanghae.	12 —		1	46	

Port-Philip	Anglais.	Yokohama.	12 décemb.	1885	2	53	Transité Canal en quarantaine.
Ganges	—	Calcutta.	19 juin		1	12	Escompté sept jours à Tor.
Tonquin	Français.	Along.	10 octobre		14	51	Transité Canal en quarantaine.
Haverton	Anglais.	Nagasaki.	23 —	1886	1	27	— —
Euphrates	—	Bombay.	28 —		6	6	— —
Gulf of Mexico	—	Calcutta.	2 décembre		5	6	Escompté sept jours à Tor.
Mount-Lebanon	—	—	5 —		3	22	
Governor	—	—	25 octobre		2	12	Transité Canal en quarantaine.
Vesta	—	—	9 novembre	1887	1	26	— —
Rohilla	—	—	20 —		1	29	— —
Strathleven	—	Yokohama.	22 —		1	38	— —
Telemachus	—	Shanghae.	9 décembre		2	37	— —
Rohilla	—	Calcutta.	28 février	1888	1	18	— —
Astronomer	—	—	20 mars		1	25	— —
Canton	Français.	Haïphong.	19 mai		4	14	Transité Canal en quarantaine après avoir escompté trois jours à Tor.
East Anglia	Anglais.	Cassassein.	26 mars		2	19	Escompté sept jours.
Benloring	—	Bassein.	24 avril		2	24	Transité Canal en quarantaine.
Calédonien	Français.	Haïphong.	18 juin		2	18	— —
Glendower	Anglais.	Hoïlo.	11 août	1889	3	47	— —
Alberta	—	—	15 —		6	42	— —
Elsie	—	Samarang.	30 —		1	47	— —
Linda	—	Bombay.	17 septemb.		2	18	— —
Baghadi	—	Bassorah.	12 octobre		2	27	— —
Drysdale	—	Fegal (Java).	16 —		1	53	— —
Fulford	—	Chittagong.	18 mars	1890	3	39	— —
Colombo	Français.	Haïphong.	22 février		1	22	— —
Axana	Anglais.	Calcutta.	17 mars		11	24	— —
Treveylor	—	Moulmein.	4 mai		1	20	Escompté sept jours à Tor.
Duke of Devonshire.	—	Calcutta.	3 septemb.	1891	3	25	— —
Strathlyon	—	Probolingo.	10 —		2	46	Transité Canal en quarantaine.
Gulf of Genoa	—	Calcutta.	21 octobre		1	15	— —
Bellerophon	—	Shanghae.	30 novemb.		1	40	— —

CHAPITRE XXI

Le rôle des Conseils internationaux qui siègent en
Orient, l'un à Constantinople, l'autre à Alexandrie,
peut acquérir au point de vue de la défense de l'Europe
contre le choléra une importance telle que je crois utile
de m'étendre sur ce sujet.

CONSEIL SUPÉRIEUR DE CONSTANTINOPLE.

Son origine.

La création du « Conseil supérieur de santé », c'est
son titre actuel, remonte aux dernières années du règne
du sultan Mahmoud II. On a retrouvé, paraît-il, le texte
turc du décret impérial.

Il s'agissait alors, avant tout, de combattre la peste
orientale qui existait, à l'état endémique, sur plusieurs
points de l'empire ottoman.

Sur les avis des chefs des missions étrangères à Constantinople, le sultan Mahmoud résolut de calquer, à peu
près, les institutions sanitaires de son empire, sur celles
qui régissaient alors les principaux États de l'Europe.

A cet effet, un conseil extraordinaire, composé des
grands dignitaires, parmi lesquels figuraient trente des

principaux Ulémas, fut convoqué au mois de mars 1838 ;
il y fut décidé qu'il serait organisé dans la capitale un
système de quarantaine et de prophylaxie applicable à
toutes les principales localités de l'empire ottoman.

A la suite de cette résolution, une commission de
santé, présidée par Abdulahk-Effendi, kasaskier (grand
juge) d'Anatolie et archiâtre de la cour impériale, fut
instituée dans les premiers jours du mois d'avril 1838.

M. Bulard de Méru, médecin français, il était français
mais non diplômé, qui faisait partie de cette commission,
fut chargé de formuler le plan du système quarantenaire
à adopter. Il arrivait d'Égypte où il avait assisté aux
terribles épidémies de peste de 1834 et 1836 (1). Il s'était
enfermé auparavant dans la tour de Léandre, près de
Scutari, pour y soigner une vingtaine de pestiférés, sans
succès d'ailleurs. Ces malheureux habitaient une vraie
prison et manquaient du nécessaire. Il échoua également-
ment dans sa tentative d'organisation sanitaire et disparut.

L'institution, ou mieux la pratique d'une police sanitaire effective en Turquie, était alors pleine de difficultés ;
il fallait compter avec les préjugés tirés de la religion
musulmane, de la routine, de l'horreur des innova-
tions, préjugés inhérents à l'esprit des vieux Turcs et
des Ulémas ou dignitaires de la religion.

Le Koran ou Khoran, n'admet point, disait-on, la
contagion ni la préservation de la peste ; n'y est-il pas
dit : « Fuir les maux que Dieu nous envoie, c'est pré-
tendre être immortel », etc. ? C'est pour combattre de
semblables idées que fut publié, à la suite de la réunion
précédemment mentionnée, un écrit en langue turque

(1) Voir son livre intitulé : *De la peste orientale.* Paris, 1839

dans la gazette dite *Takvémi Vakiée*, en date du 11 Séfer 1254 de l'hégire.

C'était une sorte de mandement destiné à dissiper les doutes des esprits timorés et fanatiques qui auraient pu voir, dans l'adoption des mesures quarantenaires inconnues jusque-là en pays musulman, une violation de la loi religieuse.

C'était une sorte de réfutation concluant à ce que le conseil des Ulémas, réuni à la Sublime-Porte, a déclaré que « de même que Dieu envoie les maux il peut les enlever, et qu'il n'y a rien de contraire à la divine Loi dans les efforts tentés pour les éloigner ».

Enfin il est dit que « tous ceux qui tenteraient de se soustraire aux dispositions exigées par la nouvelle institution sanitaire, seraient conduits devant les représentants de la Loi pour être châtiés avec la plus grande sévérité ».

Cette dernière menace du sultan Mahmoud était peut-être ce qu'il y avait de plus clair aux yeux des Vieux-Turcs fanatiques.

Après l'échec de Bulard, lequel n'avait d'ailleurs que des opinions fort discutables sur ces matières, le gouvernement ottoman s'adressa à Vienne, qui lui envoya le docteur Minas, alors directeur de la quarantaine à Semlin sur le Danube ; il arriva à Constantinople dans le mois de juillet 1838.

C'est à cette date que fut créé le premier Conseil de santé à Constantinople : il fut composé d'un président musulman, d'un directeur, de cinq médecins européens et de délégués de plusieurs puissances étrangères.

Les membres du Conseil, le directeur et le président étaient nommés et rétribués par le gouvernement impérial. Le premier directeur du service des quarantaines fut le docteur Minas qui, las des difficultés qu'il rencontrait, quitta Constantinople en novembre 1839.

Il fut remplacé le 10 janvier 1840 par un Français, M. L. Robert, qui n'était pas médecin. Il régularisa le service sanitaire, en combla les lacunes et le fit fonctionner tant bien que mal.

Il fut créé à la même époque à Constantinople, une intendance sanitaire compétente et tenant sous sa dépendance immédiate tous les offices de santé répartis dans les provinces de l'empire.

Le Conseil de santé et l'administration sanitaire avaient en effet établi des postes ou offices de santé, non seulement sur le littoral de la Turquie, dans les principaux ports, mais encore un assez grand nombre d'autres dans plusieurs villes de l'intérieur, là où l'existence endémique de la peste ou bien son apparition possible et éventuelle rendaient nécessaire la création d'offices de santé.

Les principaux centres de la population dans l'intérieur de la Turquie d'Europe, tels qu'Andrinople, Philippopoli, Silistrie, Choumla et les villes importantes situées près du Danube, en avaient été pourvus.

Il en avait été de même des villes les plus importantes de l'Anatolie; seules, la Syrie et la Palestine, alors au pouvoir de Méhémet-Ali n'en reçurent que plus tard, après 1840, quand ces provinces furent restituées au sultan de Constantinople.

C'est à cette époque que près de chaque principal office, on avait prudemment placé un agent turc appelé « directeur de la quarantaine » ou « moudir », sorte de fonctionnaire devenu inutile aujourd'hui, mais alors indispensable pour assister le médecin sanitaire, pour présider à l'application des mesures de quarantaine contre la peste, mesures toujours difficilement acceptées, souvent même repoussées par des populations fanatiques, ignorantes ou intéressées.

En effet, malgré le mandement impérial, malgré les ordres du gouvernement central aux autorités des provinces, malgré la présence des moudirs turcs, plus d'une fois les règlements ne furent pas appliqués.

Il y eut même des actes de violence et des meurtres sur les médecins de quarantaine, plus spécialement exposés aux attaques des populations.

C'est ainsi qu'en 1841 le médecin de Pergame (Anatolie) faillit perdre la vie sous les attaques de quelques fanatiques et ne dut son salut qu'à une prompte fuite favorisée par le moudir.

A Sparta ou Isbarta, au sud de Smyrne, une révolte due cette fois à la population chrétienne croyant ses intérêts menacés, força le médecin et les employés de cet office d'abandonner leur poste et de se refugier à Constantinople.

La même années 1841, 400 à 500 femmes mirent en danger la vie du directeur ou moudir de Varna, qui ne fut sauvé que par la fermeté des autorités.

Mais dans la ville d'Amasia, près de Samsoun, vilayet de Sivas, se passa, en juillet 1840, un événement plus tragique, l'assassinat du Dr Paldi, qui périt victime de son devoir. Ce meurtre fut, dit-on, sévèrement puni par le gouvernement.

On voit à quelles difficultés se heurtait l'institution de l'œuvre quarantenaire en Turquie.

La mort du grand sultan Mahmoud-Khan, le célèbre réformateur de l'empire, survenue le 1er juillet 1839 , vint compromettre momentanément le sort des quarantaines.

Pendant quelque temps il n'y eut plus de réunion du Conseil de santé qui, sans être aboli, n'exista plus que de nom.

Ceux qui étaient chargés de diriger provisoirement le

service sanitaire, dénués de ressources et d'appui, ne pouvaient plus maintenir ce qui avait été acquis avec tant de peine.

Heureusement cet état de choses ne dura pas, grâce au rapide affermissement du sultan Abdul-Medjid. Alors le Conseil de santé, ayant repris ses fonctions, s'occupa activement de la réforme et des améliorations du service sanitaire. Dans cette tâche il reçut l'appui précieux du gouvernement impérial, qui approuva et fit exécuter ses projets d'amélioration.

C'est ainsi que le Conseil pût élargir ses attributions, les étendre de façon à obtenir une bonne organisation et un fonctionnement régulier des institutions sanitaires.

En 1840, le Conseil approuva et fit approuver par le gouvernement impérial un *Règlement* qui fut le premier imprimé en langue française et le premier document organique sur le service des quarantaines.

Il est très difficile de se procurer des renseignements de quelque précision sur les actes du Conseil et de l'administration de santé de Constantinople pendant les deux ou trois premières années de leur existence. Les archives de l'administration ne possèdent la collection des procès-verbaux des séances du conseil que depuis le 10 février 1840.

Ces séances étaient hebdomadaires comme elles le sont actuellement, et dès l'origine les protocoles en étaient rédigés en langue française, comme ils le sont encore aujourd'hui.

Les procès-verbaux de l'année 1840 ne sont signés qu'à partir de la 35ᵉ séance, à la date du 28 août 1840.

On y lit les signatures suivantes : Dʳ Dickson, aujourd'hui encore délégué d'Angleterre au Conseil; Robert, directeur des quarantaines ; Dʳ Laval, médecin de la

Faculté de Paris, qui fut plus tard l'inspecteur général du service ; Dr Marchand, d'origine française, qui fut plus tard l'intendant sanitaire du port de Constantinople ; docteurs Davoud-Oglou, Herman, tous médecins ou agents fonctionnaires attachés au service sanitaire ottoman et rétribués en cette qualité.

On y voit aussi les signatures de quelques délégués des puissances : Raad, délégué d'Autriche ; Chabert, délégué d'Angleterre ; Bosgrowich, délégué de Prusse ; Vandina, délégué de Grèce ; sans doute tous drogmans ou attachés de légations.

Les procès-verbaux suivants portent les signatures en turc du président du Conseil et de quelques membres musulmans, du directeur, du secrétaire, de quelques médecins délégués étrangers, notamment du Dr Pezzoni, délégué de Russie ; de Bosgrowich, délégué de Sardaigne, etc.

Il semble que les choses marchaient assez bien et d'un commun accord dans le Conseil de santé jusqu'en 1844.

A cette date, à propos d'un incident survenu entre la Porte et les délégués des puissances, on lit dans le procès-verbal de la séance du 3 septembre 1844 :

« Le Président donne communication d'une note du Pacha président chef de l'administration sanitaire ainsi conçue :

« 1° Son Excellence ne reconnaît pas au Conseil de » santé le droit exclusif de décider en matière sanitaire, » droit dont elle a été elle-même investie par Sa Hautesse.

» 2° Son Excellence annonce que MM. les délégués » n'avaient été invités à assister que provisoirement au » Conseil, seulement pour rédiger et approuver les règle- » ments sanitaires ; qu'ainsi, maintenant que ces règle- » ments sont sanctionnés tant par la Sublime-Porte que

» par les Légations, ce sont seulement les employés du
» gouvernement, représentant l'administration, que Son
» Altesse reconnaît comme intéressés à prendre part à
» l'administion des affaires. »

» Après lecture de cette pièce, dont ils demandent une
copie identique, MM. les délégués jugent à propos de
se retirer.

» Mais l'incident dont il s'agit dut être aplani, car, au
procès-verbal de la séance du 1er octobre 1844, on lit
ce qui suit :

« MM. les délégués de France et d'Angleterre sont présents à cette séance. Ils communiquent au Conseil une
note par laquelle la Sublime-Porte reconnaît au Conseil
 e droit exclusif de nommer les employés et les médecins
sanitaires, sauf le droit d'approbation ou de véto qu'elle
se réserve ».

Dans le procès-verbal de la même séance, il est dit :
« M. Pisani, délégué d'Angleterre, communique au
Conseil une note officielle que lui a transmise l'ambassadeur d'Angleterre et aux termes de laquelle S. E. Rifaat-
Pacha, ministre des affaires étrangères, a déclaré que le
Conseil est formellement autorisé à discuter et à décider,
à la pluralité des voix, non seulement tout ce qui regarde
le personnel des employés et des médecins de la quarantaine, mais aussi tous les points qui concernent et
peuvent intéresser le service sanitaire (1). »

Ces déclarations paraissent nettement trancher la question de compétence du Conseil de santé en tout ce qui
concerne les affaires du service sanitaire et quarantenaire.

____

(1) Je dois ces renseignements à M. le docteur Mahé, médecin sanitaire
de France, qui a pu consulter les archives sanitaires de Constantinople.
Je suis heureux de l'en remercier.

Durant les longues années qui suivirent, il ne semble pas s'être élevé de difficultés réelles et sérieuses, entre la Sublime-Porte et les Légations, au sujet des attributions reconnues au Conseil de santé qui, un peu plus tard, reçut le titre de « Conseil supérieur de santé de l'Empire ottoman ».

La France s'y faisait représenter par un drogman ou par un attaché quelconque, ou parfois par un médecin français. A l'arrivée de Fauvel, le 16 décembre 1847, en qualité de médecin sanitaire de France à Constantinople, poste de nouvelle création, le délégué titulaire au Conseil était M. de Caldavène, remplacé provisoirement par le docteur Vérollot, médecin de l'hôpital français.

Fauvel fut accrédité par l'ambassade de France à titre de délégué près le Conseil, dont il fut un des membres les plus influents jusqu'au 6 février 1867, date de son départ pour aller occuper à Paris le poste d'inspecteur général.

Je n'ai pas à rappeler ici les éminents services qu'il rendit, pendant près de vingt ans, à l'organisation, à la régularisation et au fonctionnement du service sanitaire ottoman. Sa parole autorisée, et au besoin appuyée par l'ambassade française, était écoutée par le Conseil et par la Porte (1).

A Fauvel succéda en 1867 le docteur Marroin, actuellement directeur du service de santé de Marseille, lequel prit aussi une large part aux travaux du Conseil supérieur de santé de Constantinople pendant onze ans, jusqu'au mois de novembre 1877.

Enfin, le 9 février 1878, M. le docteur Mahé fut appelé à

____

(1) Voir à ce sujet plusieurs rapports publiés dans le *Recueil des actes du Comité consultatif d'hygiène publique de France.*

Constantinople comme médecin sanitaire, et membre du Conseil de santé. On sait avec quelle distinction M. Mahé s'acquitte de ses importantes et délicates fonctions.

Jusqu'ici et depuis près de quarante-cinq ans, à travers les vicissitudes qu'ont traversées la politique et l'influence de la France à Constantinople, le rôle de son délégué au Conseil de santé de Turquie a été toujours prépondérant. Sa parole et ses avis ont été généralement bien accueillis par la majorité des membres du Conseil comme par la Sublime-Porte. C'est, en effet, que l'Institution sanitaire ottomane est une création due avant tout à l'influence française.

Je dirai plus loin comment la peste endémique s'éteignit en Turquie vers la fin de l'année 1841 ou le commencement de 1842. Mais en 1854-1856 survint la guerre de Crimée, ainsi que d'autres événements, qui révélèrent la faiblesse et les multiples défauts du mécanisme et du personnel du service sanitaire ottoman.

Bien que nommés, ou mieux agréés par le Conseil supérieur de santé sur la présentation de l'administration, les employés étaient la plupart du temps insuffisants. Les médecins, ou soi-disant tels, notamment, ne possédaient qu'une instruction et des aptitudes professionnelles contestables ou au moins fort incomplètes.

D'un autre côté leur position d'agents sanitaires les plaçait sans doute sous la direction de l'administration sanitaire, mais ils dépendaient aussi des autorités locales et provinciales qui ne les rétribuaient que fort irrégulièrement. Le service sanitaire était alors exclusivement à la charge du Trésor de l'État ottoman, qui n'avait, pour faire face à cette dépense, que la perception, sans doute irrégulièrement versée dans les caisses, des taxes sanitaires autorisées par les puissances et reconnues comme notablement insuffisantes à l'entretien d'un bon service. Cet état de choses n'avait pas échappé à l'attention de Fauvel qui en fit la critique dans maints rapports adressés au gouvernement français.

La Conférence internationale de Constantinople, à laquelle Fauvel prit une part prépondérante, avait servi à mettre en relief les désiderata nombreux de l'Institution sanitaire de la Turquie ainsi que l'opportunité d'une amélioration des taxes sanitaires destinées à défrayer convenablement le service.

Plusieurs délibérations du Conseil sur ce sujet, des projets élaborés par quelques-uns de ses membres à diverses époques, notamment par Fauvel, avaient préparé le terrain à une réforme mûrie.

Mais c'est seulement en 1868 que se réunit à Constantinople une « Commission mixte » chargée de reviser les tarifs sanitaires ottomans. Elle se composait de deux membres représentant le gouvernement turc, des délégués des treize puissances intéressées, onze puissances européennes, la Perse et les États-Unis d'Amérique, et avait pour mission d'élaborer un projet de tarif spécial de taxes sanitaires à percevoir dans l'empire, sur les navires étrangers comme sur la marine ottomane, ainsi que sur les pèlerins du Hedjaz et de la frontière turco-persane, afin d'assurer les frais nécessaires à l'entretien régulier des Institutions sanitaires de la Turquie.

Si je rappelle ici cet acte important, c'est que la plus grande participation y fut due aux délégués étrangers du Conseil de santé, qui furent désignés par les puissances pour les représenter à la commission de revision des tarifs sanitaires.

Le travail de la Commission mixte, terminé en 1870,

ne reçut l'approbation de la Porte et des puissances qu'en 1871. C'est, à proprement parler, une véritable Convention internationale concernant le service sanitaire et quarantenaire de la Turquie, en vertu de laquelle il était concédé à la Sublime-Porte le droit de percevoir des taxes sanitaires à peu près égales à celles perçues depuis longtemps sur la navigation par les gouvernements européens.

La Convention avait une portée plus grande ; par les délibérations de la Commission qui l'avait formulée, et par les conclusions pratiques qui en découlent, elle devenait désormais la base principale de l'organisation d'un service sanitaire définitif dont les ressources d'entretien étaient assurées à l'avenir.

Il était particulièrement stipulé que les sommes provenant des taxes sanitaires seraient consacrées, à l'exclusion de toute autre affectation, à l'entretien des services sanitaires de la Turquie sous le contrôle du Conseil de santé qui, seul, avait la charge de gérer les fonds sanitaires.

Dans la Convention se trouvaient aussi renouvelées et mieux définies les attributions dévolues au Conseil supérieur de santé, lequel devenait, à partir de ce moment, une institution pourvue d'un caractère vraiment international.

Avant, et au moment de la réunion de la Commission mixte de revision des tarifs, le Conseil était, depuis environ vingt-cinq ans qu'il fonctionnait sans trop de difficultés, composé de la façon suivante :

Un vice-président représentait le Pacha président, ministre des affaires étrangères, qui porte aussi le nom de ministre des quarantaines ;

Sept membres ottomans, au nombre desquels était

compris l'inspecteur général du service; le secrétaire du Conseil n'avait pas le titre de membre ;

Au total : huit membres ottomans rétribués sur les fonds sanitaires par le gouvernement.

En outre, treize délégués des puissances faisaient partie du Conseil avec voix délibérative et pouvoirs égaux à ceux des membres ottomans; ils représentaient les six grandes puissances d'Europe, la Grèce, l'Espagne, la Hollande, la Belgique, la Suède et la Norvège; l'Amérique et la Perse avaient aussi chacune un représentant.

L'assemblée était donc composée de vingt et un membres; les délibérations étaient prises à la majorité des voix.

Dans la Commission mixte de 1868-1870, et à propos de la discussion sur la fixation des cadres du personnel des employés et fonctionnaires du service sanitaire, on examina la question du traitement des huit membres ottomans, dont la plupart n'étaient pas médecins.

Il fut reconnu que le nombre de ces fonctionnaires était trop grand et leur traitement trop élevé ; il fut convenu que le chiffre des membres ottomans, y compris le vice-président et l'inspecteur général, devrait être ramené à six au plus. Cependant on finit, sur les instances de la Sublime-Porte, par respecter le statu quo.

Il me suffira, pour bien préciser les points déjà traités antérieurement, de citer quelques-unes des conclusions du travail de la Commission mixte, au sujet des attributions qui étaient reconnues au Conseil, d'un commun accord par la Porte et par les puissances, dans l'acte de la convention finale, au paragraphe 2 du rapport final :

« Dans l'état présent de son développement, le service des quarantaines se compose d'une administration centrale et d'un Conseil de santé, tel qu'il a été dit ci-dessus, de 62 postes, etc. »

la page 3 du même rapport : « Il a été établi que le Conseil de santé, qui par sa constitution, représente les intérêts de tous les contribuables, a la gestion des fonds, recettes et dépenses du service, sous le contrôle du gouvernement ottoman, auquel il en est rendu compte à des intervalles délimités. »

En 1875, une seconde Commission mixte de revision des tarifs sanitaires ottomans, maintenait le même taux des tarifs. Elle se borna à peu près à renouveler les conclusions de la Convention de 1870-1874.

Cependant au cours des séances, un délégué, celui d'Autriche-Hongrie, crut devoir indiquer l'opportunité d'un règlement spécial fixant les attributions exactes du Conseil de santé, de manière à les mettre en dehors de toute contestation.

C'était d'ailleurs ce que demandaient la plupart des délégués. Le représentant le plus autorisé de la Porte, le docteur Bartoletti, inspecteur général du service, répondit en ces termes :

« En l'absence d'un règlement formulé, il existe des engagements consacrés d'abord par une ordonnance datant de la fondation du Conseil et qui sont confirmés dans la pratique par la tradition non interrompue d'une longue série d'années. Ce fait, qui remonte à la fondation de l'Institution des quarantaines dans l'Empire, le gouvernement ottoman ne l'a jamais mis en doute, ni n'a jamais contesté les prérogatives du Conseil.

» Au contraire, toutes les affaires sanitaires lui sont déférées et les résolutions prises dans son sein, sont exécutées sans contestation aucune. Vous en êtes témoins pour la plupart, dit Bartoletti Effendi. Il est même arrivé

plus d'une fois que les déclarations conformes à ce principe ont eu lieu au nom du gouvernement dans le Conseil de santé, déclarations qui ont fait l'objet de communications aux missions des puissances. Ces actes sont
consignés aux archives. Ils sont à la disposition de ceux
qui voudront en prendre connaissance. »

L'incident fut clos par la motion suivante :

« La Commission exprime à l'unanimité le vœu qu'il
soit élaboré un règlement basé sur les traditions et sur
les attributions qui sont reconnues par la Sublime-Porte
au Conseil de santé. »

Mais rien depuis n'a été fait dans ce sens, et il y aura
lieu de revenir sur cette question, à propos de la nouvelle Convention des tarifs sanitaires.

L'article 5 du rapport de la commission mixte de 1875-
1876 dit : « La gestion des fonds, recettes, dépenses et
réformes, est exclusivement confiée au Conseil de santé
et la nomination des comptables et du Mouhassébedji
(contrôleur des comptes) lui est réservée de droit, comme,
du reste, cela s'est pratiqué de tout temps à l'égard des
autres employés de l'administration sanitaire. »

Notons que dans l'intervalle de la première à la seconde
commission mixte, de 1871 à 1876, le nombre des membres ottomans du Conseil de santé était tombé à sept,
chiffre qui fut confirmé par la troisième commission,
dont il me reste à dire deux mots, en ne m'occupant
exclusivement que de ce qui a trait au Conseil de santé.

Réunie en 1881, elle ne termina ses travaux qu'en 1883,
et ses conclusions ne furent approuvées par la Porte et
par les puissances qu'au mois de juin 1884. En principe,
le travail de la troisième commission mixte maintenait
les prérogatives et attributions du Conseil de santé en
matière financière et sanitaire, et en ce qui touche la no-

mination des employés, la gestion des fonds et les décisions définitives du Conseil sur les questions quarantenaires.

La troisième commission s'efforça d'élargir l'œuvre des
deux premières. Tout en maintenant le taux des tarifs
sanitaires, elle porta son attention sur les réformes qui
pouvaient être réalisées.

Elle chargea le Conseil de santé de contrôler lui-même
la gestion des fonds sanitaires ; elle indiqua un système
de comptabilité régulière ; surtout elle créa des commissions devant être élues par le Conseil lui-même, dites
commissions du personnel, de discipline, des finances, de
la caisse des pensions de retraite, commissions chargées
d'étudier toutes les questions spéciales afférentes aux
diverses sections du service, afin d'en soumettre les
solutions motivées à l'approbation du Conseil de santé.
Elle rédigea, ou fit rédiger par le Conseil de santé, des
règlements sur les diverses branches du service. Enfin,
elle développa les principes fondamentaux des Institutions sanitaires de la Turquie, en leur imprimant, de plus
en plus, un caractère vraiment international.

Malheureusement, l'œuvre qu'elle remit à la Sublime-
Porte et aux puissances rencontra plus tard l'opposition
systématique du gouvernement impérial.

Cette hostilité, d'abord latente, éclata en 1884, à propos de mesures de quarantaine en Turquie, contre les
provenances d'Europe et surtout contre les provenances
de France, où le choléra était apparu pendant l'été.

C'est alors que le gouvernement ottoman, s'écartant
pour la première fois depuis 1844 de sa règle de conduite
et des engagements solennels résultant de ses déclarations répétées, ainsi que de clauses des Conventions sanitaires intervenues encore tout récemment entre lui et les

chefs des missions étrangères, se refusa à se conformer aux décisions du Conseil de santé en matière de quarantaines.

Sous la pression des événements et des iradés impériaux, le Conseil avait, pour la première fois, autorisé contre les provenances françaises en Turquie, une quarantaine extraordinaire de douze jours, contrairement au règlement de 1867 sur le choléra, lequel règlement ne porte le maximum de la quarantaine qu'à dix jours. Cette augmentation exceptionnelle fut cependant loin de contenter le grand vizir qui aurait voulu le porter à quinze, vingt jours, ou plus.

Dans une note verbale circulaire adressée aux chefs des missions étrangères, en date du 29 juillet 1884, S. E. le ministre des affaires étrangères de la Sublime-Porte, se basant, disait-il, « sur ce que les mesures édictées par le Conseil de santé paraissaient insuffisantes à la Sublime-Porte, pour empêcher l'importation du choléra d'Europe en Turquie, déclarait que le gouvernement impérial, usant de son droit naturel, proposait l'adoption de mesures beaucoup plus rigoureuses, dont la durée eût été au minimum de quinze jours contre les provenances des pays infectés.

C'est alors aussi, et en vue de faire sanctionner de pareilles propositions par le Conseil de santé, que S. A. le grand vizir Saïd Pacha entreprit de modifier la composition de cette assemblée en y introduisant d'autorité sept nouveaux membres ottomans pris parmi les médecins militaires de l'empire.

Je rappellerai que l'entente et l'opposition formelle des chefs des missions à cette sorte de coup d'État, suffit pour écarter ce danger qui menaçait l'existence même du Conseil de santé, devenu, depuis la Convention des tarifs sanitaires, une institution internationale.

Ainsi fut sauvegardée, pour la seconde fois, l'indépendance du Conseil de santé.

Cependant, malgré l'insuccès de la tentative de faire entrer au Conseil les sept médecins militaires ottomans, cette tentative eut des conséquences regrettables dans le fonctionnement des quarantaines. Le gouvernement avait, en effet, ordonné aux administrations de la guerre et de la douane de s'ingérer dans les affaires du service de santé, partout où ces administrations avaient des agents.

En un mot, sous l'impulsion du grand vizir Saïd Pacha, le gouvernement ottoman avait rompu avec la tradition presque demi-séculaire, il n'avait pas rempli ses engagements résultant des conventions internationales sanitaires, il avait essayé de contester ou d'anéantir les attributions indépendantes et privilégiées accordées au Conseil supérieur et international de santé.

Mais il avait échoué, et les prérogatives nécessaires au Conseil de santé ne sortaient de cette épreuve que mieux affermies.

Cependant, cette tentative ne doit pas être oubliée, et il est à désirer que, dans la prochaine Convention des tarifs sanitaires, il soit nettement formulé que le Conseil est seul maître des décisions à prendre et à exécuter en matière sanitaire et quarantenaire dans l'empire ottoman, pour tout ce qui concerne la prophylaxie des trois maladies pestilentielles exotiques.

CHAPITRE XXII

*État actuel du Conseil de santé de Constantinople devenu
aujourd'hui une institution d'un caractère international.*

Au mois d'avril 1888, le nombre des membres ottomans
de cette assemblée était de huit. L'un d'eux, le Mouhassébedji, ou directeur du contrôle de la comptabilité,
étant mort, le docteur Cossonis Effendi, médecin de l'administration, fut nommé à sa place membre ottoman.
Mais l'influence du palais impérial fit en même temps
nommer un autre employé de la comptabilité, à la fois
Mouhassébedji, et membre du Conseil, dont le Mouhassébedji, aux termes du règlement, fait partie de droit.
Cette dernière nomination élevant à neuf le nombre
des membres ottomans, les délégués protestèrent et le
nombre fut réduit à huit. Depuis cette époque, à plus
d'une reprise, le Conseil de santé a repoussé de semblables iradés, et, s'appuyant sur les clauses des conventions sanitaires qui ont été sanctionnées, et par S. M.
le Sultan et par les représentants des puissances, a refusé
d'admettre des nominations imposées à l'administration
sanitaire.
Dans ces dernières années, et conformément aux règlements de la dernière Commission mixte de revision des

tarifs sanitaires, les attributions du Conseil de santé ont
été augmentées.

Autrefois il n'avait guère qu'à donner la direction
générale, sans entrer dans l'exécution qui était laissée
entièrement aux soins de l'administration. Celle-ci
même faisait les nominations des employés, gérait les
fonds sanitaires et ne faisait guère que pour la forme
approuver ses actes par le Conseil de santé, surtout
avant la Convention sanitaire. On peut même dire que,
jusqu'en 1884-1885, l'inspecteur général dirigeait en
réalité le service.

C'est depuis cette époque que le Conseil a commencé
à surveiller efficacement la marche des affaires et surtout l'exécution des résolutions arrêtées. Et comme les
affaires importantes ne peuvent pas être utilement étu-
diées en séance plénière, l'examen préalable en a été
confié à des commissions spéciales : commission du
personnel, de discipline, des finances, des pensions
de retraite, sans compter les commissions extraordinaires nommées à l'effet d'étudier certaines questions
dont la solution doit être soumise aux délibérations du
Conseil de santé en séance plénière.

En général, les commissions sont composées de cinq
membres du Conseil, dont deux ottomans et trois membres délégués des missions étrangères.

Ces commissions soumettent chaque semaine le résultat de leurs travaux aux délibérations du Conseil.

Elles sont, en réalité, la cheville ouvrière du Conseil
qui, par elles, s'initie à la direction générale des affaires
sanitaires et autres. Je dis en général, car, nécessairement, l'exécution dans les détails doit être laissée à l'administration sanitaire, représentée par le vice-président
et par l'inspecteur général.

Le budget du service sanitaire de la Turquie est considérable, la dépense annuelle est d'environ 5 300 000 piastres, soit 1 200 000 francs. En y joignant le service spécial des quarantaines qui est à la charge du gouvernement, d'après la Convention sanitaire, c'est un total annuel de 1 500 000 à 1 700 000 francs.

Partout ailleurs qu'en Turquie ce budget serait hors de toute proportion avec les besoins d'un service relativement limité. Mais il faut savoir que nous sommes en présence de conditions exceptionnellement difficiles.

La garde, bien qu'imparfaite, de la frontière turco-persane, du golfe Persique et surtout de la mer Rouge, nécessite de nombreux agents et médecins et ne donne que des déficits. Dans les offices de santé principaux il faut un médecin directeur, des employés écrivant le français, d'autres le turc, pour satisfaire aux besoins de la navigation européenne et locale. On ne peut, dans les postes secondaires, ainsi que cela se fait en France et en Europe, utiliser les agents de l'administration des douanes ni d'autres agents de l'autorité. De là la multiplication exagérée des employés sanitaires.

Néanmoins tous les délégués reconnaissent que le nombre de ces employés est beaucoup trop considérable, au moins d'un tiers, peut-être de la moitié.

Mais ici, comme parfois ailleurs, il y a la routine, la faveur et beaucoup d'autres difficultés.

Il y a enfin les mœurs orientales et levantines qui ne sont pas le moindre obstacle.

Il y a les déficits, comme par exemple celui qui vient d'être constaté dans la caisse de l'administration cenrale à Galata (30 000 francs).

L'État ottoman est lui-même débiteur. De différents chefs réunis et de dettes accumulées depuis huit ou neuf ans, il doit à la caisse des fonds sanitaires une somme de environ 2 500 000 piastres (526 000 fr.) (1).

Il faut dire que sauf l'inspecteur général, l'inspecteur adjoint, parfois le secrétaire du conseil et un ou deux membres ottomans, les autres ne font à peu près rien, en dehors des séances hebdomadaires du Conseil auxquelles ils n'assistent pas d'ailleurs ponctuellement.

Aucun délégué des puissances au Conseil de santé ne touche de rétribution sur les taxes sanitaires.

La France, l'Angleterre, l'Autriche-Hongrie, la Grèce, la Hollande, l'Espagne, l'Allemagne, la Perse et les États-Unis d'Amérique sont représentés par des médecins, l'Italie par un consul, la Russie, la Belgique et la Suède et Norvège le sont par des drogmans ou des attachés.

Le Conseil de santé a également à s'occuper de la gestion de la caisse des pensions de retraite des employés, caisse dont le fonds actuel est d'environ 15 000 000 de piastres (environ 3 millions de francs) dont le placement en fonds des États européens rapporte des intérêts qui,

(1) Quelques chiffres montreront ce que coûte à elle seule l'administration centrale siégeant à Constantinople-Galata.

Traitement des membres ottomans du conseil de santé :

Fr.		Piastres turques par an.
20.000	S. E. Arif Bey, vice-président.............	96.000
17.000	Docteur Cozzonis, inspecteur général......	84.000
15.000	Eschref Bey, simple membre	72.000
12.700	Docteur Vitalis, inspecteur-adjoint........	60.000
12.700	Achmet Bey simple membre..............	60.000
12.700	Hourschid Bey...........................	60.000
12.700	Pofgi Effendi............................	60.000
12.700	Middhat Effendi.........................	60.000
10.300	Le secrétaire du Conseil..................	48.000
	Total..............	600.000
	Soit environ...............................	126.000 francs.

avec les retenues de 5 p. 100 sur les traitements, servent
à payer des pensions aux ayants droit.

La caisse des taxes sanitaires proprement dites, al-
mentée seulement par des tarifs sur la navigation et sur
les pèlerinages du Hedjaz et de l'Irak-Arabie, ces derniers ne donnant qu'environ la quinzième partie de ce
que fournit la navigation, a de nombreuses dépenses à
sa charge. Elle y satisfait pleinement, mais, en outre,
durant les six ou sept premières années, elle a pu
mettre de côté une somme d'environ 7 à 8 millions de
piastres, soit 1 500 000 à 1 700 000 francs. Il appar-
tiendra à la commission m xte actuelle de revision
des tarifs sanitaires, d'en fixer la destination, soit
pour améliorer le service sanitaire, soit pour préparer
un dégrèvement des taxes sanitaires de la navigation.
Quoi qu'il en soit, c'est une réserve importante et capable d'assurer le service pendant plus d'une année.

Relativement aux taxes sanitaires sur la navigation,
je rappellerai ici que la France contribue pour sa quote-
part, à une somme proportionnelle équivalente à
5 à 5 1/2 p. 100 des taxes sur la navigation.

En première ligne vient l'Angleterre (48 p. 100), en
seconde ligne, la Turquie (13 p. 100), puis la Grèce,
l'Autriche-Hongrie, la France, l'Italie, la Russie, etc.

Mais ces taxes sur la navigation sont loin d'être pro-
portionnelles à l'importance commerciale de chacun de
ces pays avec la Turquie ; il résulte, en effet, des tableaux
de la douane turque, sur les droits *ad valorem* pour les
marchandises importées et exportées, que le commerce
réel de la France avec la Turquie équivaut à plus de la
moitié de celui de l'Angleterre et à près du *quart* du
trafic entier de l'empire ottoman avec l'étranger.

Sauf l'Angleterre qui vient en première ligne, tous

les autres États d'Europe n'arrivent que fort loin après nous ; notre navigation n'a donc pas trop à se plaindre des droits sanitaires en Turquie puisqu'elle paye relativement moins que les autres marines, dont le tonnage est plus élevé que le nôtre, et cela pour la raison que nos marchandises (soieries, etc.) ont beaucoup plus de valeur sous un poids ou un volume bien moindre.

Tel est l'exposé de l'institution en quelque sorte internationale qui s'appelle le Conseil supérieur de santé de Constantinople, tel que ses origines, ses vicissitudes et ses améliorations successives, l'ont établi, et tel qu'il existe de nos jours.

Tout en m'efforçant d'être le plus bref possible, je n'ai pu éviter d'entrer dans quelques détails nécessaires pour en bien éclairer l'histoire.

Il me reste encore à traiter un point qui montrera plus nettement encore le rôle exact du Conseil dans le service sanitaire de la Turquie. Ce point est relatif au service sanitaire intérieur de l'empire. Au début et jusqu'en 1871, date de la mise en pratique des conventions des tarifs sanitaires, le Conseil de l'administration de santé de Constantinople était l'unique institution sanitaire du pays. Cette institution se conformait à son but, qui était la police sanitaire de la Turquie, la surveillance des épidémies et surtout celle de la peste et du choléra.

Jusque-là le gouvernement ayant à sa charge les frais du service envoyait des médecins de l'administration sanitaire dans les provinces, partout où il le croyait utile.

Mais la Convention de 1871 changea les bases de l'institution sanitaire du sultan Mahmoud. Les taxes sanitaires nouvelles devaient être consacrées exclusivement à l'entretien du personnel et du service dans les offices reconnus nécessaires. Il fut arrêté d'un commun accord que les missions des médecins sanitaires à l'intérieur, seraient à la charge de l'État ottoman.

Dès lors ces missions devinrent plus rares. Et comme le Trésor ottoman n'en payait les frais que très irrégulièrement, on mettait ces frais à la charge des provinces qui ne payaient pas davantage ; on comprend comment les missions furent de plus en plus difficiles.

D'un autre côté, les vali et les autorités des provinces avaient recours aux médecins des localités toutes les fois qu'il s'en trouvait. Actuellement plusieurs villes de l'Asie turque ont des médecins dits de la municipalité, provenant de l'École de Constantinople.

L'École de médecine de la capitale est, elle-même, parfois chargée de donner son avis sur les épidémies de l'intérieur de l'empire.

Enfin il existe, depuis quelques années, auprès du ministère de l'intérieur, un conseil spécial, sorte de comité consultatif d'hygiène et de police sanitaire de l'empire, que l'on réunit quelquefois et qui devrait s'occuper de la salubrité de la capitale et des provinces.

Depuis lors le Conseil de santé de Constantinople n'est plus que rarement consulté sur les questions d'hygiène publique touchant l'intérieur de l'empire ottoman. Si son avis sur la *sanitation* de la capitale est quelquefois demandé, il n'est pas suivi.

Aussi le Conseil a pris l'habitude de ne plus s'immiscer dans les questions d'hygiène et de police sanitaire intérieures qui, en somme ne sont de sa compétence qu'en ce qui touche la peste et le choléra, qu'il est tenu de déclarer sur les patentes délivrées par l'administration sanitaire.

Quant au rudiment de service d'hygiène et de salubrité dans les villes et en général dans les provinces de la

Turquie, on devine ce qu'il peut être, il n'y a aucun fonds prévu pour son organisation et son entretien.

Cette lacune a été mise en évidence à l'occasion même des dernières épidémies, notamment pendant l'épidémie de choléra qui a débuté au milieu de 1889 dans l'Irak-Arabie et qui a réapparu en 1890 et 1891 dans le vilayet d'Alep, après deux accalmies hivernales et deux recrudescences estivales qui lui ont permis de marcher des rives du golfe Persique à celles de la Méditerranée orientale.

En résumé, le Conseil et l'administration de santé, tels qu'ils avaient été établis par le sultan Mahmoud II et ses premiers successeurs ont dû se renfermer dans un rôle plus circonscrit.

Ce rôle est toutefois encore suffisamment étendu, puisque tous deux ont pour tâche de préserver l'empire et par suite l'Europe des deux grandes maladies épidémiques, la peste, et surtout le choléra.

Dès lors le Conseil supérieur de santé de Constantinople est, en réalité, le directeur du service de la prophylaxie extérieure, tant du côté de la terre par la frontière turco-persane que du côté de la mer.

Il est surtout aujourd'hui un Conseil sanitaire maritime et quarantenaire, comme celui d'Alexandrie d'Égypte, mais établi sur des bases beaucoup plus larges et avec des attributions bien plus conformes à son but.

CHAPITRE XXIII

*Services rendus à la Turquie et à l'Europe au sujet de la
peste et du choléra.*

Nous allons étudier à ce point de vue les épidémies de
peste et de choléra.

Peste.

En 1838, avant la création du Conseil, la peste était
endémique en Turquie et dans presque tout le Levant.

Vers 1841 et 1842, au plus tard en 1843, elle a cessé
d'une manière absolue jusqu'à nos jours dans la Turquie
d'Europe, l'Anatolie et l'Égypte.

Depuis un demi-siècle, ces régions sont affranchies
de la peste, même sporadique, c'est là un fait acquis.
Les uns ont attribué la disparition de la peste à l'application des mesures de police sanitaire édictées par le
Conseil de santé de Constantinople et exécutées par le
service sanitaire (1). D'autres, M. Tholozan et quelques

(1) Voir sur ce sujet un ouvrage intitulé : *De la contagionnabilité de
la peste*, fondée principalement sur les résultats obtenus par les quarantaines en Turquie. par les docteurs Pezzoni et Marchand, membres
du Conseil supérieur de santé de Constantinople (Constantinople, 1847)
et l'important article Peste, de M. Mahé, du *Dictionnaire encyclopédique
des sciences médicales* de Dechambre, 1887.

auteurs anglais, n'y ont vu que l'effet de causes inconnues, un résultat en quelque sorte du hasard.

Sans entrer dans les détails d'une discussion qui ne doit pas avoir sa place ici, et après avoir étudié cette question d'après des documents nombreux et peu connus, M. Mahé s'exprime ainsi :

« Vraisemblablement, la peste déclinait vers 1840 sur le sol des régions encore pestiférées de la Turquie et du Levant, mais elle y était entretenue par la transmission, faute de mesures de police sanitaire publique.

» Je regarde comme très probable que la création du Conseil de santé et du service sanitaire qui en fut la suite, contribua puissamment et en quelque sorte d'une manière décisive à la cessation et à l'extinction graduelles de la maladie bubonique qui, depuis des temps très reculés, était endémique en Orient. »

De 1842 à 1864 il y eut une accalmie qui put faire croire à son extinction définitive, malgré une manifestation assez grave en 1857-1858 dans la Tripolitaine, dans le district de Benghazi, sur le plateau de Barca, malgré certaines apparitions insidieuses de la même maladie dans l'Irak-Arabie ou ancienne Babylonie, apparitions qui furent confondues et masquées sous des appellations de fièvres rémittentes et pernicieuses paludéennes, de bubons épidémiques, etc., etc.

A cette époque elle existait aussi sporadiquement en Perse où elle n'était pas reconnue, ou peut-être plus ou moins dissimulée, comme en Irak-Arabie.

Mais il fallut se rendre à l'évidence en présence des épidémies de 1867 en Irak-Arabie et surtout des terribles explosions de 1871-1873, 1874-1875-1876 et même 1877 , sur le sol de l'ancienne Babylonie d'où elle fit disparaître plus de 50 000 habitants.

En Perse, durant la même période, il y eut plusieurs
épidémies : celle de la ville de Recht, près de la mer Caspienne, qui fut aussi très meurtrière et qui paraît avoir
été le point de départ de l'épidémie bubonique d'Astrakan
en 1877-1878, et enfin de la poussée aiguë de Vetlianka
et des villages voisins près du Volga en 1879-1880.
Nous savons que la peste reparut plus d'une fois en Irak-
Arabie, depuis cette grande endémo-épidémie qui dura
de 1871 à 1877 : notamment en 1881 et 1885.

Il est difficile de préciser quel fut l'effet des mesures
qui, ordonnées par le Conseil de santé, furent mal ou
incomplètement appliquées par les autorités locales.

Néanmoins il est permis d'accepter que les postes
principaux établis, tardivement il est vrai, sur les
grandes routes des caravanes, allant vers la Syrie et la
Mésopotamie supérieure ont pu contribuer à arrêter la
marche de la peste.

Je ne dirai rien de la prophylaxie contre la peste dans
le pays d'Assyr ou Acir, situé entre le Hedjaz et l'Yémen.

La peste y existe à l'état endémo-épidémique, depuis
plus de cinquante ans. Le Conseil n'a pu prescrire rien
d'efficace dans ce district où, à l'heure actuelle, la peste
règne probablement encore dans la grande tribu des Beni-
Cheir, mais où l'état de guerre et de désordre ne permet
pas même d'avoir des informations.

Choléra.

A Constantinople, le choléra a été importé en 1831
par la voie de mer; en 1847-1848 de Trébizonde, également par la voie de mer; en 1854-1855 par les navires à
vapeur amenant des troupes de Marseille; en 1865 par
une frégate turque provenant d'Alexandrie d'Égypte;

enfin en 1871 par des navires venant du sud de la Russie ; ces importations ont toujours eu lieu dans la saison d'été, de juin à septembre.

Pour les deux premières épidémies, il n'y eut à peu près aucune prophylaxie. En 1854-1855, pendant la guerre de Crimée, elle fut impossible, malgré les efforts de Fauvel, qui dut échouer devant les raisons majeures du commandement.

En 1865, on sut seulement que le choléra était sur la frégate turque quand celle-ci débarqua ses nombreux cholériques à l'hôpital de la marine.

En 1871 la surveillance, suivant toute probabilité, fut en défaut à Cavak ou dans le Bosphore. D'un autre côté, il y a lieu de remarquer qu'en 1870, époque à laquelle le choléra sévissait dans le sud de la Russie, il fut prescrit, contre les arrivages de ce pays, une quarantaine à Cavak, et le choléra ne parut pas à Constantinople.

En 1872, le choléra existait encore en Russie et sur le littoral nord-ouest de la mer Noire.

Le lazaret du Haut-Bosphore, à Cavak, reçut pendant la saison d'été, 1535 navires provenant de ces régions : plusieurs de ces navires avaient eu du choléra pendant leur traversée ; le lazaret reçut trente cholériques, dont quinze succombèrent, et cependant la maladie ne pénétra cette fois ni dans le Bosphore ni à Constantinople.

En 1873-1874, il y eut du choléra en Autriche-Hongrie et dans les provinces Danubiennes ; on établit des quarantaines à Soulina, à Varna, et Constantinople demeura encore indemne.

En 1866, le choléra ravagea successivement la Mésopotamie et la Perse occidentale, passant alternativement de l'une à l'autre région pendant près de six années, au moment de la saison des chaleurs et jusqu'en 1872. Il ne gagna ni la Haute-Mésopotamie, ni l'Anatolie, ni la Syrie. Les mesures de prophylaxie ordinaires, cordons, etc., furent appliquées sans que l'on puisse préciser leur degré d'utilité.

En 1875, le choléra se répandit dans presque toute la Syrie, sans néanmoins en dépasser sensiblement les limites au nord, ni au sud ; dans cette dernière direction il s'arrêta en Palestine.

Du côté de la mer on appliqua strictement les quarantaines, et il n'y eut aucun cas de propagation, ni en Turquie, ni ailleurs.

Si la grande épidémie d'Égypte de 1883 ne gagna pas la Syrie par voie de mer, ce fut certainement grâce aux mesures rigoureuses exécutées du côté de Beyrouth et des principaux ports de cette province, mesures qui furent organisées par les soins du Conseil de santé. Beaucoup de cholériques venant de Port-Saïd et d'Alexandrie furent débarqués dans le lazaret de Beyrouth où la maladie s'éteignit sans se propager en ville.

Le choléra qui atteignit la France en juin 1884, et qui, les années suivantes, de 1884 à 1887, persista en Espagne, en Italie, en Autriche-Hongrie et poussa jusque sur la frontière de Roumanie, en Bulgarie et dans la Bosnie-Herzégovine, menaçant ainsi la Turquie de plus d'un côté, n'apparut sur aucun point des possessions turques.

Le Conseil de santé imposa aux provenances d'Europe par mer, des quarantaines sévères dans les lazarets de Cavak sur le Haut-Bosphore, aux Dardanelles, à Beyrouth en Syrie et à Smyrne, où quelques cas de choléra furent importés de France, mais ils ne sortirent pas de l'établissement de l'île de Clazomènes, dans la baie de Smyrne.

Enfin si l'épidémie cholérique qui a débuté près du

golfe Persique en juin ou juillet 1889 et qui a, par propagation lente, gagné la Mésopotamie, quelques régions du sud de l'Anatolie et la plupart des districts de la Syrie où elle vient de réapparaître, n'est pas encore sortie des possessions turques par voie de mer, nous le devons, en grande partie, aux mesures de restriction par voie de mer, mesures édictées par le Conseil et l'administration de santé.

Ici il est juste d'ajouter que la prophylaxie rationnelle conseillée par le Conseil de santé de Constantinople en ce qui concerne l'intérieur des provinces, a été négligée et mal appliquée par suite de l'incompétence et de la négligence des autorités provinciales.

Il ne faut pas non plus perdre de vue que les établissements quarantenaires et les dispositifs sanitaires de la Syrie et notamment de Beyrouth, laissent presque tous à désirer, malgré les efforts et les instructions réitérées du Conseil de santé auprès du gouvernement ottoman.

Du côté de la mer Rouge, c'est-à-dire sur le point vulnérable de la Turquie, vis-à-vis du choléra des Indes, il y a lieu de reconnaître que les efforts du Conseil de santé ont été impuissants en 1881, 1882, 1883, 1890 et 1891 à empêcher la pénétration de la maladie dans le Hedjaz.

Sans doute l'organisation et le fonctionnement d'un service sanitaire et de prophylaxie, contre le choléra des Indes dans la mer Rouge, est une œuvre d'une exécution très difficile. Néanmoins il convient de dire que ce qu'a fait la Turquie laisse trop à désirer.

En vertu des conventions sanitaires, c'est au *gouvernement ottoman à founir les établissements convenables*, à pourvoir à leur entretien comme personnel et comme matériel. L'*administration sanitaire* de Constantinople *ne doit que diriger et gérer le service.* On voit dès lors combien peu est effective la contribution du Conseil de santé à cette œuvre qui, d'ailleurs, entre les mains de la Turquie, si elle n'est point aidée par les puissances, sera toujours défectueuse et incomplète.

A l'entrée du golfe Persique il n'y a aucune installation.

En protégeant la Turquie contre le choléra et la peste, le Conseil de santé contribuait dans la plupart des cas à la protection indirecte de l'Europe.

C'est là le service que lui rendait cette institution sanitaire. D'un autre côté, les informations sanitaires sur l'Orient concentrées par le Conseil de santé à Constantinople, ont servi et servent encore les intérêts de l'Europe et contribuent à sa sécurité.

Les médecins sanitaires établis en Orient n'auraient pu remplir pleinement leur mission s'ils avaient été privés du secours du Conseil de santé de Constantinople et de celui d'Alexandrie d'Égypte.

Grâce encore à la création de ces deux institutions qui étaient un gage de confiance, les relations commerciales ont pu se développer plus aisément et plus rapidement entre l'Europe méditerranéenne et les pays du Levant. Que d'obstacles et de difficultés, de pertes de temps et de tribulations de tout genre n'auraient pas eu à supporter la navigation et le commerce sans l'existence des conseils sanitaires mixtes dans les pays musulmans !

Même aujourd'hui, leur existence est presque aussi nécessaire qu'il y a cinquante années.

La gestion des affaires sanitaires extérieures et maritimes, l'organisation des quarantaines, la police sanitaire, la délivrance des patentes abandonnées aux seules mains du gouvernement ottoman entraîneraient bientôt un ensemble de désordres et d'abus tel, qu'il serait impossible à l'Europe de supporter un pareil régime.

C'est d'ailleurs là un chapitre important de ces conventions indispensables à l'Europe et qu'on appelle les « *Capitulations* ».

La surveillance attentive et incessante des gouvernements intéressés, exercée en leur nom par leurs délégués, permet seule de prévenir les complications et de lever les difficultés sans nombre qui résulteraient de l'autonomie d'une administration sanitaire ottomane, abandonnée aux mains des autorités territoriales.

L'abolition du Conseil de santé de Constantinople entraînerait à sa suite celle de tout service sanitaire régulier dans le Levant.

CHAPITRE XXIV

Améliorations à introduire dans la constitution et dans les attributions du Conseil de santé de Constantinople ainsi que dans l'administration sanitaire qui en dépend.

Le Conseil et l'administration de santé, dont l'existence est déjà cinquantenaire, sont susceptibles de plusieurs améliorations :

1° On doit d'abord réduire et fixer, une fois pour toutes, le chiffre des membres ottomans rétribués de cette assemblée et des employés sanitaires de toute sorte dont le nombre dépasse de près de la moitié celui qui est utile au service.

2° L'indépendance et la compétence du Conseil de santé en matière sanitaire, quarantenaire et de comptabilité, ainsi qu'au point de vue de la nomination et de la révocation de tous les employés de service, doivent être reconnues et sanctionnées par la Sublime-Porte et par les puissances cosignataires des clauses de la Commission mixte de revision des tarifs actuellement en fonction. A cet effet, les délégués des chefs des missions devront s'entendre entre eux ainsi qu'avec leurs chefs respectifs.

Bien que l'usage et la pratique aient fait acquérir et maintenir les attributions et prérogatives du Conseil, elles doivent être formulées d'une façon spéciale dans les conventions sanitaires internationales, afin d'éviter à l'avenir toute contestation.

L'administration demeurera l'autorité exécutive du service de santé, mais le Conseil doit être armé de pouvoirs suffisants pour exercer un contrôle aussi étendu que possible sur l'organisation et sur la marche du service sanitaire.

3° Une question connexe est celle de la section plus spécialement quarantenaire du service. En sa qualité de puissance territoriale, la Porte se trouvait contrainte de prendre à sa charge la construction et l'entretien des établissements quarantenaires. En outre elle s'engagea, dans la Convention sanitaire de 1871 à pourvoir, sur les recettes du service des lazarets, au payement du personnel, à l'achat et à l'entretien du matériel.

Sans doute le Conseil de santé prête son personnel à ce service, mais il y a des suppléments à solder et des employés supplémentaires à engager. Les frais de quarantaine suffisent à peine à régler le personnel des employés. La Turquie a donc à pourvoir, avec ses propres fonds, aux dépenses de la construction, de l'entretien, de l'ameublement et de la désinfection. Comme elle ne le fait guère, il en résulte que ses établissements quarantenaires sont tombés peu à peu hors de service. Presque tous sont à réparer ou à refaire. Quelques-uns sont à créer.

1° Celui de Cavak, à l'entrée du Bosphore du côté de la mer Noire, est mal placé, trop petit, mal ou pas outillé, et presque impropre à recevoir des passagers européens. La Russie insiste pour l'agrandissement et la mise en état de cet établissement.

2° Le lazaret des Dardanelles n'est plus qu'un amas de

masures et il est condamné en tant qu'établissement sanitaire.

3° Celui de Salonique est dans le même cas.

4° Il n'y a aucun lazaret sur la côte turque de l'Adriatique.

5° L'établissement de Tripoli d'Afrique n'a jamais été qu'un vieux fort à moitié ruiné et ne peut servir.

6° Sur la côte de Syrie, la Turquie ne possède que celui de Beyrouth devenu également incapable de recevoir des quarantenaires ordinaires, sauf quelques musulmans revenant du pèlerinage du Hedjaz.

7° Reste le lazaret de la rade de Smyrne, bien situé sur l'îlot de Clazomènes. Il est le seul qui soit apte à loger des passagers convenablement, bien qu'il ait besoin de quelques réparations et d'ameublement.

Ainsi donc, dans les deux à trois établissements pouvant servir, l'entretien et l'ameublement laissent tout à désirer.

Jusqu'ici il n'y existait aucun matériel, aucun dispositif pour y faire la désinfection qui était ou tout à fait nulle, ou n'était qu'un simulacre.

Le Conseil vient d'être autorisé à placer à Smyrne, et en Syrie ou à Cavak, deux étuves Geneste et Herscher, que le Conseil a acquises en en faisant l'avance au Trésor public ; elles sont arrivées à destination.

Les établissements de la mer Rouge sont encore plus imparfaits : ceux de Camaran sont construits en charpente de bois recouvertes de nattes de roseau ; d'où leur nom de *arich*, roseau en arabe. Ces abris sont des plus défectueux, les intempéries du climat les usent rapidement ; chaque année de nouvelles dépenses sont nécessaires pour la réparation et la reconstruction.

L'établissement moins important, situé dans des îlots de la rade de Djeddah, est dans le même cas.

Ces deux amas de huttes pourraient, à la rigueur, loger à la fois de deux mille cinq cents à trois mille cinq cents pèlerins indo-malais. Or, il passe chaque année environ trente à quarante mille pèlerins dans ces établissements où ils sont soumis à des observations dont la durée minimum est de vingt-quatre heures, la durée moyenne de cinq jours, et le maximum de dix jours.

Là aussi il y a insuffisance des recettes quarantenaires pour couvrir les frais d'entretien, de réparation et de reconstruction. Le gouvernement central de Constantinople donne bien parfois l'ordre au vali de l'Yémen de payer ces dépenses, mais ce sont des ordres qui demeurent sans effet. Il en résulte une situation fort précaire qui, malheureusement, n'a pas de remède dans l'état actuel.

Les recettes diminuent d'année en année par suite de l'augmentation des pèlerins indigents qui non seulement ne payent rien, mais qui sont à charge au lazaret devant les nourrir.

D'un autre côté, le gouvernement ottoman ne remplit pas ses engagements de construire et d'entretenir les lazarets de la mer Rouge. Si les choses devaient continuer, l'on serait, peut-être avant peu, dans l'obligation de les fermer.

Dans le golfe Persique, il n'existe aujourd'hui absolument aucun local pour y recevoir les passagers suspects ou contaminés.

Le Conseil a invité, à plusieurs reprises, le gouvernement impérial à établir un lazaret au port de Faô, situé à l'embouchure même du Chat-El-Arab ; mais ici, pas plus qu'ailleurs, ses avis n'ont eu de succès.

Reste la frontière persane qui, il y a une vingtaine

d'années, était considérée comme une large porte ouverte au choléra et même à la peste en Turquie.

En fait la peste est endémo-sporadique en Perse comme dans l'Irak-Arabi ottoman, et depuis 1872 aucune épidémie de choléra n'est venue de Perse en Mésopotamie, tandis que, en 1889, c'est de la Turquie que le choléra a passé en Perse.

Sans doute cette vaste frontière doit être surveillée, mais ce ne sont pas les quelques postes de médecins et de préposés de l'administration sanitaire, qui pourront jamais prévenir, au milieu de sauvages populations sur lesquelles la Turquie n'a aucune autorité, l'entrée du choléra ou de la peste dans les possessions ottomanes.

Les établissements quarantenaires dans la Méditerranée et les détroits sont d'une grande utilité, mais ils ont surtout pour but de préserver le territoire turc et Constantinople contre les provenances compromises du bassin de la Méditerranée, de la mer Noire, et dans certains cas de la mer Rouge.

Ceux qui existent ou qui restent à créer dans la mer Rouge et dans le golfe Persique sont d'une tout autre nécessité.

Est-il besoin de redire que c'est par ces deux grands bras de mer, sortes de grands canaux marins creusés dans l'intérieur des possessions turques, par ces deux grands chemins menant vers les bords de la Méditerranée, que pénètre actuellement le plus souvent le choléra des Indes qui trouve devant lui ces deux grandes portes largement ouvertes?

De là la nécessité d'instituer ou de renforcer les mesures de surveillance dans les deux golfes, en vue de préserver à la fois l'Europe qui est la plus menacée du côté de l'Ouest et la Turquie qui l'est davantage du côté de l'Est.

Tel est l'état actuel de l'institution de Mahmoud II avec ses quelques lacunes et les améliorations à y apporter. Ses attributions, ses privilèges ont besoin d'être consolidés reconnus par la Porte et par les puissances à l'aide de stipulations formelles et acceptées d'un commun accord.

L'action et l'autorité du Conseil devront être également élargies pour lui permettre la direction et la surveillance aussi complètes que possible du service maritime ou sanitaire extérieur de la Turquie. Car là se borne aujourd'hui le cercle de son action, puisqu'il s'est créé un commencement de service sanitaire pour l'intérieur de l'empire, service plus qu'imparfait sans doute, mais qui devra rester séparé, par la nature et la difficulté des choses, du service de police sanitaire extérieur ou du littoral.

La présence à Constantinople d'un Conseil de santé international est une nécessité tout aussi urgente aujourd'hui qu'au moment de sa création. Sa disparition ou son affaiblissement seraient la ruine du service sanitaire maritime de la Turquie. Ils auraient pour conséquences immédiates d'augmenter le danger de l'importation des épidémies de peste et de choléra, sans parler du trouble incalculable apporté dans les relations commerciales entre l'Europe et la Turquie.

CHAPITRE XXV

LE CONSEIL SANITAIRE MARITIME ET QUARANTENAIRE
D'ALEXANDRIE D'ÉGYPTE.

1° *Historique*.

Je ne puis retracer ici les nombreuses vicissitudes par lesquelles a passé cette institution dont les débuts remontent à 1831, sous le règne du puissant Méhémet-Aly. Je renvoie pour les détails à l'*Aperçu historique de l'organisation de l'Intendance générale sanitaire d'Égypte séant à Alexandrie depuis sa fondation en 1831 jusqu'en 1879*, par le docteur Néroutzos-Bey, paru à Alexandrie en 1880. Cet historique est intructif et il a donné lieu à un rapport très complet de Fauvel (1). La direction supérieure des services sanitaires d'Égypte, sous le nom d'*Intendance sanitaire*, avait pour siège Alexandrie. En 1843, un décret de Méhémet-Aly adjoignit aux membres de l'administration égyptienne sept délégués représentant les consulats généraux d'Autriche, de France, de la Grande-Bretagne, de Grèce, de Russie et de Sardaigne, pour former un conseil sanitaire où les délégués prendraient part à toutes les délibérations avec voix *consultative*. Telle fut l'origine du *Conseil* dit *international*.

(1) *Recueil des actes du Comité d'hygiène*, t. XI, p. 1.

Un règlement, édicté en 1850 par Abbas Pacha, confirma l'organisation précédente.

La Conférence sanitaire internationale tenue à Paris en 1851-1852, et la Convention qui en fut la suite n'apportèrent aucune modification dans les institutions sanitoires de l'Égypte, qui n'avait pas pris part à la Conférence et n'adhèra pas à la convention.

Peu de temps après l'avènement de Saïd Pacha, un décret du 14 août 1855 accorda, pour la première fois, *voix délibérative* dans le Conseil de l'Intendance aux délégués consulaires, mais seulement dans les questions relatives aux quarantaines.

A cette époque, outre l'Intendance qui siégeait à Alexandrie, il y avait au Caire un conseil de santé, tenant sans sa dépendance tout le service médical de l'Égypte.

Un rescrit de Saïd Pacha, du 3 mars 1856, prononça la dissolution de ce conseil et en donna les attributions à l'Intendance d'Alexandrie.

Cette adjonction ne fut pas de longue durée, et le 18 avril 1857, une nouvelle ordonnance du vice-roi rétablit le Conseil de santé du Caire avec les mêmes fonctions que précédemment, c'est-à-dire ayant sous son autorité le service médical intérieur de l'Égypte en dehors des quarantaines.

La séparation en deux administration distinctes amena bientôt des conflits de toute sorte, si bien que l'année suivante en décembre 1868, le vice-roi décida que l'Intendance sanitaire d'Alexandrie et le Conseil de santé du Caire ne formeraient plus à l'avenir qu'une seule et même administration, sous le titre d'*Intendance générale sanitaire d'Égypte*, ayant sa résidence à Alexandrie.

Ce décret était accompagné d'un règlement organique

qui déterminait les attributions de l'Intendance générale, lesquelles comprenaient non seulement les quarantaines et tout ce qui s'y rattache, mais encore tout le service médical intérieur.

Ce règlement admettait, comme faisant partie du *Conseil de l'Intendance*, les délégués des consulats, au nombre de neuf ; mais toutes les affaires intérieures étaient exclues de leur ressort, et ils n'avaient voix délibérative que dans les questions concernant les quarantaines maritimes et les affaires intérieures. Ils n'avaient pas non plus le droit d'intervenir dans les délibérations relatives au personnel de l'administration.

Le nombre des délégués consulaires qui avait été fixé à neuf a été successivement augmenté jusqu'à atteindre le nombre de douze, sans compter l'adjonction de deux médecins sanitaires, un français et un anglais, tandis que le nombre des représentants de l'administration égyptienne alla diminuant, au point d'être réduit à trois en 1876.

Cependant, il ne faudrait pas conclure de ces disproportions que l'action de la partie gouvernementale du Conseil de santé qui prit le nom d'*International*, ait été en rien amoindrie. Loin de là : jamais, en réalité, le *Conseil de l'Intendance* n'a été moins international au point de vue de son influence qu'au moment où l'autorité du gouvernement n'y était pour ainsi dire représentée que par un seul homme. Jamais le Conseil n'a été moins consulté et jamais ses décisions n'ont été moins exécutées.

Cependant depuis la Conférence tenue à Constantinople en 1866 et depuis l'ouverture du canal de Suez, le rôle du Conseil sanitaire international d'Alexandrie prenait une importance qu'il n'avait pas auparavant au même degré.

En 1865, l'invasion rapide en Europe, par la mer Rouge et l'Égypte, du choléra importé par les pèlerins revenant de la Mecque, qui l'avaient reçu directement de l'Inde, fit voir le danger de cette voie maritime et la nécessité d'agir énergiquement pour prévenir de nouvelles invasions de ce côté.

A cet effet, la Conférence, sur la proposition de Fauvel, posa d'abord comme point essentiel la défense de l'Égypte contre toute importation cholérique.

L'ouverture du canal de Suez, en 1869, vint encore augmenter le danger pour l'Europe et faire voir la nécessité de défendre l'entrée du canal aux provenances contaminées.

Dans cette œuvre de prophylaxie, le *Conseil sanitaire international d'Égypte* avait un grand rôle à remplir : celui de veiller à la stricte exécution des mesures défensives concernant l'Égypte, principalement à l'égard des navires contaminés devant traverser le canal.

On sait combien d'obstacles s'élevèrent à diverses reprises contre l'observation des mesures réglementaires en vigueur ; combien, en maintes circonstances, restèrent inexécutées les décisions du Conseil sur ce point.

Ces abus se rattachaient en grande partie à l'autorité insuffisante du *Conseil international d'Aexandrie*, et, par suite, on devait réclamer pour ce conseil une organisation analogue à celle du *Conseil de santé de Constantinople.*

En 1878, à l'occasion des mesures prises contre l'épidémie de choléra qui régnait parmi les pèlerins, les accusations de la part des entrepreneurs de transport contre les institutions sanitaires égyptiennes prirent un caractère si menaçant, grâce à l'appui qu'elles trouvèrent auprès du gouvernement anglais, que le *Comité consultatif d'hygiène publique de France* s'en émut et recommanda d'appeler sur ce point la sollicitude de M. le ministre des affaires étrangères. Considérant l'entente politique établie un peu plus tard entre la France et l'Angleterre pour l'administration financière de l'Égypte, il estima que cette entente pourrait, avec grand avantage, être étendue aux questions sanitaires pendantes.

Un rapport de Fauvel sur ce sujet approuvé par le Comité le 28 juin 1880 insista particulièrement sur l'opportunité de cette entente et en formula les bases. Elle devait porter sur les points suivants :

1° Nécessité de maintenir, en l'améliorant, le système sanitaire égyptien ayant pour objet principal de garantir l'Égypte et par suite l'Europe, contre l'importation des maladies pestilentielles;

2° Constituer le Conseil de santé d'Alexandrie en une institution vraiment internationale, dont les décisions relatives aux mesures de quarantaines et au personnel qui s'y rattache seraient exécutoires et par là soustraites aux caprices du gouvernement égyptien et à toutes les exigences particulières;

3° Déterminer d'une manière précise les attributions de ce Conseil ;

4° Institution d'un tarif sanitaire maritime ayant les mêmes bases et le même caractère international que celui qui fonctionne avec succès en Turquie et dont les recettes seraient par les soins du Conseil sanitaire international affectées aux besoins du service des quarantaines.

Le Comité émettait en outre l'avis que, par les conseils de la France et de l'Angleterre, le gouvernement égyptien procédât d'abord, conformément au programme ci-dessus, à la reconstitution du système concernant la police sanitaire maritime, et ensuite laissât à une commission internationale, ainsi qu'on le fait à Constantinople, le soin d'élaborer le tarif des droits sanitaires à établir.

Ces propositions du Comité furent transmises à M. le ministre des affaires étrangères qui les approuva et envoya des instructions conformes à notre consulat général en Égypte.

Tandis que nous nous efforcions ainsi d'arriver à la consolidation et à l'amélioration du système de défense contre l'invasion des maladies pestilentielles en Égypte, l'administration égyptienne se préoccupait, de son côté d'y opérer des réformes, mais dans un sens différent. Elle trouvait oppressive et contraire à l'autonomie du gouvernement égyptien l'ingérence du conseil sanitaire d'Alexandrie qui, après avoir pris le titre d'international, intervenait non seulement dans les questions de quarantaines maritimes, mais aussi dans tout ce qui concernait le service sanitaire intérieur. De sorte que si, d'un côté, l'influence européenne se traduisait en Égypte par son intervention toute-puissante dans la gestion des finances ; de l'autre, l'influence indigène tendait à s'affranchir de cette tutelle dans le gouvernement du pays et par suite à éliminer de l'administration tout élément étranger.

L'administration sanitaire fut particulièrement visée. Cette tendance se traduisit d'abord sous une forme très discrète, dans le mémoire publié en 1879, par Néroutzos Bey, président par intérim de l'Intendance générale sanitaire d'Égypte.

Le gouvernement égyptien, en présence d'avis tendant avec des nuances si diverses au même but, n'en retint pour le moment, que l'idée de séparer l'Intendance générale sanitaire en deux administrations distinctes et indé-

pendantes : l'une s'occupant du service sanitaire intérieur, et l'autre du service extérieur et quarantenaire ;
le 19 octobre 1880, parut un arrêté du ministre de
l'intérieur instituant une commission chargée d'élaborer
un projet de règlement déterminant la constitution et les
attributions de l'*Intendance générale sanitaire siégeant
au Caire*, et du *Conseil de santé siégeant à Alexandrie*.

La majorité y était favorable aux réformes dans le
sens égyptien, c'est-à-dire contraire à l'ingérence européenne.

Le 1ᵉʳ décembre, ladite commission présenta au
ministre un rapport très succinct, accompagné d'un projet de décret déterminant les attributions des deux administrations sanitaires intérieure et quarantenaire, et de
deux projets d'arrêtés ministériels réglant l'organisation
et le fonctionnement de ces administrations.

Ce projet allait probablement recevoir la sanction
gouvernementale lorsque M. le baron de Ring vint prendre possession de son poste de consul général et de
ministre plénipotentiaire en Égypte.

M. de Ring qui, en 1874, avait pris part avec Fauvel
et moi à la Conférence sanitaire internationale de Vienne,
comme délégué de France et était, par conséquent,
initié à l'importance des questions sanitaires en Égypte,
se trouvait dans les meilleures conditions pour apprécier
et déjouer la tentative de l'administration indigène pour
se débarrasser de la tutelle européenne en matière de
santé publique.

A la suite d'une réunion tenue le 5 décembre, chez
M. de Martino, consul général d'Italie et doyen du corps
diplomatique, il fut décidé, à l'unanimité, que ce dernier
ferait part au gouvernement égyptien de l'impression
pénible qu'avait éprouvée le corps diplomatique et con-

sulaire en apprenant, par la voie des journaux, qu'une décision unilatérale du gouvernement égyptien, avait prononcé la séparation en deux services distincts de l'Intendance générale sanitaire d'Alexandrie; qu'il informerait Riaz Pacha que le corps diplomatique et consulaire, sans se prononcer d'avance sur le mérite ou la convenance de cette séparation, était unanime à affirmer que le service quarantenaire ne doit pas être modifié sans l'assentiment des représentants des puissances intéressées; qu'il informerait enfin Riaz Pacha que le corps diplomatique et consulaire attendait les ouvertures du gouvernement égyptien en vue de régler à nouveau le fonctionnement du Conseil sanitaire quarantenaire sur la base des actes internationaux en vigueur.

M. le baron de Ring, en rendant compte à M. le ministre des affaires étrangères de ces faits dans une dépêche de 12 décembre 1880, et appréciant comme nous l'avons fait plus haut le caractère antieuropéen de l'œuvre de la commission, ajoute que Riaz Pacha s'empressa de protester de ses bonnes intentions et de donner au doyen du corps consulaire communication des projets du gouvernement. Dans une réunion tenue le 5 décembre, le texte de ces projets fut soumis à un examen attentif à la suite duquel M. le baron de Ring fut prié par ses collègues de formuler les amendements qu'il jugeait nécessaire d'apporter aux projets du gouvernement, et qui devaient tendre à placer le Conseil sanitaire d'Alexandrie sur le même pied que celui de Constantinople.

M. de Ring déclare que, dans toute cette affaire, il n'a eu qu'à se louer de l'attitude de M. Malet, consul général d'Angleterre.

Les amendements formulés par M. de Ring, ayant été adoptés par tous ses collègues, furent notifiés à Riaz

Pacha, qui ne fit aucune difficulté pour introduire dans le projet de la commission toutes les modifications demandées.

Enfin, le 4 janvier 1881, parurent au *Moniteur Égyptien* deux décrets, l'un relatif à l'institution au Caire d'un *Conseil de santé et d'hygiène publique* chargé de la direction et de la surveillance de tous les services sanitaires du pays, à l'exception de ceux qui sont confiés au *Conseil sanitaire maritime et quarantenaire d'Alexandrie*; l'autre concernant le titre, la composition, les attributions et le fonctionnement de ce dernier conseil.

2° *But, composition, attributions, fonctionnement du conseil d'Alexandrie; réformes à introduire.*

Il résulte de la lecture attentive du décret précité, qui légalement régit encore aujourd'hui le Conseil, que, dans ses dispositions capitales, il répondait, au moins au début et avant l'occupation de l'Égypte par les Anglais, à peu près exactement aux vœux formulés par le Comité consultatif d'hygiène publique de France.

Le nombre des fonctionnaires égyptiens était porté à neuf, aujourd'hui cinq de ces délégués sont Anglais; celui des délégués consulaires n'était pas fixé, et il est actuellement de quatorze, sans compter le médecin sanitaire de France qui n'a qu'une voix consultative. De sorte qu'en définitive l'élément européen l'emportait par le nombre sur l'élément indigène dans le conseil, et devait exercer ainsi une influence prépondérante sur les décisions, toutes les fois qu'il était unanime dans son vote.

Mais il faut reconnaître que, dans bien des circonstances, il n'en a pas été ainsi et que les dissidents venant ajouter leurs voix à celles des fonctionnaires égyptiens, ont fait pencher la balance dans le sens gouvernemental.

Le Conseil d'Alexandrie est composé de la façon suivante : un président et un inspecteur général nommés par le ministre, sept autres membres égyptiens, c'est-à-dire nommés par le gouvernement égyptien dont quatre médecins au service du gouvernement et trois fonctionnaires, les directeurs des douanes, des ports et phares et le contrôleur du port d'Alexandrie, tous trois Anglais.

Il faut ajouter que depuis l'occupation de l'Égypte par les Anglais, les neuf membres du gouvernement, y compris le président qui est d'origine anglaise, sont sous la dépendance immédiate du gouvernement anglais.

Dorénavant, en vertu de l'article 13, les médecins chargés de fonctions importantes telles que celles se rapportant au pèlerinage de la Mecque, devaient être munis d'un diplôme européen.

L'article 14 stipulait que la nomination à toutes les fonctions et emplois du service, serait faite par le ministre de l'intérieur parmi les candidats désignés par le Conseil.

Il n'était fait d'exception que pour les agents subalternes, laissés à la nomination directe du président.

D'après le même article, les révocations, mutations et avancements n'auraient lieu qu'à la demande du Conseil, par l'intermédiaire de son président.

Par l'article 21 il était institué un comité de discipline, composé du président, de l'inspecteur général et d'un délégué consulaire élu par le Conseil. Ce comité était chargé d'examiner les plaintes portées contre les agents du service. Son rapport était soumis au Conseil, qui se prononçait sur la suite à donner. La décision du Conseil était soumise à la sanction du ministre de l'intérieur.

Le comité pouvait d'ailleurs infliger directement certaines punitions légères.

L'article 23 indiquait comment et par qui seraient perçus les droits sanitaires, avec cette disposition capitale que le produit des perceptions était versé à la présidence qui en donnait décharge. Ainsi le produit des perceptions sanitaires n'entrait pas dans le trésor commun.

L'article 24, qui se rattache au précédent, était la consécration de l'autonomie du Conseil sanitaire maritime et quarantenaire, qui se trouvait, par les stipulations de cet article, entièrement assimilé au Conseil international de Constantinople. En effet, par cet article, le Conseil d'Alexandrie disposait de ses finances; il fixait les traitements des employés de tous grades, il décidait les dépenses fixes et imprévues, il préparait le budget des recettes du service et celui de ses dépenses. Ce budget était arrêté au conseil des ministres, en même temps que le budget général de l'État, à titre de budget annexe.

L'administration financière était confiée à un comité composé du président, de l'inspecteur général et d'un délégué consulaire élu par le Conseil. Ce comité fonctionnait sous la surveillance du Conseil, auquel il rendait compte de sa gestion tous les trois mois.

Si le chiffre des dépenses excédait celui des recettes, le déficit était comblé par les ressources générales de l'État, mais alors le Conseil devait étudier sans retard les moyens d'équilibrer les recettes et les dépenses.

Ainsi donc le Conseil, tel qu'il existe aujourd'hui par le décret khédivial du 3 janvier 1881 signé du vice-roi Méhémet-Tewfik, est investi des attributions suivantes :

Le Conseil doit être informé des nouvelles sanitaires de l'Égypte; il veille à la garde des frontières du pays du côté de la mer et de la terre contre les épidémies et les épizooties; il surveille et contrôle l'exécution des mesures sanitaires et quarantenaires qu'il a prescrites; il prend toute décision en matière quarantenaire ; il désigne les principaux employés au ministre de l'intérieur, qui seul a droit de nomination ou de révocation ; il dispose des finances.

Il existe un comité spécial dit des finances dont la composition est semblable au comité dit de discipline.

En cas de déficit, le déficit existe, l'État en comble le montant, etc.

Je signalerai un usage inexplicable : la faculté accordée au président de demander, sans réunir le Conseil, à chaque délégué isolément, son vote écrit sur les questions quarantenaires les plus importantes et dont la solution équitable ne devrait être arrêtée qu'en séance plénière après mûre délibération.

Tout récemment, en 1891, le président anglais a même, sans consulter chaque membre par lettre, donné l'autorisation du passage en quarantaine à un navire venant de Bombay, le *Michigan*, qui d'après le règlement aurait dû faire sept jours de quarantaine.

Enfin dans les commissions des finances et de discipline, commissions où se font l'examen et l'étude des questions capitales de l'administration, les délégations étrangères ne sont représentées que par une voix contre deux voix du gouvernement égyptien.

Ces observations me semblent établir que le Conseil sanitaire maritime et quarantenaire d'Alexandrie ne peut remplir qu'incomplètement le but pour lequel il a été créé. Actuellement il a plutôt la forme que le fond de l'indépendance et de l'influence qui lui sont nécessaires, surtout dans les circonstances actuelles où l'Angleterre neutralise à peu près entièrement toute action étrangère à la sienne.

Aussi ai-je proposé au Comité d'hygiène, dans un rapport qu'il a adopté, de modifier l'organisation du Conseil d'Alexandrie, d'après les principes suivants :

Le Conseil ne devrait pas être trop nombreux, dix-sept membres au maximum.

Il serait composé d'un représentant des divers États ayant des intérêts dans la Méditerranée ou dans l'Extrême-Orient : Angleterre, Allemagne, Autriche-Hongrie, France, Russie, Italie, Espagne, Portugal, Grèce, Turquie, Hollande, Belgique, Suède, Danemark, Égypte.

Quant aux autres États, ils pourraient confier leurs intérêts à l'une des puissances représentées, mais sans doubler leur voix.

Le Conseil ne renfermerait que deux ou trois fonctionnaires égyptiens avec voix délibérative.

D'autres fonctionnaires pourraient être appelés pour donner des renseignements, mais ils n'auraient que voix consultative.

Parmi les délégués ou autres membres du Conseil, il devrait y avoir un certain nombre de médecins ; les uns siégeraient avec voix délibérative, les autres à titre consultatif.

D'ailleurs, les délégués des divers États devraient être des médecins sanitaires ou des agents envoyés d'un grade qui ne pourrait être inférieur à celui de vice-consul.

Le président d'honneur serait le ministre des affaires étrangères d'Égypte. Le vice-président présenté par le conseil serait nommé par décret du khédive.

Les délégués ne devraient avoir d'attache d'aucun genre avec le gouvernement égyptien ni avec aucune compagnie maritime.

L'influence des délégués des consulats devrait y être prépondérante, comme leur nombre. Chaque gouvernement devrait y être plus régulièrement représenté. Les commissions devraient être nommées à la pluralité des voix, sauf le président qui seul en ferait partie de droit.

Les séances seraient mensuelles, mais le Conseil devrait être convoqué toutes les fois que l'examen d'une affaire importante de police sanitaire et surtout quarantenaire l'exigerait.

Le conseil nommerait et révoquerait tous les agents sanitaires.

Enfin le Conseil aurait la disposition pleine et entière de son budget qui serait établi sur des bases assez larges, et qui serait alimenté par des ressources ne pouvant venir à manquer.

La Conférence de Venise vient de donner satisfaction à la plupart de ces desiderata. Le nombre des membres égyptiens a été réduit à trois en dehors du Président qui n'a plus de voix délibérative qu'en cas de partage des voix. Les commissions de discipline et des finances sont composées de cinq membres : le président, l'inspecteur général et trois délégués étrangers élus par le Conseil.

Une commission permanente est substituée au Président pour la décision des affaires urgentes : elle se compose du président, de l'inspecteur général, de deux membres étrangers élus par le Conseil, et du délégué de la puissance intéressée.

Le budget du conseil sera alimenté d'une façon régulière par un droit sur les passagers, un droit fixe sur les navires (28 francs, par navire), sans exception pour les navires postaux, ou un droit très minime sur le tonnage.

En outre, afin que l'organisation que nous venons d'esquisser soit complète et donne les résultats que l'on est en droit d'en attendre, il sera nécessaire d'édicter un code pénal international applicable aux contraventions sanitaires dans des conditions à déterminer.

L'Égypte tient dans sa main la police sanitaire de la mer Rouge et l'entrée du canal de Suez. C'est surtout de ce côté qu'elle est obligée d'avoir un établissement approprié. Aussi, c'est pour cette raison que nous avons demandé à la Conférence de Venise la création, aux sources de Moïse, d'un hôpital et d'un établissement d'assainissement et de désinfection.

Et je répéterai pour l'Égypte ce que j'ai dit pour la Turquie.

A Alexandrie comme à Constantinople l'action des puissances européennes doit être prépondérante ; sous aucun prétexte la direction des affaires sanitaires n'y peut être laissée, sans les plus graves inconvénients, aux gouvernements territoriaux.

CHAPITRE XXVI

1° *Voie maritime.*

A. — Europe.

L'application des quarantaines maritimes en Europe soulève de grandes difficultés.

La diversité de points de vue qui résultent de la divergence d'intérêts de chaque pays a toujours jusqu'à présent arrêté l'entente et a été l'écueil des différentes Conférences qui ont été convoquées pour protéger l'Europe contre le choléra.

A Vienne on était arrivé à une sorte de transaction. Plusieurs délégués avaient demandé la suppression des quarantaines maritimes en Europe et avaient voulu les remplacer par le système dit de revision, qui n'était en somme qu'une inspection médicale.

D'autres et plus particulièrement les représentants des États riverains de la Méditerranée s'étaient mis d'accord pour voter un règlement quarantenaire applicable aux pays qui trouveraient insuffisant pour leur protection le système de la revision.

Notre règlement de police sanitaire maritime de 1876 tient compte, dans une certaine mesure, de ces deux tendances. Il y a évidemment, dans les moyens qu'il conseille, un adoucissement marqué des mesures prescrites jusqu'ici. Il a d'ailleurs été accepté dans ses lignes principales par un certain nombre d'États.

Chose singulière! plusieurs pays qui, à la Conférence de Vienne, s'étaient fait remarquer par leur hostilité contre les quarantaines, ont été, pendant les dernières épidémies de choléra, les premiers à prescrire des quarantaines excessives et quelques-uns même n'ont pas reculé devant l'application de quarantaines terrestres.

Il serait inexact de dire que les mesures restrictives n'ont rendu aucun service durant les deux dernières épidémies. Ainsi en 1883, au moment où le choléra sévissait en Égypte, l'Europe a été préservée; et il serait injuste de conclure que les quarantaines maritimes prescrites alors dans le bassin de la Méditerranée aient été inutiles.

Je citerai l'exemple du *Peluse*, navire des Messageries maritimes qui, parti d'Alexandrie eut deux cholériques à bord, fut repoussé de Naples et aborda à Marseille. Ses passagers, admis à la libre pratique après avoir fait quarantaine au lazaret du Frioul, n'apportèrent point le choléra en France.

En 1884, au moment où le choléra le plus violent régnait à Naples, la Sicile fut préservée par les longues et sévères quarantaines qu'elle imposa.

Toutefois nous marchons évidemment vers la diminution et même la suppression des quarantaines maritimes en Europe, au moins des quarantaines d'observation prescrites contre les navires suspects. Mais nous ne pourrons renoncer d'une façon absolue à ce moyen défensif que le jour où un système de protection sera réellement et sérieusement établi sur les bords de la mer Rouge, que le jour où la porte de Suez sera complète-

ment fermée, et lorsque nous aurons fait exécuter sur
les paquebots une série de mesures sanitaires capables
de donner des garanties efficaces à la santé publique.

D'un autre côté nous ne devons pas adopter des résolutions qui resteraient lettre morte.

Or, j'ai déjà fait observer que plusieurs des États qui,
à Vienne, avaient voté la suppression absolue des quarantaines en Europe, s'étaient fait remarquer par des prescriptions de quarantaines excessives et même avaient
ordonné des quarantaines terrestres.

Dans l'état actuel, nous devons donc faire tous nos
efforts pour régler d'abord la question de la protection
de Suez; habituer nos capitaines à exécuter des mesures d'assainissement au point de départ, placer sur les
navires des étuves à désinfection par la vapeur, installer complètement la désinfection à bord, et assurer
la sincérité des déclarations en plaçant sur les navires
un ordre de médecins reçus après un examen, soumis à
l'agrément révocable du gouvernement, en un mot pouvant inspirer confiance.

Alors, quand toutes ces mesures seront rigoureusement appliquées, — qu'on en aura pris l'habitude, — le
système des quarantaines d'observation en Europe tom-
bera de lui-même. Les populations se sentant sérieusement et rationnellement défendues ne réclameront plus
les quarantaines avec l'affolement qu'elles ont montré
tout récemment encore.

Mais, avant que ces réformes soient réalisées, nous
ne pouvons supprimer brusquement les mesures restrictives en Europe; nous devons seulement essayer de les
rendre aussi rationnelles, aussi douces et aussi uniformes
que possible.

Notre règlement de police sanitaire maritime, surtout

avec les modifications que j'ai conseillées dans mes **pro-**
jets de règlement, projets qui ont été adoptés en France,
à la Conférence de Rome et tout récemmment à la
Conférence de Venise (1), me semble un terrain convenable de transaction entre les tendances opposées des
divers États de l'Europe.

(1) Voir : 1° Rapport inséré au *Journal officiel de la République française*
du 29 octobre 1884 et au *Recueil des travaux du Comité*; — 2° Rapport
inséré au *Journal officiel* du 9 juillet 1885 et au *Recueil des travaux du
Comité*, t. XV, suivi des projets de règlements.

CHAPITRE XXVII

B. — France.

En France, nous sommes protégés par le *Règlement de police sanitaire maritime*, qui date de 1876.

Le Règlement distingue les navires simplement *suspects* de ceux qui ont été *infectés* par la présence à bord du choléra.

L'article 36 établit établit cette distinction d'une grande importance pour la pratique.

Les navires *suspects* et les navires *infectés* sont jugés en état *brut*, mais avec cette différence que les premiers sont supposés n'avoir eu aucun accident cholérique pendant leur voyage (1), tandis que les seconds ont été infectés par la maladie. Le danger que présentent les uns et les autres n'a pas le même degré de probabilité.

Un navire à bord duquel aucun accident cholérique ne s'est développé après un voyage dont la durée a dépassé les limites ordinaires de l'incubation de la maladie, ne présente que bien peu de chances à l'importation de celle-ci, du moins pour les personnes embarquées. La garantie sans doute n'est pas certaine, puisque le principe morbifique peut être resté confiné dans les bagages.

(1) On peut cependant encore ranger dans la classe des *navires suspects*, ceux qui, ayant eu des accidents à bord au moment ou dans les premiers jours du départ, et ayant subi des mesures d'assainissement et de désinfection, n'ont plus rien présenté de suspect durant tout le cours d'une longue traversée.

Néanmoins, d'après l'expérience, on peut poser comme règle qu'un navire arrivant dans ces conditions est peu apte à propager la contagion. A ces navires seulement *suspects* comme provenant de ports infectés, correspond la quarantaine dite *d'observation*, qui a pour but de constater, pendant un temps plus ou moins long, l'état sanitaire des personnes embarquées et de permettre d'appliquer les mesures de désinfection.

La seconde catégorie, celle des navires *infectés*, se présente dans des conditions particulièrement dangereuses.

Dans la première, la contamination n'était que possible, dans celle-ci elle est certaine, il y a eu des malades à bord et le navire peut, à bon droit, être considéré comme un foyer d'infection redoutable.

Aux navires de cette catégorie correspond la quarantaine dite *de rigueur*, c'est-à-dire plus prolongée pour les personnes et dans laquelle les mesures de désinfection jouent un grand rôle.

Il y a encore à signaler dans le Règlement la distinction établie entre les mesures de quarantaine applicables *dans les ports de la Manche et de l'Océan* et celles dont le choléra est l'objet *dans ceux de la Méditerranée*. Cette distinction s'explique par la diversité d'intérêts qui existe entre nos ports de la Manche et de l'Océan d'une part, et ceux de la Méditerranée de l'autre.

Dans les premiers, l'intérêt commercial domine ; nos ports du Nord ont les mêmes intérêts que ceux des États du Nord de l'Europe. Ils ont à soutenir une concurrence très ardente avec les ports belges, hollandais et anglais qui ont renoncé au régime des quarantaines. D'ailleurs, en ce qui concerne le choléra, les mesures préventives dans nos ports de la Manche sont d'une application très difficile, et par la force des choses ne peuvent donner

que des garanties restreintes. Comment, par exemple,
imaginer une quarantaine de longue durée contre les
provenances d'Angleterre, sans entrevoir immédiatement une perturbation que ne compenserait pas le béné-
fice de la mesure? De même, si le choléra régnait en
Belgique, pourrions-nous raisonnablement, alors que la
frontière terrestre serait libre, appliquer une quarantaine longue aux navires simplement suspects, venant
d'Anvers? Aussi, les mesures préventives contre les
navires suspects qui se présentent dans les ports de la
Manche et de l'Océan sont réduites au minimum : vingt-
quatre heures d'observation avec inspection médicale
pour constater si, oui ou non, la maladie existe à bord.

Quant aux navires reconnus contaminés, le Règlement
se montre plus rigoureux à leur égard, parce qu'alors
le danger se présente incontestable et prochain, mais
comme ces navires sont relativement en petit nombre,
la perturbation résultant des mesures prises n'aura qu'un
effet très limité.

Les choses se présentent sous un aspect différent dans
les ports de la Méditerranée. Ici, l'intérêt sanitaire prime
tous les autres et l'intérêt commercial s'est mieux ac-
commodé jusqu'ici avec les quarantaines. Par la position,
par le fait du climat et des conditions hygiéniques, l'importation des maladies pestilentielles est beaucoup plus à redouter. L'histoire le démontre ; aussi l'efficacité des quarantaines y est-elle accréditée, parfois outre mesure, non
seulement comme un moyen de préservation, mais encore
comme ayant pour effet de maintenir la liberté et la
sécurité des relations commerciales, attendu, disent les
négociants de ces pays, qu'une épidémie de choléra dans

un port y cause beaucoup plus de préjudice au commerce que les quarantaines les plus rigoureuses.

Là donc, les intérêts sanitaires et commerciaux réclament d'un commun accord des mesures préventives aussi efficaces que possible. Les termes qui sont assurés à la durée des quarantaines s'appuient sur la durée ordinaire de la période d'incubation du choléra.

Voici le texte de ce *Règlement* :

RÈGLEMENT CONTRE LE CHOLÉRA.

A. — MESURES SANITAIRES APPLICABLES AUX PROVENANCES DE CHOLÉRA DANS LES PORTS DE LA MÉDITERRANÉE.

1° *Navires suspects.* — Les navires suspects (art. 36 du règlement général) sont soumis à une quarantaine d'observation qui, pour les personnes, peut varier de trois à sept jours pleins, à dater de l'inspection médicale.

Toutefois, si l'autorité sanitaire a la preuve suffisante qu'aucun accident de nature suspecte n'a eu lieu à bord pendant toute la traversée, et si celle-ci a duré plus de sept jours, si d'ailleurs le navire est dans de bonnes conditions hygiéniques, l'observation peut être réduite à vingt-quatre heures pour les constatations et la désinfection des effets à usage.

En cas de simple suscipion, le déchargement du navire et la désinfection générale ne sont point obligatoires, mais peuvent être prescrits par l'autorité sanitaire. Dans ce dernier cas, la quarantaine des personnes restées à bord commence quand ces opérations sont terminées et peut varier dans des limites indiquées au premier paragraphe.

Dans les cas de cette catégorie, à défaut de lazaret, la quarantaine d'observation pour les passagers peut être purgée à bord, tant qu'aucun accident de choléra ne s'est manifesté et si les conditions hygiéniques du navire le permettent; autrement le navire devrait être envoyé dans un port à lazaret pour purger la quarantaine de rigueur.

2° *Navires infectés.* — Tout navire infecté (art. 36 du règlement général), c'est-à-dire à bord duquel des accidents certains ou seulement probables du choléra ont eu lieu pendant la traversée, quelle qu'en ait été la durée, ou bien sont constatés à l'arrivée, est soumis à la quarantaine de rigueur.

Cette quarantaine est de sept jours pleins pour les personnes, à dater de leur isolement au lazaret; dans certains cas exceptionnels elle peut être portée à dix jours, sur l'avis du conseil sanitaire.

Si le lazaret est de second ordre, c'est-à-dire n'est organisé que pour recevoir des malades, ceux-ci seuls y sont débarqués, et le navire, avec ses passagers non malades et sa cargaison, est envoyé au grand lazaret le plus proche.

Les effets à usage et objets susceptibles sont désinfectés; il est procédé au déchargement sanitaire après le débarquement des passagers, et le navire est soumis à une désinfection aussi complète que possible, après laquelle les personnes restées à bord sont assujetties à une quarantaine de trois à sept jours pleins.

B. — MESURES SANITAIRES APPLICABLES AUX PROVENANCES DE CHOLÉRA DANS LES PORTS DE LA MANCHE ET DE L'OCÉAN.

1° *Navires suspects.* — Les navires de cette catégorie (art. 36 du règlement général) ne sont admis à libre pratique qu'après une observation de vingt-quatre heures dans l'isolement et une inspection médicale ayant permis de constater l'absence d'accidents cholériques à bord.

L'observation de vingt-quatre heures pour les personnes et l'inspection médicale sont de rigueur dans tous les cas, quelle que soit la durée de la traversée et nonobstant la présence d'un médecin commissionné à bord. Les mesures de désinfection sont facultatives. Quand elles sont prescrites, elles peuvent faire retarder l'admission à libre pratique du navire jusqu'à leur complet achèvement.

2° *Navires infectés.* — Tout navire infecté (art. 36 du règlement général), c'est-à-dire à bord duquel des accidents certains ou seulement probables de choléra ont eu lieu pendant la traversée, quelle qu'en ait été la durée, ou bien sont constatés par l'inspection médicale, est soumis à la quarantaine de rigueur. Dans ce cas, s'il y a des malades à bord, ils sont, si faire se peut, débarqués immédiatement au lazaret ou dans un local isolé pouvant en tenir lieu. Les personnes non malades sont soumises dans l'isolement à une quarantaine qui peut varier de un à sept jours pleins, selon les circonstances.

Les effets à usage, les objets dits susceptibles et le navire sont soumis à une désinfection aussi complète que possible, conformément aux règles suivies dans la quarantaine de rigueur. Pour les personnes restées à bord pendant la désinfection du navire, la quarantaine ne commence qu'après l'opération terminée.

Une décision de l'autorité sanitaire détermine, dans les limites ci-dessus fixées, la durée de la quarantaine pour chaque cas particulier. En cas de réclamation contre une quarantaine qui excède trois jours, le conseil sanitaire est consulté.

Nous sommes loin, comme on le voit, des idées qui régnaient en France vers 1850, et qui se trouvent exposées dans le rapport suivant de Melier.

« Le fléau marche dans ses invasions à la façon des épidémies en général, tombe comme un orage sur les pays qu'il atteint. Il y arrive on ne sait comment, sans avoir parcouru les pays intermédiaires, et nullement de proche en proche comme on paraît le croire et comme il faudrait que cela fût pour que l'emploi des quarantaines pût être rationnellement indiqué. Il semble d'ailleurs s'être acclimaté en Europe et se répandre à peu près partout. On en conclut que les quarantaines ne peuvent rien contre le choléra et que, tandis qu'on les emploie, la maladie passant par-dessus toutes les barrières qu'on lui oppose arrive ou naît dans le pays, si même elle ne s'y trouvait déjà.

» A quoi bon dès lors imposer au commerce, imposer aux relations en général des gènes et des restrictions sans utilité ? A quoi bon prendre des précautions qui ne préservent de rien et qui occasionnent en pure perte des sacrifices considérables ? On va plus loin : on soutient que les quarantaines, au lieu d'être, comme on le suppose, utiles et efficaces contre le choléra, tendent à accroître les chances de l'avoir, et qu'elles en favorisent l'invavasion en retenant les passagers dans les bâtiments ou lazarets et en les y entassant, quand il faudrait au contraire s'appliquer, par tous les moyens possibles, à les disperser. »

Ces lignes sont extraites d'un rapport présenté par la

commission appelée à préparer la solution des questions soumises à la Conférence de Paris (1851).

Comme nous l'avons souvent dit, dans le cours de cet ouvrage, dans les points qui sont de véritables positions stratégiques contre le choléra, le canal de Suez par exemple, les mesures devront être appliquées d'une façon rigoureuse ; mais quand la maladie a franchi les barrières de l'Europe, la préservation, surtout par la route de terre, devient plus difficile : la voie maritime peut être encore utilement défendue. C'est en effet à de sages mesures, prises dans nos ports de l'Océan contre les arrivages de Hambourg, que nous avons dû notre immunité alors que Hambourg était infecté (1872). Il en a été de même de Marseille en 1873 ; l'Italie était envahie, les communications par terre étaient libres. Cependant Marseille se préserva en mettant en quarantaine les ports de l'Italie.

L'action de ces mesures partielles est surtout efficace contre de petites épidémies ou des retours d'épidémies qui peuvent être limitées dans leur foyer. Ce qui s'est passé à la frontière d'Espagne en 1890, montre que nous ne devons pas désarmer.

Depuis la fin de l'année 1884, ma principale préoccupation a été de diminuer les rigueurs des mesures restrictives, tout en donnant à la sauvegarde de la santé publique des garanties équivalentes. Dans ce but j'ai rédigé, au commencement de 1885, divers projets de règlement qui ont été adoptés par le Comité consultatif d'hygiène publique de France, et dont le principe a été sanctionné par le comité technique de la Conférence internationale de Rome et dernièrement encore par celle de Venise.

Voici ces projets de règlements :

DES MÉDECINS EMBARQUÉS. — LEURS ATTRIBUTIONS.
LEURS DEVOIRS.

1. Dans l'intérêt de la santé publique et dans celui des compagnies de navigation, les médecins embarqués doivent user de tous les moyens que la science et l'expérience ont mis à leur disposition :

a. Pour préserver le navire des maladies pestilentielles exotiques (peste, fièvre jaune, choléra) et des autres maladies contagieuses graves ;

b. Pour empêcher ces maladies, lorsqu'elles viennent à faire apparition à bord, de se propager parmi le personnel confié à leurs soins et dans les populations des divers ports que leur navire est appelé à fréquenter.

2. Dans le cas d'invasion à bord d'une maladie pestilentielle, le médecin doit veiller à ne pas jeter le trouble dans l'esprit de personnes déjà trop faciles à démoraliser.

3. Le médecin embarqué doit toujours avoir présent à l'esprit que, pour prévenir la propagation à bord et l'importation aux ports d'escale ou d'arrivée des maladies pestilentielles, la désinfection a le premier rôle et le plus important.

Règlement.

1. Les bâtiments à vapeur affectés au service postal ou au transport de nombreux voyageurs qui font des trajets dont la durée, les escales comprises, dépasse quarante-huit heures, sont tenus d'avoir à bord un médecin français pourvu du diplôme de docteur en médecine, qui prend le nom de *médecin embarqué.*

Les navires pourvus de médecins soumis à l'agrément révocable du gouvernement jouiront, à l'arrivée dans un port français, pour la libre pratique, de certains privilèges qui seront déterminés dans des règlements spéciaux concernant chacune des maladies pestilentielles exotiques.

2. Le médecin embarqué veille à la santé du personnel du bord, passagers et équipage, et lui donne ses soins en cas de maladie.

Il fait observer à bord les règles d'hygiène. Il a pour obligation de s'opposer à l'introduction à bord des personnes atteintes d'affections contagieuses et des marchandises qui, par leur nature ou leur état, pourraient nuire à la santé des personnes embarquées.

3. Le médecin embarqué inscrit jour par jour, sur un registre spécial, toutes les circonstances qui peuvent être de nature à intéresser la santé du bord.

Il note avec soin les maladies observées, même les simples accidents, ainsi que le traitement appliqué et ses suites.

Il mentionne, avec une attention toute particulière, les dates d'invasion, de guérison ou de terminaison fatale, de tous les cas de maladies contagieuses, avec indication des détails essentiels que comporte la nature de chaque cas.

Pour chaque escale ou relâche, il consigne, sur son registre, les dates d'arrivée ou de départ, ainsi que les renseignements qu'il a pu recueillir sur l'état de la santé publique dans les divers ports visités par le navire sur lequel il est embarqué.

4. Le médecin embarqué est tenu, à l'arrivée dans un port français, de communiquer à l'autorité sanitaire son registre spécial en même temps que la patente de santé.

Il répond à l'interrogatoire de l'autorité sanitaire et fournit de vive voix, au besoin par écrit, tous les renseignements qui lui sont demandés.

5. Les déclarations du médecin à l'autorité sanitaire du port d'arrivée sont reçues sous la foi du serment.

Le délit de fausse déclaration, prévu par la loi du 3 mars 1822 sur la police sanitaire, est rigoureusement poursuivi conformément aux dispositions de l'article 13 de ladite loi.

6. Le médecin indique au capitaine toutes les mesures d'hygiène, toutes les précautions que lui paraît réclamer la conservation de la santé de l'équipage et des passagers, et se concerte avec lui pour la bonne exécution de ces mesures.

7. Pendant le séjour dans un port contaminé, le médecin veille avec un redoublement d'attention à ce que les règles générales d'hygiène soient respectées par tout le personnel et observées à l'égard des logements et de toutes les parties accessibles du navire.

Il visite, matin et soir, les gens de l'équipage et les passagers et donne à chacun les conseils nécessaires; il doit surtout porter son attention sur les passagers valétudinaires et restant habituellement enfermés.

8. En cas d'invasion à bord d'une maladie pestilentielle ou suspecte, le médecin prévient immédiatement le capitaine et lui indique les mesures de préservation nécessaires.

9. Le médecin fait isoler dans une partie bien aérée du navire les malades atteints d'une affection pestilentielle ou contagieuse.

Il veille à ce que toutes les déjections des malades soient immédiatement désinfectées et jetées à la mer.

Il fait détruire ou il soumet à une désinfection rigoureuse les linges, hardes, objets de literie, etc., dont les patients ont fait usage pendant le cours de leur maladie.

Il fait également désinfecter les parties suspectes du navire, et plus spécialement les infirmeries et les autres logements dans lesquels ont séjourné les malades.

10. Le médecin inscrit sur le registre toutes les mesures prises pour l'isolement des malades, pour la désinfection des déjections, pour la destruction ou la purification des hardes, du linge et des objets de literie, pour la désinfection des logements; la nature, les doses et le mode d'emploi des substances désinfectantes; la date de chaque opération.

Au port d'arrivée, l'autorité sanitaire ne statue qu'après avoir pris connaissance des faits et observations consignés dans le registre médical, dont la véracité est affirmée sous la foi du serment par le capitaine et par le médecin du navire.

MESURES D'ASSAINISSEMENT ET DE DÉSINFECTION.

1° MESURES AU POINT DE DÉPART.

1. En arrivant en rade d'un port contaminé, le capitaine choisit un mouillage situé à distance de la ville où règne l'épidémie et des navires qu'elle a déjà envahis. S'il est contraint d'entrer dans le port et de s'amarrer à quai, il doit éviter autant que possible de se placer dans le voisinage des bouches d'égout ou des ruisseaux par lesquels se déversent les eaux vannes de la ville.

2. Le matin, les tentes sont serrées pendant le lavage du pont et jusqu'à ce que celui-ci soit sec.

Le lavage du pont est suspendu si l'eau qui entoure le navire placé près de terre est souillée ou suspecte; il est alors frotté à sec.

3. Les promenades à terre sont absolument interdites dans un port contaminé et sous aucun prétexte les hommes ne doivent coucher à terre.

4. Les lieux d'aisances sont désinfectés deux fois par jour.

5. La cuisine est nettoyée chaque jour. Les eaux sales sont immédiatement jetées à la mer.

6. La chaufferie et la chambre des machines, les anguillers sont nettoyés et débarrassés des amas d'huile, de suif, de poussière de charbon.

L'eau prise dans un port contaminé est dangereuse; s'il y a absolue nécessité de renouveler la provision, l'eau est bouillie avant d'être consommée.

8. Le chargement du navire ne commence que lorsque son nettoyage a été opéré soit par les moyens ordinaires, soit par un procédé spécial de désinfection, si cela a été jugé nécessaire. Il est

visité à cet effet par le capitaine et le médecin. Le résultat de la visite est relaté sur le registre du médecin.

9. Le médecin examine avec une attention spéciale les passagers qui se présentent pour embarquer provenant d'un port contaminé. Il refuse ceux qui lui paraissent suspects, ainsi que les convalescents dont la guérison ne remonte pas à quinze jours au moins.

Pour ceux qui lui paraissent dans de bonnes conditions, il veille à ce qu'ils n'introduisent pas à bord des linges, des hardes ou des objets de literie, souillés ou suspects.

Les vêtements des passagers sont placés dans une étuve à désinfection par la vapeur ou dans un endroit clos dans lequel on dégage de l'acide sulfureux.

10. Les sacs renfermant les vêtements d'individus ayant succombé à l'étranger sont également désinfectés avant le départ et ils ne sont reçus que si le médecin et le capitaine se sont assurés personnellement que la désinfection a été rigoureuse. La date de cette opération est consignée sur une étiquette placée sur le sac et comprenant le nom de l'homme, la date et le lieu de son décès.

11. Les vêtements et objets de literie ayant servi aux individus morts de la peste, de la fièvre jaune et du choléra ne sont jamais acceptés.

12. Dans un port contaminé, les compartiments strictement oblitoires pour le déchargement et le rechargement et pour y pratiquer les purifications sont seuls ouverts.

13. Lorsque l'affection pestilentielle se montre à bord d'un navire pendant le séjour dans un port contaminé, les malades, chez lesquels les premiers symptômes de cette affection ont été dûment constatés, sont immédiatement dirigés sur le lazaret ou, à son défaut, sur l'hôpital, et tous leurs effets, les objets de literie qui leur ont servi sont détruits ou désinfectés.

14. Quand un navire est sorti de la zone supposée suspecte, la ventilation est effectuée avec plus de soin encore que dans les conditions ordinaires de la navigation.

2° MESURES PENDANT LA TRAVERSÉE.

A. — *Navires suspects.*

1. Le linge de corps des passagers et de l'équipage sali ou souillé, est lavé le jour même, après avoir été plongé dans l'eau maintenue bouillante ou dans une solution désinfectante.

2. Les vêtements sont désinfectés au moment du départ et au moment de l'arrivée dans une étuve à désinfection par la vapeur

ou dans un espace clos dans lequel on dégage de l'acide sulfureux.

3. Les bagages des passagers sont placés dans des compartiments facilement accessibles ; deux fois au moins pendant la traversée, ils sont montés sur le pont et mis à la disposition des passagers qui les ouvriront au grand air.

4. Dans toutes les cabines où séjournent des malades, des enfants, des passagers qui ne se rendent pas aux cabinets d'aisances, il doit être déposé une certaine quantité de substances désinfectantes dont l'usage est rendu obligatoire.

Des matières désinfectantes sont également mises à la disposition des passagers pour le nettoyage du linge des malades et des enfants.

B. — *Navires infectés.*

1. Dès que le médecin constate les premiers signes d'une affection pestilentielle, il en avise immédiatement le capitaine et prend, de concert avec lui, les mesures nécessaires pour isoler les malades du reste du personnel.

2. Les personnes dont la présence est indispensable pour le service ou le traitement des malades sont seules admises dans les cabines réservées.

Des hommes de l'équipage sont désignés pour remplir les fonctions d'infirmier ; leur nombre est limité au strict nécessaire ; leurs tours de veille et de repos sont réglés afin d'éviter toute fatigue excessive.

On leur assigne une cabine particulière, comme logement ou lieu de repos, pendant la durée de leur service de garde-malade.

Le médecin du bord leur indique les précautions personnelles à prendre.

3. Dans le cas de lits superposés, un seul est occupé. Les matelas, couvertures, etc., de l'autre lit sont enlevés de la cabine, dans laquelle on ne laisse que les objets indispensables.

4. Les déjections des malades sont immédiatement désinfectées : la substance désinfectante est déposée d'avance au fond du vase destiné à recevoir les évacuations qui sont encore recouvertes d'une nouvelle dose de désinfectant et immédiatement jetées dans un water-closet spécialement affecté au service des malades et désinfecté lui-même plusieurs fois par jour.

5. Les vêtements, le linge, les serviettes, draps de lit, couvertures, etc., ayant servi aux malades, doivent toujours, avant de sortir du local isolé, être plongés dans l'eau maintenue bouillante pendant une demi-heure, ou dans une solution désinfectante pendant quatre heures.

Les vêtements et le linge des infirmiers sont soumis au même traitement avant d'être lavés.

Les objets infectés ou suspects, de peu de valeur, sont immédiatement jetés à la mer.

6. Les cadavres sont immédiatement jetés à la mer, ainsi que les objets de literie à l'usage du malade au moment de son décès.

7. Les poussières recueillies dans le balayage des infirmeries sont humectées à l'aide d'une solution désinfectante et immédiatement jetées à la mer avec les précautions d'usage à l'égard de la direction du vent.

Les taches ou souillures sur les planchers sont lavées à l'aide d'un faubert imbibé d'une solution désinfectante. Après le lavage, le faubert est plongé dans un seau contenant une quantité suffisante du liquide désinfectant, puis lavé et essoré.

8. Les cabines ayant été occupées par des malades atteints d'une affection pestilentielle sont immédiatement nettoyées à fond, le parquet gratté et lavé à la potasse, les cloisons lessivées à la potasse, puis lavées avec une solution forte de chlorure de chaux ; ces pièces sont ensuite soumises à une fumigation sulfureuse pendant vingt-quatre heures.

Les locaux ainsi fumigés restent ensuite largement ouverts et ne reçoivent aucun autre passager en santé pendant toute la traversée.

9. Toutes ces opérations de désinfection sont relatées avec détail à la date de leur exécution sur le registre spécial du médecin embarqué.

Le capitaine et le médecin certifient la sincérité des déclarations inscrites sur le registre par leur signature, aussi souvent qu'il y aura d'opération.

3° MESURES A L'ARRIVÉE.

Les mesures sanitaires à l'arrivée sont déterminées par le titre VI du *Règlement général de police sanitaire maritime de* 1876 (de l'art. 27 à l'art. 33) et par les règlements spéciaux concernant le choléra, la fièvre jaune et la peste.

Voici le contenu de ce titre que nous donnons ici *in extenso* à cause de son importance.

TITRE VI. — *Des mesures sanitaires à l'arrivée.*

ART. 27. Tout capitaine arrivant dans un port français est tenu :
1° D'empêcher toute communication, tout déchargement de son

navire avant que celui-ci ait été reconnu et admis à libre pratique ;

2° De se conformer aux règles de la police sanitaire, ainsi qu'aux ordres qui lui sont donnés par les autorités chargés de cette police ;

3° De produire auxdites autorités tous les papiers de bord ; de répondre, après avoir prêté serment de dire la vérité, à l'interrogatoire sanitaire, et de déclarer tous les faits, de donner tous les renseignements venus à sa connaissance pouvant intéresser la santé publique.

Art. 28. Peuvent être soumis à de semblables interrogatoires et obligés, sous serment, à de semblables déclarations, les gens de l'équipage et les passagers, toutes les fois qu'il est jugé nécessaire.

Art. 29. Le médecin embarqué, commissionné ou non, est tenu de répondre à l'interrogatoire de l'autorité sanitaire, et, lorsque celle-ci le demande, de présenter par écrit un compte rendu de toutes les circonstances du voyage ayant de l'intérêt pour la santé publique.

Art. 30. Des règlements locaux déterminent les formalités particulières de la police sanitaire à l'arrivée des navires dans nos principaux ports.

Art. 31. Les navires dispensés de produire une patente de santé sont admis à la libre pratique immédiatement après la reconnaissance sanitaire, à moins d'accidents ou de communications de nature suspecte survenus depuis le départ.

Art. 32. La reconnaissance doit être opérée sans délai, de manière à occasionner le moins de retard possible aux navires.

Elle est pratiquée de nuit toutes les fois que les circonstances le permettent. Cependant, s'il y a suspicion sur la provenance ou sur les conditions sanitaires du navire, l'arraisonnement et l'inspection médicale ne peuvent avoir lieu que de jour.

Art. 33. Les navires munis d'une patente de santé *nette* sont admis immédiatement à la libre pratique, après la reconnaissance ou l'arraisonnement, sauf dans les cas mentionnés ci-après :

a. Lorsqu'un navire, porteur d'une patente nette, a eu à bord, pendant la traversée, des accidents certains ou suspects de peste, de fièvre jaune ou de choléra, ou une maladie grave réputée importable ;

b. Lorsque le navire a eu en mer des communications compromettantes ;

c. Lorsqu'il présente, à l'arrivée, des conditions hygiéniques dangereuses ;

d. Lorsque l'autorité sanitaire a des motifs sérieux de contester la sincérité de teneur de la patente de santé ;

e. Lorsque le navire provient d'un port qui entretient des relations libres avec une localité voisine où règne soit la peste, soit la fièvre jaune, soit le choléra ;

f. Lorsque le navire, provenant d'un port où régnait peu auparavant l'une de ces trois maladies, a quitté ce port avant le délai suffisant pour que le pays it déclaré net.

Dans ces différents cas, le navire, bien que muni d'une patente nette, peut être assujetti au régime de la patente brute.

Nous revenons maintenant à nos projets de règlement. Les dispositions que nous conseillons varient suivant qu'il s'agit de *navires suspects* ou de *navires infectés.*

A. — *Navires suspects.*

La libre pratique n'est accordée qu'après une inspection sanitaire faite de jour et par un médecin, prolongée aussi longtemps qu'il le juge nécessaire ; visite médicale qui établit qu'il n'y a à bord, ni malade, ni suspect, de peste, de fièvre jaune et de choléra, et que les mesures d'assainissement et de désinfection ont été exécutées d'une façon rigoureuse au moment du départ et pendant la traversée.

1. *Passagers.* — L'observation sera déterminée par le règlement de police sanitaire maritime ; toutefois elle pourra être diminuée, supprimée même, si le navire présente des conditions de garantie particulières (présence à bord d'un médecin soumis à l'agrément révocable du gouvernement, existence sur le navire d'une étuve à désinfection par la vapeur, mesures d'assainissement et de désinfection exécutées au point de départ et pendant la traversée) et s'il n'y a à bord aucun individu atteint ni suspect de maladie pestilentielle exotique.

2. S'il en est autrement, l'observation se fera à bord ou mieux dans un lazaret, et on agira à l'égard des passagers comme il sera dit plus tard lorsqu'il sera traité de l'isolement des passagers en cas de navires infectés.

3. *Navires.* — Au retour d'un voyage pendant lequel le navire a fréquenté des ports contaminés, même lorsqu'il n'y a pas eu de cas d'affection pestilentielle à bord pendant la traversée, des mesures d'assainisement et de désinfection doivent être prises à l'égard des logements des passagers, de l'équipage et des cales (lavage des logements avec solution de chlorure de chaux ou de chlorure de zinc, désinfection des lieux d'aisances avec le sulfate de cuivre, le chlorure de chaux, etc.).

L'exécution de ces prescriptions est du reste un bon moyen de préservation pour le voyage suivant.

4. Dès qu'une cale est vide, les fonds et les anguillers sont largement lavés avec de l'eau de mer lancée par une pompe foulante. Les parois sont lavés avec une solution de chlorure de zinc.

5. Si la cale a contenu des matières animales ou végétales ayant subi un commencement de fermentation ou de décomposition, les lavages indiqués à l'article précédent sont insuffisants; il faut alors procéder à une fumigation sulfureuse avec les précautione déjà indiquées de fermeture hermétique pendant vingt-quatre heures et ensuite d'aération à l'aide de manches à vent ou de ventilateurs.

B. — *Navires infectés.*

1. *Malades.* — Les malades sont immédiatement débarqués dans un lazaret et isolés; leurs déjections sont reçues dans des vases dans lesquels on a préalablement placé une solution désinfectante.

Ces déjections ainsi désinfectées sont jetées dans des fosses d'aisances qui sont elles-mèmes rigoureusement désinfectées.

Les linges souillés sont plongés dans l'eau maintenue bouillante ou dans une solution désinfectante, les vètements sont placés dans une étuve à désinfection par la vapeur ou, à défaut d'étuve, dans un espace clos dans lequel on dégagera de l'acide sulfureux.

Les cadavres sont enterrés dans un bref délai.

2. *Passagers non malades et équipage.* — Les passagers non malades sont débarqués immédiatement au lazaret.

Ils sont divisés par groupes peu nombreux, de façon que, si des accidents se montraient dans un groupe, la durée de l'isolement ne fût pas augmentée pour tous les passagers.

Le linge sale des passagers est lavé le jour même, après avoir été plongé dans l'eau maintenue bouillante ou dans une solution désinfectante.

Au moment de l'arrivée et avant la libre pratique, les vètements sont placés dans une étuve à désinfection par la vapeur ou, à défaut d'étuve, dans un endroit clos dans lequel on dégage de l'acide sulfureux.

Des bains ou des douches sont donnés aux passagers; chacun d'eux doit prendre au moins un bain pendant la durée de l'isolement; il reçoit à la sortie du bain du linge propre; son linge sale est immédiatement lavé et passé à l'eau bouillante.

Navires. — Les parois et les parquets des cabines dans lesquelles ont été placés les malades sont grattés, brossés et lavés au moyen d'une solution désinfectante.

Les cabines sont ensuite soumises à une fumigation sulfureuse pendant vingt-quatre heures, puis largement aérées pendant le jour et pendant la nuit.

Le nàvire est entièrement repeint au lait de chaux; les objets susceptibles sont passés à l'étuve; les peaux, si le chargement en comporte, sont exposés aux vapeurs nitreuses.

Toutes les opérations de désinfection du navire sont faites en présence et sous la responsabilité du directeur de la santé.

La lecture de ces règlements montre bien que la tendance de la politique sanitaire que nous recommandons est de substituer, autant que possible, aux mesures prises à l'arrivée, les mesures prises au point de départ et pendant la traversée. C'est en effet une règle de police sanitaire que les précautions ont d'autant plus d'efficacité qu'elles sont prises le plus près possible des foyers épidémiques ou des berceaux des maladies exotiques.

Depuis la publication de ces règlements, un progrès important a été réalisé par la *désinfection à bord*.

Les navires venant de pays contaminés, si la désinfection a été régulièrement effectuée et si les conditions sanitaires sont satisfaisantes, peuvent avoir à l'arrivée immédiatement libre pratique, bien qu'ayant une *patente brute.*

Depuis 1885, c'est-à-dire depuis la publication de ces projets de règlement, le Règlement de 1876 n'a plus été appliqué avec la même sévérité.

La statistique suivante, de Marseille, est à cet égard absolument démonstrative.

*Statistique des navires soumis à la visite médicale rempla-
çant la quarantaine d'observation.*

Le nombre des navires soumis à la *visite médicale*,
pendant les trois dernières années qui viennent de
s'écouler, a été le suivant :

ANNÉES.	NOMBRE de NAVIRES.	POUR CAUSE de CHOLÉRA.	POUR CAUSE de FIÈVRE JAUNE.
1888.............	392	338	54
1889.......	396	326	70
1890.............	358	302	56
TOTAUX.....	1.146	966	180

Soit une moyenne annuelle de 382 navires, qui, d'après
le règlement de 1876, auraient dû subir une quarantaine
d'observation, en raison de leur provenance, en patente
brute de choléra ou de fièvre jaune.

Ces arrivages doivent être classés de la manière
suivante :

322 pour suspicion de choléra (Extrême-Orient).
60 pour suspicion de fièvre jaune (Brésil).

Il est nécessaire de remarquer que le tonnage des
navires provenant, soit de l'Extrême-Orient, soit du
Brésil, s'élevait à peine, il y a quelques années, à 1000 ou
1500 tonneaux. Aujourd'hui, par suite des progrès accomplis dans les constructions navales, l'architecture
des paquebots arrive à des dimensions de plus en plus
grandes et aussi à un tonnage de plus en plus fort,
à 3000 tonneaux.

La conséquence de ces modifications dans les constructions navales entraînerait de plus grands frais pour le
commerce et la navigation, si ces bâtiments étaient,
comme par le passé, assujettis à la quarantaine d'observation prévue par le Règlement général de police sanitaire de 1876. (Annexes 1 et 2.)

Si les 1146 bâtiments, qui ont été soumis à une visite
médicale, à leur arrivée à Marseille, avaient subi une
quarantaine d'observation, les droits de stationnement,
pour ces navires, se seraient élevés, pendant cette période,
à la somme approximative de 179 880 francs, savoir :

966 navires, jaugeant en moyenne 1500 tonneaux
   à 0 fr. 03 par tonneau et par jour (1 jour)........   43.470 fr.
180 navires, jaugeant en moyenne 2000 tonneaux
   à 0 fr. 03 par tonneau et par jour (3 jours).......   136.410
                        Total.............   179.880 fr.

Indépendamment des droits de stationnement et des
frais de désinfection des navires, il y aurait lieu d'ajouter
les droits de séjour des nombreux passagers débarqués
au lazaret, dont le montant ne peut s'estimer à moins
de 3 à 4000 francs par an, soit 9 à 12 000 francs à ajouter
aux 179 880 francs.

On arrive ainsi à un chiffre rond de 190 000 francs
au profit du commerce, par suite de la suppression de
la quarantaine d'observation, pour les navires provenant
de l'Extrême-Orient et pour ceux du Brésil.

Il est donc permis d'affirmer que les Compagnies de
navigation à Marseille se trouvent, par suite de ces nouvelles mesures sanitaires, dégrevées d'une dépense minimum de 63 000 francs par an. En outre, les passagers
sont immédiatement débarqués, après visite médicale
favorable, et les paquebots peuvent opérer le décharge-

ment de leurs marchandises, quelques heures après leur admission à la libre pratique.

Ces avantages sont aussi appréciés aujourd'hui par le haut commerce que par les Compagnies de navigation, et il serait bien difficile de revenir aux errements du passé.

En 1891, 9329 bâtiments dont 6392 français ont été soumis à la reconnaissance sanitaire à leur arrivée à Marseille.

Sur ce chiffre, 480 ont été soumis à la visite médicale, 122 français et 328 étrangers; 420 provenaient de l'Extrême-Orient, 29 de la côte de Syrie, 26 du Brésil et 5 de la côte occidentale d'Afrique.

Sur ce chiffre de 9329, 32 navires seulement ont été soumis à la quarantaine dont 26 pour irrégularité de la patente. Cette dernière quarantaine aurait pu être facilement évitée si le capitaine avait pris le soin d'observer le règlement relativement à la délivrance de la patente ou à son visa.

En somme, 6 navires sur 9329 ont été soumis à des mesures de quarantaine pour suspicion de choléra ou de fièvre jaune, 5 pour le choléra, et 1 pour la fièvre jaune.

Ce dernier était le paquebot *Béarn*.

Arrivé de la Plata et du Brésil, le *Béarn* avait eu pendant la traversée de Rio Janeiro à Marseille 6 décès, dont 5 de fièvre jaune. A son arrivée au Frioul, ce paquebot a débarqué un malade de fièvre jaune, qui, isolé et traité à l'infirmerie de Pomègues est sorti complètement guéri après quinze jours de traitement.

Les faits parlent d'eux-mêmes. Toutefois nous ne pourrons substituer d'une façon régulière et définitive, au

Règlement de 1876, nos projets de règlements que le jour
où les armateurs et les compagnies de navigation, comprenant leurs véritables intérêts, feront exécuter sur leurs
bâtiments, munis d'étuves à désinfection, des mesures
sanitaires rationnelles, sous la surveillance d'un médecin
soumis à l'agrément révocable du gouvernement.

Comme il existe, en effet, une véritable corrélation
entre les garanties données à la santé publique par les
mesures de désinfection et les mesures de quarantaine,
l'administration sanitaire pourra diminuer sans inconvénient la durée de l'isolement en raison des garanties
données par la rigueur de la désinfection.

Si la sauvegarde de la santé publique doit être notre
premier objectif, nous ne devons demander au commerce
et à la navigation que les sacrifices nécessaires et n'exiger que l'exécution de prescriptions dont l'utilité nous
est démontrée.

CHAPITRE XXVIII

2° *Voie de terre*.

Europe et France.

Les mesures de prophylaxie que nous avons prescrites et fait exécuter en 1890 à la frontière d'Espagne, lorsque le choléra sévissait dans ce pays, montrent bien ce que nous aurions à faire sur une quelconque de nos frontières si le choléra se montrait dans un pays voisin.

Chaque État d'Europe aurait les mêmes mesures à prendre contre le pays contaminé.

La présence du choléra dans différents pays, en Perse, en Irak-Arabie en 1889 et même au commencement de 1890 ; l'éventualité de son extension et les craintes qu'il devait nous inspirer, me firent, le 10 mars 1890, adresser au ministre de l'intérieur un rapport ayant pour but de préciser quelles mesures devaient être prescrites à nos frontières de terre pour s'opposer, dans la limite du possible, à toute importation cholérique.

Ainsi que je le disais dans ce rapport :

« Il est évident qu'il n'y a pas à songer à établir des quarantaines de terre, la question est jugée depuis longtemps.

Les quarantaines de terre avec les cordons sanitaires ne serviraient qu'à renforcer et à disséminer l'épidémie, ainsi que chaque expérience l'a invariablement démontré.

Il faut donc nous contenter de quelques mesures rationnelles, d'une application facile, donnant une garantie suffisante à la santé publique, sans jeter la perturbation dans nos relations internationales.

Les moyens dont je conseille l'emploi sont les suivants :

1° Visite médicale des voyageurs venant de l'étranger à chaque poste-frontière des lignes de pénétration ;

2° Arrêt des malades et des suspects, qui seront placés dans un local isolé préparé à cet effet ;

3° Examen attentif des bagages de façon à ne pas laisser pénétrer de linge sale ou des vêtements souillés.

Ce linge et ces vêtements seront immédiatement désinfectés par une étuve à vapeur sous pression qui doit être installée dans les postes-frontières des voies ferrées.

Le local se composera au moins de deux pièces, l'une pour les malades, l'autre pour les suspects. Dans chacune d'elles seront installés des lits en fer aussi simples que possible afin d'être plus facilement désinfectés.

Le poste sera en outre muni de médicaments, d'antiseptiques, suivant les prescriptions réglées par les instructions du Comité consultatif.

Le nombre des lits, l'approvisionnement en désinfectants, en linge, devront être basés sur les besoins locaux.

Le poste pourra être établi sous une tente.

Un local séparé sera aménagé pour la désinfection, qui se fera conformément aux instructions du Comité consultatif.

Tout poste des voies ferrées doit être pourvu d'une étuve à désinfection par la vapeur sous pression.

Le personnel de chaque poste comprendra un médecin directeur et des élèves en nombre variable selon l'importance du transit, un ou deux infirmiers.

Autant que possible le médecin résidera dans la localité où se trouve établi le poste.

Il devra être présent à l'arrivée de chaque train venant des pays contaminés ou suspects.

Si les médecins font défaut dans la région, on pourra demander du personnel à la Faculté la plus voisine.

A l'arrivée de chaque train les chefs de gare et les employés s'assureront que tous les voyageurs sont descendus.

Ceux-ci seront alors conduits dans une salle où se tiendra le médecin, et chacun d'eux subira l'inspection.

Dans l'intérêt du bon ordre, et afin que personne ne puisse se soustraire à la visite, il y aura lieu de faire défiler les voyageurs entre deux barrières suffisamment rapprochées pour que deux personnes ne puissent passer de front.

Toute personne atteinte de gastro-entérite devra être retenue et soignée au poste; toute personne, qui, sans présenter des signes de gastro-entérite offrira des symptômes suspects, pourra être retenue en observation.

On remettra à chaque voyageur reconnu bien portant une carte, véritable passeport sanitaire constatant qu'il a subi la visite médicale.

Il sera tenu de la présenter au maire de la localité dans laquelle il se rendra; là il subira une nouvelle inspection et sera observé pendant le nombre de jours qui correspond à la durée de l'incubation du choléra.

Le maire de la localité aura été avisé de l'arrivée du voyageur par une carte postale envoyée par la direction du poste.

Grâce à ce système, dans le cas où le voyageur serait atteint de choléra, il pourrait être immediatement isolé et traité, et toute production de foyer se trouverait ainsi évitée.

L'examen des bagages devra être fait avec le plus grand soin par les agents du service sanitaire. Les employés de la douane, en faisant leur visite, s'assureront que rien n'a été caché lors du premier examen.

Les linges sales et les vêtements souillés qui auront été numérotés seront immédiatement saisis et ils ne seront rendus à leur propriétaire, contre la remise du numéro d'ordre, qu'après avoir subi la désinfection.

Là rapidité de la stérilisation obtenue à l'aide de l'étuve Geneste-Herscher simplifiera considérablement les détails pratiques de cette opération.

Des rapports quotidiens ou hebdomadaires, suivant les circonstances, seront adressés au ministre par le médecin directeur du poste.

Ce rapport avait été adopté par le Comité de direction des services de l'hygiène ; et, lorsque, vers le milieu de juin 1890, la nouvelle nous parvint que le choléra était en Espagne, le ministre décida l'application immédiate des mesures indiquées.

M. le docteur Charrin et M. le docteur Netter furent envoyés, l'un à Cerbère, et l'autre à Hendaye, pour organiser le service.

En 1885 déjà, des précautions analogues avaient été prises, et la mission de les faire exécuter avait été confiée à MM. les docteurs Ballet et Charrin.

Le choléra qui, à cette époque, causa en Espagne au moins 120 000 décès d'après les chiffres officiels, ne passa pas la ligne des Pyrénées. Seules, les communes de Hendaye, Béhobie et Bidarray furent envahies.

Ces localités sont en relations incessantes avec la ville

d'Irun, dont elles ne sont séparées que par la Bidassoa. Or, Irun était alors ravagé par une épidémie assez violente.

Les mesures prises en 1885 consistèrent dans la formation d'un certain nombre de postes médicaux sur les principaux passages.

Les voyageurs étaient visités, les suspects et les malades gardés en observation. C'est ainsi qu'à Urdos et à Arneguy, on retint des cholériques qui succombèrent dans de petits lazarets improvisés. Le choléra s'y éteignit sans s'étendre en France.

Les vêtements, les linges de corps souillés furent détruits ou désinfectés.

Divers décrets, basés sur la loi du 3 mars 1822, furent promulgués. On proscrivit l'entrée des chiffons et drilles et des objets de literie ainsi que des légumes et fruits poussant au niveau du sol.

Ces décrets ont été renouvelés en juin 1890.

Ces différentes mesures, comme celles qui ont été prises en 1890, ne sont que l'application des notions scientifiques que nous possédons sur l'étiologie du choléra :

Nécessité, pour la transmission, d'un germe pathogène fourni par le malade et contenu dans ses déjections ; germe véhiculé par le malade, par les objets qu'il a souillés, par l'eau dans laquelle pénètrent ces déjections.

Les mesures prescrites en 1890 ressemblèrent donc beaucoup à celles qui furent exécutées en 1885.

Il y eut cependant une addition importante :

La création d'un service d'information, permettant de signaler l'arrivée de tout voyageur venu d'Espagne et de surveiller son état de santé au point d'arrivée pendant cinq jours, c'est-à-dire pendant le temps qui correspond à la période d'incubation du choléra,

Nous ne pouvons, en effet, empêcher le passage d'individus ayant le choléra à l'état d'incubation et ne se manifestant par aucun symptôme; mais nous prévenons la formation de foyers en pouvant prescrire l'isolement et la désinfection dès le début de la maladie.

Une seconde innovation fut l'installation, à Hendaye et à Cerbère, d'étuves à désinfection.

Ces mesures simples, faciles à exécuter, non vexatoires, ne sont pas comparables à celles que les Espagnols et les Italiens ont prises contre nous en 1884 et 1885.

Aussi l'appréciation des nations voisines leur a-t-elle été très favorable et les autorités sanitaires de plusieurs villes espagnoles sont venues en voir le fonctionnement dans le but de les imiter.

Les mesures prescrites semblent avoir donné les meilleurs résultats.

Sans doute le choléra d'Espagne de 1890 a été remarquable par son peu d'expansion. Il a cependant envahi un assez grand nombre de provinces, mais, malgré des communications incessantes qui n'ont pas été arrêtées un seul jour entre la France et l'Espagne, communications auxquelles les mesures prescrites n'ont imposé aucune entrave ni même aucun retard, deux cas seulement de choléra ont été observés dans notre pays et ces deux cas sont restés isolés.

Nous allons étudier successivement les faits observés pendant le cours de la campagne de 1890.

La frontière franco-espagnole avait été divisée, au point de vue de l'organisation du service, en deux parties.

La direction de la région orientale avait été confiée à M. Charrin; celle de l'occidentale, à M. Netter.

Nous nous occuperons d'abord de cette dernière, qui a donné passage au plus grand nombre de voyageurs.

Sur la ligne ferrée où le nombre des voyageurs est beaucoup plus considérable, on se servit de l'étuve qui facilita beaucoup le service et ne causa pas de retards dans le départ des trains.

Sur les autres routes, on fut obligé d'avoir recours à d'autres moyens de désinfection : l'eau bouillante, la solution de sublimé et d'acide phénique.

Six postes ont été ouverts : Hendaye, Béhobie, Daucharinen, Arneguy, le Peillon et Gabas.

Le plus important est celui de Hendaye, sur la voie ferrée, par lequel sont passés 72 000 voyageurs.

Ce chiffre est plus élevé de 4000 que celui de 1888 et de 6000 que celui de 1887.

A Béhobie, il a passé 22000 personnes.

La partie est des Pyrénées a donné passage à 37 233 voyageurs.

En somme, le total des personnes entrées en France par la frontière espagnole a été de près de 140 000.

Quelques incidents, peu nombreux et peu graves, se sont produits ; quelques déclarations n'ont pas été faites, quelques-unes ont été reconnues fausses et leurs auteurs poursuivis.

Mais ces faits très exceptionnels ont appris à la population qu'il y avait des règlements sanitaires et que ceux qui ne s'y soumettaient pas étaient exposés à encourir des peines.

Les malades, retenus après examen médical, se réduisent à quelques cas isolés.

Ces malades ont été mis en observation quelques heures seulement, sauf l'un d'eux atteint d'une gastro-entérite grave, qui est resté quatre jours en traitement au lazaret de Cerbère et en est sorti très amélioré.

En résumé, la création des postes sanitaires installés

à la frontière d'Espagne, pour empêcher l'importation du choléra en France, avait deux buts à réaliser.

1° Visiter les voyageurs.

Retenir les suspects et les malades pour les isoler.

Désinfecter ce qui était ou pouvait être contaminé.

L'isolement et la désinfection, dans ces cas, donnent, en effet, une garantie presque absolue.

Un local, convenablement aménagé, est installé.

Les individus qui y sont placés reçoivent des soins attentifs, qui doivent améliorer leur état de santé.

Ils ne sont plus un danger pour les autres voyageurs qui, rassurés par l'éloignement d'un voisinage inquiétant, peuvent sans inconvénient continuer leur trajet.

Il y a donc, dans ces mesures d'isolement, avantage et pour le malade et pour ses voisins de chemins de fer.

Ici, comme dans nos lazarets maritimes, l'isolement est assez facile à réaliser.

2° Le second but était de signaler, aux autorités des diverses localités françaises où se rendaient les voyageurs, leur arrivée, de façon qu'ils fussent soumis à une surveillance médicale pendant le temps qui correspond à l'incubation du choléra.

Connaître l'épidémie lorsque déjà elle s'est étendue, rend son extinction beaucoup plus difficile.

L'application du système du passeport sanitaire était pour nous une source de renseignements qui devait nous permettre d'agir vite et efficacement.

Un incident qui s'est passé à Lunel, et que je vais exposer brièvement, montre l'utilité de ce passeport sanitaire.

Le nommé Jean X..., venant des pays contaminés, passe à Cerbère, se rendant à Lunel, son pays.

Il est signalé à la mairie de Lunel par le poste sanitaire, et lui-même, à son arrivée, fait sa déclaration, puis il est pris de gastro-entérite grave, affection qui avait débuté à son départ d'Espagne.

Ces phénomènes s'aggravent, le diagnostic de choléra est porté par le médecin et par des professeurs de l'École de Montpellier.

Le diagnostic se confirme, le malade contagionne sa mère qui le soignait et qui succombe en vingt-quatre heures à une attaque foudroyante de choléra.

Lui-même, après plusieurs alternatives, finit par guérir.

En raison de la négligence de l'adjoint faisant fonction de maire, négligence qui a été punie d'une suspension de quinze jours, l'autorité supérieure n'a été prévenue qu'après trois jours de retard.

Cependant M. le Dr Charrin est parti immédiatement pour Lunel. Il a prescrit et fait exécuter les mesures d'isolement et de désinfection commandées en pareil cas et le choléra s'est éteint sur place.

Tel est le récit des mesures qui ont été prescrites sur la frontière des Pyrénées en 1890, pour empêcher le choléra de pénétrer d'Espagne en France.

En terminant, je dois signaler le concours empressé que nous avons rencontré de la part de tous : préfets, sous-préfets, médecins, directeurs des postes, étudiants en médecine, commissaires de police de surveillance, de la part de l'administration des douanes, des chemins de fer, de la gendarmerie, en un mot de tous, des fonctionnaires et employés de toutes les administrations et de tous les ordres.

J'ai pu, lors de mon inspection à la frontière des Pyrénées, constater que chacun faisait son devoir.

CHAPITRE XXIX

Les mesures hygiéniques, mesures de salubrité, d'aération et de ventilation, etc., sont le complément indispensable des mesures restrictives.

Lorsque le choléra menace d'envahir un pays, l'autorité doit prescrire des mesures préventives applicables aux localités et aux agglomérations d'individus ; elle doit interdire les foires, les grands mouvements de troupes, ordonner l'isolement dans les hôpitaux, surveiller surtout la provenance des eaux affectées aux usages domestiques. Elle doit enfin s'occuper des mesures individuelles, employer et faire employer les meilleurs agents de désinfection. Je n'entre pas dans les détails de ces mesures, et je renvoie, pour les développements, aux instructions du *Comité consultatif d'hygiène publique de France.*

Quant au public, il est bon qu'il sache que, dès que le choléra est apparu quelque part, on doit, indépendamment des précautions hygiéniques et générales individuelles, chercher à éviter tout contact qui n'est pas absolument nécessaire avec les malades qui en sont atteints, isoler ces malades autant que possible, et, comme le principe transmissible réside surtout dans des contages qui, provenant de leurs excrétions, pourront souiller les liquides et les corps solides avec lesquels elles sont en contact, la plus grande propreté sera recommandée. Il faudra également aérer avec le plus grand soin les appartements qu'ils occupent, ventiler sans cesse l'air qui les entoure, pour empêcher la concentration autour d'eux des contages morbides, les envelopper en quelque sorte d'une atmosphère chlorurée, phéniquée, qui neutralise ces contages, qui les décompose ; enfin placer les personnes nécessairement obligées de rester près des malades et au milieu de ces contages, dans des conditions hygiéniques qui en rendent l'absorption plus difficile et les mettent à même de résister plus efficacement à leur action.

Je donne en terminant les instructions du Comité d'hygiène contre le choléra, instructions qui ont été préparées en 1889 par une commission dont j'étais le rapporteur.

INSTRUCTIONS CONTRE LE CHOLÉRA.

Le germe du choléra est contenu dans les déjections et les matières de vomissement des malades. Il se transmet surtout par l'eau, les linges et les vêtements.

I. — PROPHYLAXIE PERSONNELLE.

Suivre une hygiène sévère.

Éviter toutes les causes de fatigue ; les refroidissements, surtout lorsque le corps est en sueur ; les excès de toute nature, de vin, de liqueurs alcooliques ; l'usage exagéré de l'eau glacée.

S'abstenir de fruits verts, de crudités.

L'eau potable doit être l'objet d'une attention toute particulière ; elle devra être bouillie si son origine inspire des doutes.

Les eaux minérales naturelles, dites eaux de table, sont recommandées.

II. — ISOLEMENT DU MALADE.

Le malade atteint de choléra doit être isolé.

Le malade est tenu dans un état constant de propreté.

Les personnes appelées à lui donner des soins pénètrent seules près de lui.

Elles s'astreignent aux règles suivantes :

Ne prendre aucune boisson ni aucune nourriture dans la chambre du malade.

Ne jamais manger sans s'être lavé les mains avec du savon et une solution désinfectante;

Se laver fréquemment la figure avec une solution désinfectante;

Se rincer la bouche de temps en temps et avant de manger avec une solution désinfectante.

III. — Chambre du malade.

La chambre est aérée plusieurs fois par jour.

Les rideaux, tentures, tapis et tous les meubles qui ne sont pas indispensables sont enlevés.

Le lit est placé au milieu de la chambre.

IV. — Désinfection.

Les désinfectants principalement recommandés sont :

Le sulfate de cuivre;
Le chlorure de chaux fraîchement préparé;
Le lait de chaux fraîchement préparé (1);
Le sublimé.

On fera usage des deux solutions suivant les circonstances indiquées plus bas :

L'une forte :

Sulfate de cuivre, chlorure de chaux 5 p. 100, c'est-à-dire 50 grammes de sulfate de cuivre, de chlorure de chaux dans un litre d'eau; lait de chaux 20 p. 100.

(1) Pour avoir du lait de chaux très actif, on prend de la chaux de bonne qualité, on la fait se déliter en l'arrosant petit à petit avec la moitié de son poids d'eau. Quand la délitescence est effectuée, on met la poudre dans un récipient soigneusement bouché et placé dans un endroit sec. Comme un kilogramme de chaux qui a absorbé 500 grammes d'eau pour se déliter a acquis un volume de 2 lit. 200, il suffit de la délayer dans le double de son volume d'eau, soit 4 lit. 400 pour avoir un lait de chaux qui soit environ à 20 p. 100. Pour désinfecter les selles des cholériques, on verse dessus une portion de lait de chaux égale en volume à 2 p. 100.

L'autre faible :

Sulfate de cuivre, chlorure de chaux 2 p. 100, c'est-à-dire 20 grammes de ces substances dans un litre d'eau, lait de chaux, 7 p. 100.

La solution de sublimé sera employée à 1 p. 1000 (*forte*) ou à 1/2 p. 1000 (*faible*), suivant les cas. La solution de sublimé sera colorée avec la fuchsine ou l'éosine additionnée de 10 grammes d'acide chlorhydrique par litre.

Lavage de la figure et des mains. — Pour le lavage des mains, se servir de la solution faible.

Rinçage de la bouche. — Pour se rincer la bouche employer une solution d'acide chlorhydrique à 4 p. 1000 (4 grammes d'acide chlorhydrique pour un litre d'eau).

Déjections. — Toutes les déjections des malades (matières de vomissements et matières fécales) sont immédiatement désinfectées avec l'une des solutions fortes. Le lait de chaux est particulièrement recommandé.

Un verre de l'une de ces solutions est versé préalablement dans le vase destiné à recevoir les déjections.

Ces déjections sont immédiatement jetées dans les cabinets, qui sont également désinfectés deux fois par jour avec l'une des solutions fortes.

Cabinets d'aisances. Éviers. — Comme les cabinets d'aisances, les éviers sont lavés deux fois par jour avec une des solutions fortes.

Linge de corps. — Les linges de corps *souillés* sont trempés imdiatement et restent pendant deux heures dans une des solutions fortes. Ils sont ensuite remis au blanchisseur qui les maintient dans l'eau réellement bouillante pendant une demi-heure avant de les soumettre à la lessive.

Les linges *non souillés* sont plongés dans une solution désinfectante faible. Les mêmes précautious sont prises par le blanchisseur. Aucun de ces linges n'est lavé dans un cours d'eau. L'eau pouvant être ensuite bue deviendrait le point d'une nouvelle épidémie.

Habits. — Les habits des malades et des garde-malades sont placés dans une étuve à désinfection par la vapeur sous pression pendant une demi-heure, ou bien dans l'eau maintenue bouillante pendant une demi-heure.

Si ces deux procédés ne peuvent être employés, les habits sont désinfectés par l'acide sulfureux de la façon qui est indiquée ci-dessous (*désinfection du logement infecté*).

Les habits souillés par les déjections des cholériques sont plongés pendant une heure dans l'une des solutions fortes.

Planchers, tapis, meubles. — Les taches ou souillures sur les planchers, les tapis, les meubles, etc., sont immédiatement lavées avec l'une des solutions fortes.

Matelas, literie, couvertures. — Ils sont placés dans une étuve à désinfection par la vapeur ou, à son défaut, soumis à la désinfection par l'acide sulfureux.

Cadavres. — Les cadavres sont le plus promptement possible placés dans un cercueil étanche, c'est-à-dire bien joint et bien clos, et contenant une épaisseur de 5 à 6 centimètres de sciure de bois, de façon à empêcher la filtration des liquides.

Ils seront immédiatement enterrés.

Désinfection du logement infecté.

La chambre habitée par un malade atteint de choléra n'est habitée de nouveau qu'après désinfection complète.

A. *Désinfection par l'acide sulfureux.* — On procédera par la combustion de 40 grammes de soufre par mètre cube de l'espace à désinfecter en opérant de la façon suivante :

On colle quelques bandes de papier sur les fissures ou joints qui pourraient laisser échapper les vapeurs sulfureuses.

On fait bouillir sur un réchaud pendant une demi-heure une certaine quantité d'eau, de manière à remplir la chambre de vapeur.

Du soufre concassé en très petits morceaux est placé dans des vases en terre ou en fer peu profonds, largement ouverts et d'une contenance d'environ un litre.

Les vases en fer sont d'une seule pièce ou rivés sans soudure.

Pour éviter le danger d'incendie, on place les vases contenant le soufre au centre de bassins en fer ou de baquets contenant une couche de 5 à 6 centimètres d'eau.

Pour enflammer le soufre, on l'arrose d'un peu d'alcool, ou on le recouvre d'un peu de coton largement imbibé de ce liquide auquel on met le feu.

Le soufre étant enflammé, on ferme les porte de la pièce et on colle des bandes de papier sur les joints.

La chambre n'est ouverte qu'au bout de vingt-quatre heures.

B. *Désinfection par le sublimé.* — La désinfection des murs crépis, blanchis à la chaux, couverts de papiers de tenture, sera faite méthodiquement sur toute la surface des parois des chambres, à l'aide de pulvérisations avec la solution forte de sublimé. On commencera à pulvériser cette solution à la partie supérieure de la paroi suivant une ligne horizontale et l'on descendra successivement, de telle sorte que toute la surface soit couverte d'une couche de liquide en fines gouttelettes.

Les planchers, carrelages, boiseries ou pisés seront lavés à l'eau bouillante, balayés, essuyés et arrosés avec la même solution.

L'administration municipale veillera à la désinfection et, au défaut des habitants, y procédera d'office.

Il est de son devoir d'assurer un abri aux habitants du logement pour procéder à une purification sérieuse.

La chambre n'est réhabitée qu'après avoir subi une ventilation d'au moins vingt-quatre heures.

V. — HYGIÈNE PRIVÉE.

Eau potable. — On doit veiller avec un grand soin à la pureté de l'eau potable.

En cas d'épidémie, boire de l'eau bouillie.

L'eau provenant des puits susceptibles d'être souillés est prohibée.

Les boulangers ne doivent jamais, dans la fabrication du pain, se servir de l'eau de ces puits.

Sont interdits dans les cours d'eau le lavage des linges contaminés, ainsi que la projection de toute matière des déjections.

Diarrhée prodromique. — Il y a lieu d'accorder une attention toute spéciale à l'état général de la santé publique afin d'empêcher que les maladies accidentelles et peu graves par elles-mêmes, notamment celles des organes digestifs, ne créent des dispositions individuelles favorables au développement du choléra.

Il est donc nécessaire d'instituer des *visites médicales préventives*.

Les médecins désignés à cet effet exercent une surveillance sur la santé des habitants de leur quartier et insistent près des familles sur la nécessité de traiter immédiatement les dérangements intestinaux.

Déclaration obligatoire. — Tout cas de choléra ou suspect de choléra doit être immédiatement déclaré à la mairie.

Isolement. — Le malade est immédiatement isolé.

Inspection. — Dans toute maison où survient un cas de choléra, une inspection est faite immédiatement par un médecin délégué de l'administration municipale qui prend d'urgence toutes les mesures nécessaires pour l'isolement et la désinfection.

Transport à l'hôpital ou dans une ambulance spéciale. — Lorsqu'un cas de choléra se déclare dans une chambre renfermant plusieurs habitants, le malade est transporté à l'hôpital ou dans une ambulance spéciale.

Les chances de guérison sont alors plus grandes et la transmission n'est pas à redouter.

Voitures. — Les voitures dans lesquelles ont été transportés des malades atteints de choléra doivent être désinfectées; elles seront lavées avec l'une des solutions fortes.

V. — HYGIÈNE PUBLIQUE.

Toutes les causes d'insalubrité qui préparent le terrain à l'invasion des épidémies doivent être écartées lorsqu'il s'agit de choléra.

Aussi les règles d'hygiène générale, applicables en tout temps, seront plus rigoureusement observées en temps de choléra, surtout en ce qui concerne :

La pureté de l'eau potable ;

Les agglomérations d'individus, les fêtes, les foires, les pèlerinages ;

La surveillance et l'approvisionnement des marchés;

La propreté du sol;

Le contrôle minutieux des puits et la recherche des causes possibles d'infection ;

L'enlèvement régulier des immondices (1);

(1) *Ordures ménagères.* — Les ordures ménagères, placées dans une caisse bien fermée, sont arrosées deux fois par jour avec l'une des solutions fortes en quantité suffisante.

Quand la caisse a été vidée, on verse à l'intérieur un verre d'une solution désinfectante forte.

Fumiers, amas d'immondices. — Les fumiers et amas d'immondices ne sont enlevés qu'après avoir été largement arrosés avec une des solutions désinfectantes fortes.

La propreté des habitations ;

La surveillance particulière des locaux, ateliers, chantiers, etc., destinés à la population ouvrière et industrielle ;

La propreté et la désinfection régulière des cabinets d'aisances publics et privés ;

La surveillance et la désinfection des fosses d'aisances ;

L'entretien et le lavage des égouts (1), etc.

La sollicitude de l'administration doit surtout porter sur la salubrité des quartiers et des habitations qui, lors des épidémies antérieures, ont été frappés par le choléra.

---

(1) Si l'on craint l'invasion d'une épidémie, pendant la *période qui peut précéder* cette épidémie, les égouts, les canaux, etc., sont **complètement** curés, les fosses d'aisances vidées, de façon qu'il y ait le moins de mouvement de matières en putréfaction pendant l'épidémie.

BIBLIOGRAPHIE (*)

Hippocrate, Traduction de Littré, t. V. Épidémies, liv. V, p. 247,271 ;
t. II, p. 495. Paris.

Arétée de Cappadoce, *De causis et signis morborum acutorum*, liv. II,
chap. iv et vi.

Susruta. — Édition F. Hessler, 1846-1850.

1563. Garcia d'Orta, *Les simples, les drogues et les médecines de l'Inde.*
Goa, in-folio.

1642. Bontius, *De medicina Indorum.* Leyde, in-folio.

1645. Vanderheyden, *Du trousse-galant dict choléra-morbus.* In-folio.

1653. Forestus, *Opera omnia, quator*, t. V. — *De stomachi affectibus*,
lib. 28. Rouen, in-folio.

1656-59. Rivière (Lazare), *Observationes, medicæ et curationes insignæ.*
La Haye, in-8. — Le même, *Opera medica universa.* Genève, 1737, in-
folio.

1684. Thévenot, *Relation de l'Indostan.* Paris.

1685. Dellon, *Relation d'un voyage des Indes orientales.* Paris.

1723. Sydenham, *Opera omnia medica*, t. I, p. 106. Gênes, in-folio.

(*) Nous avons omis à dessein, pour ne pas surcharger cette liste déjà longue, les mono-
graphies publiées sur le choléra, pour tout ce qui concerne la clinique, l'anatomie pathologique et la thérapeutique. — Nous n'avons cité également que les principaux comptes
rendus des épidémies.

438   BIBLIOGRAPHIE.

1734. Hoffmann (F.), *Medicina rationalis systematica*, t. IV, part. III. In-folio.

1749. Lemonnier, *Mémoires de l'Académie royale des sciences de Paris.* In-4.

1782. Sonnerat, *Voyage aux Indes Orientales et à la Chine.* Paris, in-8, p. 114.

1787. *Annales du Conseil de salubrité de Madras pour l'année 1787.*

1819. *Reports of the medical Board of Bombay on the Epidemic Cholera.* Bombay, in-8. — Anderson (W.-S.) *An account of Cholera morbus in India, 1817 and 1818.* Londres, in-8. — Stewart et Philipps, *Report of the Epidemic which has raged throughout Hindoustan.* Bombay, in-8.

1820. Jameson (J.-S.), *Report on the Epidemic Cholera Morbus,* as it visited the Territories subject to the Presidency of Bengala in the year 1817. Calcutta, in-8. — Tytler, *On Morbus Oryzeus,* etc. Calcutta, in-8. — Orton (W.), *One Essay on the Epidemic Cholera of India.* Madras, in-8 ; Londres, 1831, 2 vol. in-8.

1824. Scot (W.), *Report of the Epidemic Cholera,* as it has appeared in the Territories subject to the Presidency of Fort Saint-George, with a Map of the Peninsula of India. Madras, in-folio.

1825. Lembert (Ant.) et Lesieur (A.-J.), Sur le choléra (*Archives générales de médecine,* t. V, p. 138.)

1827. Gravier, Documents sur le choléra-morbus de l'Inde (*Annales de la médecine physiologique,* mars). — Keenned, *Notes of the Epidemic Cholera of India.* Calcutta, in-8.

1829. Searle, On Cholera (*London Medical Gazette).* — Chauffard (d'Avignon), Mémoire sur le choléra-morbus (*Journal général de médecine,* janvier). — Annesley, *Sketches of the most prevalent Diseases of India,* comprising a Treatise on the Epidemic Cholera of the East... Londres, in-8.

1830. Roche, Choléra (*Dictionnaire de médecine et de chirurgie p atiques,* t. V, p. 255). — Moring (Fr.-Gust.), *Dissertatio de historia Choleræ.* Leipzig, 1830, in-4. — Keraudren (P.-F.), *Mémoire sur le choléra-morbus de l'Inde.* Paris, in-8, 2ᵉ édition, 1831.

1831. Behrend (F.-J.), *De reis der cholera-morbus, uit Azie naar Europa.* Amsterdam. — *Beiträge zur Poleoprophylaxis... Cholera.* Brunswick. — Borchard (J.-S.), *Kurze Darstellung der Cholera* und unfehlbare Heilmethode derselben nach den Grundsatzen des Talmud bearbeitet. Berlin. — Buet (J.-A.), Histoire générale du choléra-morbus depuis 1317 jusqu'en août 1831 (*Journal complémentaire des sciences médicales*). — Double,

Rapport sur le choléra-morbus, lu à l'Académie de médecine, en séance générale, les 26 et 30 juillet 1831. Paris. — DURINGE, *Observations et notes sur le choléra-morbus oriental.* Paris. — FUNCKE (Ferdinand), *Choleram asiaticam non esse contagiosam.* Berlin. — FODÉRÉ (F.-E.), *Recherches historiques et critiques sur la nature, les causes et le traitement du choléra-morbus d'Europe, de l'Inde*, etc., *spécialement appliquée à l'hygiène publique.* Paris, in-8. — GAUTHIER (L.-P.-Aug.), *Rapport sur le choléra-morbus* fait à la Société de médecine de Lyon, au nom d'une commission... Lyon. — GMELIN (F.-G.), *Die ostindische Cholera.* Tubingue. — HARLESS (Chr.-Fr.), *Die indische Cholera* nach allen ihren Beziehungen geschichtlich, pathologisch, diagnostisch, therapeutisch und als Gegenstand der Staats-und Sanitätspolizei dargestellt. Brunswick. — HOVASSE, *Notice sur le choléra—morbus.* Nancy. — LEMASSON (T.-H.), *Aperçu historique et médical sur le choléra-morbus.* Paris. — KENNEDY (James), *The history of the contagious Cholera*, with facts explanatory of its origin, and laws for its rational method of cure. Londres. — LECRET (F.), *Mémoire sur l'épidémie actuelle*, désignée sous le nom de choléra-morbus de l'Inde, contenant une analyse de tout ce que les auteurs les plus estimés ont écrit sur les causes... de cette maladie et sur les moyens de s'en préserver. Paris. — LICHTENSTADT, *Die asiatische Cholera in Russland, 1829-1830.* Berlin. — MOREAU DE JONNÈS, *Rapport au Conseil supérieur de santé sur le choléra-morbus pestilentiel, ses irruptions dans l'Indoustan.* Paris, in-8. — SCHEEMANN (C.), *Beiträge zur Geschichte und Behandlung der asiatischen Cholera.* Hanovre. — SCHNURREN (T.), *Die cholera-morbus, ihre Verbreitung, ihre Zufälle.* Stuttgart. — SCOUTETTEN (H.), Histoire médicale et topographique du choléra-morbus. Metz. — TROY (Dominique), *Précis historique sur le choléra-morbus*, ou précautions à prendre contre ce fléau. Paris. — WINKLER (Jos. Magn.), *Die orientalische Cholera*, ihre Geschichte, Entstehung und bisherige Verbreitung, Verlaufsweise, Symptomen. Olmütz. — NICOLAI (H.), *Quædam de Cholera quam Celsus descripsit ejusque similitudine cum Cholera asiatica.* Berlin. — NOTIZIE, *Memorie ed istruzio riguardante il Cholera morbus*, raccolte dalle opere più accreditate recentemente emanate per cura delle pubbliche autorità estere e da giornali moderni. Naples. — PFEIFFER (Guill.), *De Choleræ-morbi contagio.* Berlin. — TILESIUS (W.-O.), *Neueste ableintende Behandlungsart der krampfartigen Cholera asiatica.* Leipzig. — Algemeen rapport der commissie tot het ondersoeken van den aard... van den aziatischen Braakloop. La Haye. — *Archief voor den aziatischen Braakloop in de stad en provincie.* Utrecht. — *Ibid.* 1833. — ARNZTENIUS, Bijdragen tot de hennis en behandeling van den aziatischen Braakloop in Nederland, Amsterdam.

1832. BOUILLAUD, *Traité pratique, théorique et statistique du choléra-morbus.* Paris. — BROUSSAIS (F.-J.-V.), *Le choléra-morbus épidémique.* Paris. — BUEK (H.-V.), *Die Verbreitungsweise der epidemischen Cholera* mit besonderer Rücksicht auf den Streit über die Contagiosität derselben, historisch und kritisch bearbeitet; mit nachträglichen Zusätzen und Anmerkungen. Halle. — BURDACH (K.-Fr.), *Historisch statistische Studien über die Cholera-epidemie.* Kœnigsberg. — CLOT-BEY, *Quelques mots sur le choléra à l'Institut et à l'Académie de médecine de Paris*, suivi d'une réponse à la *Gazette de France* et à M. Grimaux de Caux, et d'une relation de l'épidémie de choléra qui a régné en 1831, en Arabie et en Égypte. Paris. — DELPECH (J.), *Études sur le choléra-morbus.* Paris. — DERAN (C.), *Dissertatio historiam Choleræ-morbi sistens Pest.* — DOUCET (Francisco), *Tratado del Cholera-morbus de la India.* Vera-Cruz. — DUBOIS (H.), *Recherches sur l'origine et la nature du choléra d'Asie, et traitement de cette maladie.* Soissons. — GAULTIER DE CLAUBRY (Emm.), *Sur le choléra (Journal universel et hebdom. de médecine).* — GENDRIN (A.-N.), *Documents sur le choléra-morbus épidémique*, transmis par lettre à un médecin de province. Paris. — GÉRARDIN (A.) et GAIMARD (P.), *Documents officiels sur la marche du choléra et sur l'histoire des cordons sanitaires.* Paris. — JANCOWICH (A.), *Die epidemische Cholera* in den Jahren 1817-1832. Ofen. — LEPELLETIER (A.), *Principes généraux sur la nature... du choléra-morbus*, précédés d'une notice sur l'itinéraire de cette maladie. Le Mans. — LITTRÉ, *Du choléra oriental.* Paris. — LOMBARD (H.-C.), *Notes historiques sur le choléra-morbus* et sur les principales épidémies de cette maladie depuis 1817 jusqu'au mois d'octobre 1831. Genève. — MÉNARD, Sur le choléra (*Gazette médicale*). — MONTBRION, *Mémoire historique et statistique sur l'origine et la propagation du Choléra-morbus asiatique dans toutes les parties du globe.* Paris. — OTTAVIANI (Vincenzo), *Intorno all' origine del Colera indiano* ed e varie controversie insorte fra gli scrittori di queste malattia, considerazioni. Urbino. — PROST (P.-D.), *Traité du choléra-morbus*, contenant l'analyse critique de tout ce que les auteurs anciens et modernes ont écrit sur le choléra-morbus. Paris. — PRUYS VAN DER HOEVEN (E.), *Historische lessen over du Cholera.* Leyde. — ROCHOUX, Notice sur le choléra (*Archives générales de médecine*). — SANDER (Geo.-Carl.- Heinr.), *Tabulæ chronologicæ pestes gangeticæ dissipationem explicantes.* Accedit tabula geographica. Brunswick. — SMITH, *Discours académique sur le choléra.* Paris. — WOLOWSKI, *Documents sur le choléra-morbus.* Paris.

1833. ETOC-DEMAZY (F.), *Du choléra-morbus.* Le Mans. — NAGEL (C.-F.). *Antiquitates choleric*, Altona. — VAN ESSCHEN, *Du choléra-morbus asiatique.* Bruxelles.

1834. BOUCHARLAT (J.-L.), *Précis historique sur le choléra* (article de l'ouvrage : *Le Choléra*). Paris. — FERRUS, choléra sporadique (*Dictionnaire de médecine*, t. VII, p. 458). — BENOISTON DE CHATEAUNEUF, *Rapport sur la marche et les effets du choléra-morbus dans Paris*, par la commission du département de la Seine. Paris, in-4. — VILLERMÉ, *Note sur les ravages du choléra dans les maisons garnies de Paris*, depuis le 29 mai jusqu'au 1er août 1831 (*Annales d'hygiène publique et de médecine légale*). Paris. t. XI, p. 385. — WILDE (P.-G.-B. DE), *Dissertatio* continens epidemiæ choleræ asiaticæ historiam. Leyde, 1835, in-8.

1835. BUISSON, *Traité raisonné sur le choléra.* Paris. — FABRE (Augustin) et CHAILANT (Fortuné), *Histoire du choléra-morbus asiatique*, depuis son départ des bords du Gange, en 1817 jusqu'à l'invasion du midi de la France, en 1836 ; accompagnée de tableaux statistiques dressés d'après des documents officiels. Marseille. — Behm (Axel Herman), *Om Cholera farsoten*. Upsal.

1836. Ferniot, *Du choléra* (*Thèse de Strasbourg*). — Frizon (A.-B.) *Coup d'œil sur les diverses opinions émises concernant les causes productrices du choléra-morbus épidémique.* — Richter (G.-Aug.), Die orientalische Cholera, nach fremden und eigenen Ansichten und Erfahrungen monographisch dargestellt. Berlin.

1837. Perone (Antonio), Repertorio generale storico-analitico-terapeutico del Colera, e delle più notevoli cose che intorno a questo morbo si esposero da che Ippocrate visse fino all' anno 1836. — Wierrer (C.-Matth.), Itinerarium der iudischen Cholera-epidemie in chronologischen tabellen von ihrem ersten Ausbruche in Indien im Jabre 1817 bis zu ihrem jüngsten Auftreten innerhalb der Grenzen unseres deutschen Vaterlandes. Wurzbourg.

1838. Moreau de Jonnès, *Notes historiques sur le choléra-morbus* et sur les principales épidémics de cette maladie, depuis 1817 jusqu'au mois d'octobre 1831. Genève, in-8. — Origine du mot choléra (extrait du *Réparateur*). Lyon.

1840, Graves, Essay on the progress of Asiatic Cholera (*Dublin Journal of medical Science*, p. 355).

1844. Merriman (S.-W.-J.). Some statistical Records of the progress of the Asiatic Cholera over the globe. London, in-8 de 29 pages (*Transactions of the medico-chirurgical Society*).

1847. Milroy (Gavin), The Cholera not to be arrested by quarantine ; a brief historical sketch of the great epidemic of 1817, and its invasions of Europe iu 1831-32 and 1847... London.

1848. Lasègue, *De la marche du choléra dans la Russie méridionale* (*Archives générales de médecine*, p. 114). — Pauwels, *Traité du choléra-morbus*. Paris. — Konigsfeld (G.-A.), Kurse Darstellung des Weltganges der Cholera vom August 1817 bis zum januar 1837 und der gegen dieselbe durch die Erfahrung am meisten erprobten Schutzmaassregeln. Nebst hurzem Hinblick auf ihre neuesten Wanderungen und Fortschritte... Aachen. — Ennemoser (J.), *Was is die Cholera?* Stuttgart. — Martinenq, *Choléra de Toulon* (1835). Appréciation des causes qui le rendirent si terrible, et moyeus d'en atténuer les funestes effets en cas de réapparition. Toulon. — Remer (Ch.-J.-W.-P.) et Neugebauer (Lud.-Ad.), *Die asiatische Cholera*. Gorlitz. — Varlez, *Coup d'œil sur le choléra asiatique*. Bruxelles.

1849. Block (J.-G. de), *Over de Cholera-morbus*. Gent. — Coventry (A.-B.), Epidemic Cholera, its History, Causes, Pathology, and Treatment.

Buffalo. — Agar de Bus, Théorie des causes physiques qui produisent le choléra-morbus asiatique et déterminent sa marche constante des frontières sud et sud-est de l'Indoustan et de la Chine vers le pôle nord-ouest de l'Europe, présentée à l'Académie des sciences. Issoudun. — Fourcault, Recherches sur la contagion du choléra asiatique (*Comptes rendus de l'Académie des sciences*). — Le même, Conditions géologiques et hydrographiques qui favorisent le développement et la marche du choléra asiatique (*Gazette médicale*, p. 157, 338, 357). Paris. — Tardieu (Ambroise), *Du choléra épidémique*. Paris. — Jacquez (Pierre), Histoire du choléra, de ses causes, des moyens propres à préserver de cette maladie. *Mémoire lu à la Société d'agriculture de la Haute-Saône*, dans ses séances du 28 avril et du 26 mai 1849. Vesoul. — Knox (Alex.). Inquiry into the Actual State of our Knowledge of Cholera, Dublin. — Kortum, *Von der Cholera*. Rostock. — Nerollot, *Du choléra-morbus en 1845, 1846, et 1847*, avec deux cartes indiquant sa marche pendant ces trois années, suivi de l'histoire du choléra-morbus à Constantinople en 1848. Paris. — Tardieu, *Du choléra épidémique* en 1849. Paris. — Tholozan, Recherches sur quelques points d'anatomie et de physiologie pathologique (*Gazette médicale*, p. 557). — Simpson, *Observations on Asiatic Cholera*. Londres. — Bastler (Ant.), Unleitung zur Verhütung der Cholera. Leipzig, 1850, in-12.

1850. Hamernyk, Die epidemische Cholera. Prague. — Blondel, Rapport sur les épidémies de choléra de 1832 et 1849. Paris. — Briquet et Mignot, *Traité pratique et analytique du choléra-morbus*. Paris. — Bushnan (J. Stevenson), *Cholera and its Cures*. An historical sketch... London. — Mac Culloch (George), et Maclaren (A.-C.), The phenomena of pestilential Cholera in relation to the Grade of Attack and the Treatment; its Pathology Origin and Spread and the Means of Prevention. Londres. — Hamburger, Die Cholera und ihre Heilung. Breslau.

1851. Singer, *Die Cholera epidemica*, Leipzig.

1852. Report of the general Board of Health on the Epidemic Cholera of 1848 and 1849. Londres.

1853. Coghlan (John), Practical Observations on the History, Nature and Treatment of Cholera asphyxia... Dublin. — Junius (W.-M.-S.). De aziatischen Cholera. Leyde.

1854. Baly, On the Cause and Mode of diffusion of Epidemic Cholera. Londres. — Barbosa (Antonio-Maria), Ensaio sobre a Cholera epidemica. Lisbonne. — Brefeld (Franz), Die endliche Austilgung der asiatischen Cholera. Breslau. — Lebert, Vortraege über die Cholera. Erlangen. — Meyer (L.), Beiträge zur Pathologie des Choleratyphoïds (*Virchow's Archiv*, t. VI). — Macloughlin Result of au Inquiry into the Invariable Existence of Premonitory diarrhœa in Cholera. Londres. — Pezzoni (A.), *Inefficacité des quarantaines contre le choléra-morbus*. Paris.

1855. AUBERT-ROCHE, Rapport sur le choléra de l'isthme de Suez (*Journal de l'isthme*). — BRICKA (T.-H.), Cholera epidemien Danmark i Aaret 1853. Copenhague. — FOUCART (A.), Quelques considérations pour servir à l'histoire de la suette et du choléra, et des rapports qui ont existé entre l'épidémie de 1849 et celle de 1854. — GIRAUD (A.), Précis historique et guérison du choléra épidémique. Paris. — HUSEMANN, Die Contagiosität der Cholera. Erlangen. — JORG (Johann-Christ-Gottfr.), Die ganzliche Unterdrückung der asiatischen Cholera. Leipzig. — MAGNUS (J.-C.), Nogle billeder af Kjobenhavn under Cholera epidemien. Copenhague. — PETTENKOFFER (M.), Untersuchungen und Beobachtungen über die Verbreitungsart der Cholera. Munich. — LE MÊME, Zur Frage über die Verbreitungsart der Cholera. *Ibid.*

1856. THIERSCH, Infections Versuche an Thieren. Munich. — TIGRI, Del Colera morbus. Milan. — PIRONDI, De la transmissibilité du choléra. Marseille.

1857. MARC D'ESPINE, Esquisse des invasions du choléra en Europe, rôle joué par la Suisse en particulier, et théorie de la propagation du choléra (*Archives générales de médecine*). — NOURSE (W.-E.-C.), A short and plain History of Cholera, its Causes and Prevention, 16 p. London. — LONGUEVILLE (P.-F.-Thomas), *Recherches sur le choléra asiatique*, Paris.

1858. PINKERTON, The Spread of Cholera by Personal communicating as seen in the Crimean Campaign (*Edinburgh medical Journal*). — AYRE, On Communicability of Cholera (*Lancet*).

1860. MOREHEAD. The Diseases of India. Londres, in-8. — HIRSCH, Handbuch der historisch, geographischen Pathologie. Erlangen.

1861. BROCHARD, *Du mode de propagation du choléra*. Paris. — CORDES (E), Die Cholera in Lübeck. — RANALD-MARTIN, The Influence of Tropical Climates. Londres, in-8.

1862. *Documents statistiques et administratifs concernant l'épidémie de choléra de 1854*, comparée aux précédentes épidémies cholériques qui ont sévi en France, publiés par ordre et sous les auspices du ministre de l'agriculture, du commerce et des travaux publics. Paris, in-folio.

1865. ARMAND, Du choléra observé en Cochinchine. Paris. — ARMIEUX, Répartition du choléra en France. Toulouse. — CHEVREUL, Vues chimiques sur le choléra (*Comptes rendus de l'Académie des sciences de Paris*). — PACCINI, Sulla causa specifica del Colera asiatico, il suo processo patho-logico. Florence. — DECHAMBRE (A.), Coup d'œil historique sur la période prémonitoire du choléra (*Gazette hebdomaire de médecine*, t. II, p. 805). — FABRE (Augustin), Étude sommaire sur l'importation du choléra. Paris. — FRÉMAUX, Révélation sur quelques vérités utiles et pratiques sous le rapport des causes et des effets de certaines épidémies (choléra) et autres calamités. Paris. — HAESER, Lehrbuch der epidemischen

Krankheiten, p. 765. Iéna. — Kiehl, Ursprung und die Verhütung der Seuchen. — Marey, Essai de théorie physiologique du choléra (*Gazette hebdomadaire de médecine et de chirurgie*). — Mignot, Du choléra sporadique (*Gazette hebdomadaire de médecine et de chirurgie*, p. 178, 212). — Milroy (Gavin). Sketch of the Geography of Epidemic Cholera (*British and foreign. medico-chirurgical Review*, t. XXXVI, p. 434). — Schneff, Le pèlerinage à la Mecque. Paris. — Worms, De la propagation épidémique du choléra. Paris.

1866. Beaudrimont (A.), Recherches expérimentales et observations sur le choléra épidémique. Paris. — Beale, Microscopic. researches on the Cholera (*Medical Times and Gazette*). Londres. — Bonnafont (J.-P.), Le choléra et le congrès sanitaire. Paris. — Chapman (John). Diarrhœa and Cholera; their Nature, Origin and Treatment, through the Agency of the Nervous System. Londres. — Bucquoy, Documents pour servir à l'histoire de la transmission du choléra (*Bulletins et mémoires de la Société médicale des hôpitaux*, 2e série, t. II). Paris. — Cazalas, Examen théorique et pratique de la question relative à la contagion et à la non-contagion du choléra. Paris. — Dechambre (A.). Un dernier mot sur la période prémonitoire du choléra (*Gazette hebdomadaire de médecine et de chirurgie*). — Didiot (P.-A.), Étude nouvelle du choléra, historique, dynamique, prophylactique, Paris. — Didiot (P.-A.) et Guès (Ch.), Choléra épidémique de 1865. Origine du choléra à Marseille. — Égypte et choléra. Paris. — Erichsen (J.). Ueber die Ausbreitungsart Gund den ang der Cholera (*St-Petersburger med. Zeitschr.*, X, 6,309). — Duvivier (E.), Fauvel (A.), Conférence sanitaire internationale. Rapport sur les questions du programme relatives à l'origine, à l'endémicité, à la transmissibilité et à la propagation du choléra. Constantinople. — Halmagrand. Le choléra est-il contagieux? Orléans. — Pacini (P.), Della natura del Colera asiatico. Florence. — Hisch (G.), Recherches sur la constitution et l'extension du contage cholérique (*St-Petersburger medicinal Zeitschrift*). — Maurin (Sélim-Ernest), Analyse et synthèse de l'épidémicité cholérique. Question sociale. Origine, développement, propagation des épidémies de choléra, avec 2 cartes. Marseille. — Solari (L.-J.-M.), Destruction des agents propagateurs du choléra. Marseille. — Soviche, Note sur la cause présumée du choléra. Saint-Étienne. — Procès-verbaux de la Conférence sanitaire internationale de Constantinople.

1867. Argman (Carl), Zur Cholera Frage. Erfurt. — Axmann (Carl), Die indische Cholera. Erfurt. — Jencken, The Cholera ; its origin. Londres. — Besnier (Jules), Recherches sur la nosographie et le traitement du choléra épidémique (*Thèse de Paris*). — Delerne (L.-G.), Recherches sur les causes primordiales du choléra épidémique. Lyon. — Fenicia, Disertazione sul Cholera morbus. — Huette, Recherches sur l'importation, la transmission et la propagation du choléra en province. Montargis. — Girette (J.), La civilisation et le choléra. Paris. — Macpherson (J.), On Cholera as carried by ships (*Medical Times and Gazette*). — Netter (A.), De la contagion en général, et de celle du choléra en particulier. Strasbourg. — Pettenkofer et Macpherson, Essai sur l'étiologie du choléra (*Bayer. arztl. Intelligenz-blatt*). — Cornevin (Armand-Marie-Charles-Isidore), De la nature du choléra et des grandes épidémies (*Thèse de Paris*). — Gaskoin (George), Contributions to the Current Literature of Cholera (*British and foreign. medico-chirurgical Review*, t. XI, p. 21?. London. — Lecadre (Ad.). Le choléra-morbus épidémique au Havre et dans l'arrondissement en 1865 et 1866. Paris. — Seux, Encore quelques mots sur la contagion du choléra épidémique. Marseille. — Verney, Quelques réflexions sur les quarantaines et quelques souvenirs sur le choléra. Montpellier.

1868. Briquet, *Rapport sur les épidémies* du choléra-morbus qui ont régné de 1817 à 1850 (Mémoires de l'Académie de médecine, t. XXXVIII, p. 56). — Cazalas, Complément à l'examen théorique et pratique de la question relative à la contagion et à la non-contagion du choléra. — Fauvel (A.), Le choléra, étiologie et prophylaxie, origine, endémicité, transmissibilité, propagation, mesures d'hygiène, mesures de quarantaine et mesures spéciales à prendre en Orient pour prévenir de nouvelles invasions du choléra en Europe ; exposé des travaux de la Conférence sanitaire internationale de Constantinople, mis en ordre et précédé d'une introduction. Paris. — Griesinger, *Traité des maladies infectieuses*. Trad. par Lemattre. Paris. in-8. — Lawson, Cholera (Army Medical Department Report for the year 1866). — Lemaire (Jules), Le typhus, le choléra, etc., sont-ils dus aux infusoires ? Paris. — Tholozan, *Du choléra dans l'Inde* depuis le xvi° siècle jusqu'à la fin du xviii° (*Gazette médicale*). — Vacher, Statistique du choléra de 1865 et 1867 en Europe. Strasbourg.

1869. Mader, Sur les formes graves du choléra nostras (*Wiener medizinische Wochenschrift*, n° 71). — Scoutetten (H.), Histoire chronologique, topographique et étymologique du choléra. Paris.

1870. Macnamara (C.), Historical account of Cholera (p. 2 de *A treatise on Asiatic Cholera*). London. — Tacheron (Louis-Edmond), Historique du choléra (p. 11 de *Considérations sur le choléra dit nostras*. Thèse n° 18). Paris.

1872. Pettenkofer (Max. V.), Ueber den gegenwärtigen Stand der Cholera Frage und über die nachsten zur weiteren Ergründung ihren Ursachen (*Zeitschrift fur Biologie*). Munich.

1873. Blanc (H.), Des causes et de la propagation du choléra (*Revue des cours scientifiques*, 30 août). Paris. — Cunningham (A.), Microscopical and physiological Researches into the Nature or Agents producing Cholera (*Lancet*, 1er février). Londres. — Murray (John), On the Channels through wich Cholera is communicable (*British med. journal*, p. 216). — Murray (J.), Remarks on M. Pettenkofer's Views on Cholera in India (*Brit. med. journal*, 1 mars). Londres. — Pellarin (Ch.), Les déjections cholériques agents de transmission du cnoléra (*Comptes rendus de l'Académie des sciences*, 15 septembre). — Proust (A.), Essai sur l'hygiène internationale, ses applications contre la peste, la fièvre jaune, le choléra asiatique. Paris. — Recke (William, baron de), Die Cholera, die Ruhr, das Wechselfieber und die Helminthiasis auf Grundlage fünfundzwanzigjahriger Erfahrung, als verwandle nach einem demselben Principe zu behandelnde Krankheiten, dargestellt. Leipzig und Heidelberg.

1874. Besnier (E.), Contribution à l'étude des épidémies cholériques, 1866-1873 (*Union médicale*). Paris. — Colin (L.), Le choléra, ses foyers, influence de l'air et de l'eau sur sa propagation (*Union médicale*). Paris. — Munro, Remarks upon Malarious Fevers and Cholera (*Army med. Report for year* 1872). — Saint-Vel, De quelques analogies entre le choléra et la fièvre jaune (*Gaz hebdom. de méd. et de chirurgie*, n° 41). — Conférence internationale à Vienne, Comptes rendus. Vienne, in-4.

1875. Blanc (H.), A Fact bearing on the Etiology of Cholera (*Lancet*, t. II, p. 270). Londres. — The Cholera epidemic of 1873 in the United States. Washington. — Decaisne (E.), La théorie tellurique de la dissémination du choléra (*Annales d'hygiène et de méd. légale*, t. XLIV, p. 63). — Quissac (J.), Choléra asiatique, sa nature et son traitement (*Montpellier médical*, p. 93).

1876. Briquet, Rapport sur les travaux relatifs au choléra asiatique (*Bulletin de l'Académie de médecine*, n° 38). — Cambrelin, Discours sur la contagiosité du choléra asiatique (*Bull. de l'Académie de médecine de Belgique*).

1877. Cunningham (D.-P.) et Lewis (T.-R.), Du choléra dans ses rapports avec certains phénomènes physiques (*Pratictioner*, avril). — Decaisne et Pettenkofer, Étude sur la théorie tellurique du choléra asiatique (*Bulletin de l'Académie de médecine de Paris*, p. 1242 à 1244). — Mignot, Le choléra dans le centre de la France (*Comptes rendus de l'Assoc. fr.*, 5ᵉ session, p. 703. — Spinzig (C.), Choléra; de son apparition, de sa marche et de sa nature. Saint-Louis.

1878. Bryden (J.-L.), The Cholera. History of 1875 and 1876 illustrating how the area of Hindostan when unoccupied is re-invaded by epidemic Cholera. Reports bringing up the statistical history of the European Army in India... to 1876. In-folio 273 à 331. Calcutta. — Fauvel, *Note sur une épidémie de choléra* observée parmi les pèlerins à leur retour de la Mecque. Paris. — Réveillé de Beauregard, Notice historique et statistique sur l'épidémie de choléra en Égypte en 1865. Marseille, in-8. — Lindwurm. Des cas de choléra observés à l'hôpital pendant l'épidémie de 1873-74, à Munich (*Annalen der stadtischen Krankenhäuser zu Munich*, p. 407). — Majer (C.), Contributions à la statistique médicale publiée par la Société de statistique médicale de Stuttgart. — Proust, Rapport au Comité d'hygiène publique sur le pèlerinage de la Mecque de 1877. Paris.

1879. Cholera in India in 1879 (*Lancet*). Londres. — Cholera and Pilgrims (*Indian med. Gazette*, t. XIV). Calcutta. — Cholera in Indian. —

Berichte der Cholerakommission für das deutsche Reich, 1873-1874. Berlin. — Deutschbein, Die Cholera epidemien im Schweinitzer kreise während der j. 1850 und 1866, nebst Bemerkungen über das Wesen und die Verbreitungsweise der Infectionskrankheiten überhaupt, und der Cholera insbesondere (*Vierteljahrschrift für gericht. Med.*, p. 69 à 87; et 1880, p. 146 à 168, p. 340 à 348). Berlin. — Grimshaw, Critical review on some Works recently made on Cholera (*Dublin journ. of med. science*, novembre, p. 387). — Horton (J.-A.-B.), Epidemic Cholera (*Dis. tropical climate*, 2° édit., p. 302 à 398). — Krasinski (H.), Przyczynek donosogenii cholery i dzumy (*Gazeta lezarska*, XXVI, p. 61 à 64). Varsovie. — Loch (J.-R.), Report on the outbreak of Cholera in the Bareilly Lunatic Asylum in april 1878 (*Indian medical Gazette*, n° XIV, p. 95 à 98). Calcutta. — Meissner (Em.-App.), Sur le choléra infantile (*Samml. klin. Vorträge*, n° 15). — Minamioka (M.), Notes on Cholera in Japan. Tokio. — Pacini (P.), Del processo morboso del Colera asiatico del suo stadio di morte apparente e della legge matematica da cui è regolato (*Sperimentale*, p. 573 à 597). Florence. — Proust (A.), Du pèlerinage à la Mecque et de l'influence qu'il peut exercer sur la propagation du choléra en France. (*Bull. de la Soc. de médecine publique*). Paris. — Edlridge (Stuart), The nature of the present Epidemic, is it Malignant or Asiatic Cholera? Yokohama. — Linarès (F.), Une épidémie de choléra au Maroc en 1878. Paris. — Du Moulin (N.), Enquête à l'occasion de l'épidémie du choléra de 1866 dans la ville de Gand (*Annales de la Soc. de médecine de Gand*, p. 76 à 184). — Lawson (R.), Remarks on the Cholera epidemic of 1875 in India (*Transactions of the epidemiological Society*, p. 79 à 91). Londres. — Lewis (T.-R.), The sanitary Commissioner of India on the prevaling doctrines as to the Causes of Cholera in their Relation to Sanitary Improvents (*Practitioner*, p. 138 à 147). Londres. — Mac Clellan (E.), On the Introduction of Asiatic Cholera into the United States in 1873 (*Ibid.*, p. 92 à 112). — Wortabet (J.), A sketch of the recent Cholera Epidemic in Syria (*Transactions of the epidemiological Society*, p. 1 à 8). Londres.

1880. Cornish, The Cholera at Kamkapatti (*Med. Times and Gazette*, p. 214). Londres. — Cunningham (J.-M.), Report on the Cholera Epidemic of 1879 in Northern India, with special Reference to the supposed Influence of the Hurdwar fair. Calcutta. — The epidemic of so called winter Cholera the present winter in Chicago (*National Bord of Health Bulletin*, t. II, p. 721). Washington. — Gunning (J.-W.), De Cholera in Japan (*Nederland. Tijdschrift v. Geneeskunde*, p. 199). Amsterdam. — Laboulbène, Le choléra (*Gazette des hôpitaux*, p. 409, 417, 425). Paris. — Kazanski (F.-J.), Epidemija ostrago jeludochnokishechnago Katarra, Cholera nostrum ve voiskach, raspolojen, lagerem pode g Saratovom lietom, 1880 (*Vrach. Vaidom*, 1881). Saint-Pétersbourg. — Marston, Cholera, its Natural Laws and Progress (*Army medical department Report*, 1878). Londres. — Pearse (W.-H.), Suggestions on Epidemics and the Prevention of Cholera (*Med. Press and circular*, p. 338 à 390). Londres. — Ray (R.), The Dissemination of Cholera by Human intercourse (*Indian medical Gazette*, p. 24). Calcutta.

1881. Beauperthuy (L.-D), Descubrimiento hecho acerca del Cólera morbus (*Union medic. Caracas*). Colera fra i pellegrini reduci dalla Mecca ora di stazione all' accampamento quarantenario di El-Visch (*La Salute*). Gênes. — Cookson (N.), Cholera in India (*Lancet*). Londres. — Dickson (E.-D.), Le choléra-morbus de 1881. Trad. par Stécoulis (*Journal d'hygiène*). Paris. — Mohedano (P.), El Cólera morbo esporádico y epidémico (*Andalucia med. Cordoue*, p. 183 à 188). — Murray (J.), On the Influence of Fairs, floods, Famine and Season, on the Development and Dissemination of Cholera (*Pratictioner*, t. XXXVI, p. 305 à 315). Londres. — Quinn, Du choléra infantile (*American practioner*, octobre). — Pettenkofer (M.), Ueber Cholera und deren Beziehung zur parasitaren Lehre (*Aerztlichenin. Bl.*, XXVIII, p. 47 à 49). Munich. — De Renzy, Cholera in India (*Lancet*, t. II, p. 748). Londres. — Racdliff (J.-N.), On certans Appearances of Cholera in the Countries lying between Europe and India, since the year 1874 (*Pratictioner*, t. XXVI, p. 63 à 80). Londres. — Ripa (L.), El Colera morbo in Italia en los años 1855 y 1867 (*Enciclop. medico-farmaceut.*). Barcelone. — Simmons (D.-B.), Cholera Epidemics in Japan. With a monography on the Influence of the Habits and Customs of Races on the Prevalence of Cholera (*China, Imp. Customs, medical report*, XVIII). Shanghaï. — Nixon, Cholera Europea (*Dublin Journal of med. Science*, t. LXX, p. 337 à 342.)

1882. Ardouin, Cholera im Hedjas (*Veröffentl der k. deutsch. Gesundh.*). Berlin. — Kulp (O.), Die Cholera im Hedjas (*Ibid.*) — Audhoui (V.), Études sur le choléra indien. Paris. — Das Auftreten der Cholera in Siam im Jahre 1881 (*Veröffentl. der K. deusch. gesundht.*). Berlin. — Lefebvre, Rapport de la commission des épidémies sur les documents communiqués récemment par M. le ministre de l'intérieur, relativement à des épidémies de choléra en Orient (*Bull. de l'Acad. royale de med.*, p. 115 à 132). Bruxelles. — Lownds (T.-M.), Is Quarantine useful against Cholera? (*British med. Journal*, t. II, p. 918.) — Proust (A.), Sur la situation sanitaire actuelle relativement au choléra (*Bull: de l'Acad. de méd.*, p. 1114). Paris. — Le même, Du rôle du pèlerinage de la Mecque sur la propagation du choléra en Europe et en particulier de l'épidémie cholérique de 1881 (*Revue d'hygiène*). — Rossi (E.), Il Hedjaz; il pellegrinaggio e il Colera (*Giornale della Soc. ital. d'igiene*, p. 49 à 78). Milan. — Wakefield, Recherches sur la nature de la propagation du choléra asiatique (*Thèse de Paris*, 1882).

1883. Ambrosioni (P.), Sul colera asiatico. Sampierdarena. — Ardouin-Bey, Des mesures prophylactiques et de l'organisation du service d'assistance publique en temps d'épidémie cholérique. Alexandrie. — Corson (H.), Reminiscences of the cholera epidemic of 1832 (*Philadelphia med. Times*. — Cotorruello-Lopez (M.), Consideraciones generales sobre las enfermedades epidemicas y sobre las contagiosas en sus relaciones con el cólera morbo indiano (*Union de la ciencias médicas*). — Dobroslavin (A.), Mesures préventives contre le choléra (en Russie). Saint-Pétersbourg. — Fauvel, Acquisitions scientifiques récentes concernant l'étiologie et la prophylaxie du choléra (*Comptes rendus de l'Acad. des sciences*). — Le même, L'épidémie de choléra en Égypte, son origine, les chances que l'Europe a d'en être préservée (*Bull. de l'Acad. de méd.*). — Le même Communications relatives au choléra à la Mecque en 1882. — Le même, Mémoire sur le choléra dans l'Inde. — Le même, Rapport au sujet de l'épidémie de choléra qui a régné dans l'isthme de Tehuantepec. — Le même, Rapport au sujet des réclamations contre les mesures prises en Égypte, à l'égard des paquebots provenant des Indes. — Le même, Rapport sur le service sanitaire bulgare. — Le même, Rapport sur une communication du gouvernement anglais (ces documents sont insérés in *Recueil des travaux du Comité consultatif d'hygiène publique de France*. — Le même, Sur le choléra en Égypte et à la Mecque (*Bull. de l'Acad. de méd.*). — Le même, Rapport sur l'épidémie de choléra qui règne en Égypte, depuis le 21 juin, jour de son apparition à Damiette, jusqu'au 30 juin (*Rev. des travaux du Comité cons. d'hygiène publique*). — Koch (R.), Bericht über die Thätigkeit der deutschen Cholerakommission in Aegypten. Berlin. — Le même, Bericht der vom deutschen Reich befatis Erforschung der Choleraaetiologie nach Aegypten gesandten Kommission. Berlin. — Mayolle, Réflexions sur une épidémie de choléra en Cochinchine en 1882. — Pearse (W.-H.), A Note on Cholera and Epidemics hypothetically viewed in Relation to Evolution and Continuity (*Med. press and circ.*). — Pezalli (E.), Il colera e le autorita inglesi (*Rivista*) Gênes. — Robledo-Gonzales (Pedro). El colera en Filipinas. Madrid. — A. Proust, Le choléra, étiologie et prophylaxie. Paris. — Ross (J.), An Examination of some of the Theories concening the Propagation of Cholera (*Edinburgh. clin. and. pathol. journ.*). Rozat (J.-C.), Le choléra épidémique est-il contagieux? — Welch (S.-H.), Cholera epidemics in Malta (*British med. Journ.*). Londres. — Smolenski, Mesures prises contre l'arrivée du choléra asiatique. — Straus, Roux, Thüllier et Nocard, Exposé des recherches sur le choléra en Égypte (*Comptes rendus de la Soc. de biol.*). Paris. — Zuber (C.), Rapport de la mission française en Égypte (*Gaz. heb. de méd.*). Paris.

1884. Albenois (C.), Le choléra à Marseille. Paris. — Babès (V.), Ueber Koch's Kommabacillus. Berlin. — Béchamp, Le choléra, les maladies contagieuses et les quarantaines considérés dans leurs rapports avec la théorie du microzyma (*Rev. méd.*, Paris). — Bergman (F.-A.-G.), Nyare undersoekningar i Kolerans etiologie. Upsal. — Brouardel, Le choléra à Toulon et à Marseille (*Bull. de l'Acad. de méd.*). — Cameron (Charles), The Cholera Microbe and how te meet it. Londres. — Castro (S.-V.), Cholera in Egitti el 1883, sua origine e misure igieniche quarantenarie. Milan. — Chartier, Le choléra de 1884 à Nantes (*Gaz. méd.*). Nantes. — Cullimore (D.-H.), On some disputed Points concerning the Nature and Contagion of Cholera. Londres. — Cupertino da Silva (J.), Sobre a etiologie du cholera-morbus. Rio de Janeiro. — Deschamps (A), Contribution à l'étude du choléra endémique en Cochinchine. Paris. — Doyen (E.), Recherches sur la présence de bactéries dans les viscères des cholériques. Paris. — Dutrieux-Bey. Le choléra dans la Basse-Égypte en 1883. Paris. — Le même,

sur la probabilité de l'origine locale du choléra épidémique en Égypte
(*Revue sanit.*). Bordeaux. — Enquête sur la véritable origine du choléra
épidémique transmissible (*Rev. sanit.*). Bordeaux. — Ermengem (E. van),
Recherches sur le bacille virgule du choléra asiatique. Liége. — Ferran
(J.), El microbe del cólera. Barcelone. — Ferran (J.), Teoria sobre la
profilaxis del cólera-morbo asiatico (*Diario med.-farm.*). Madrid. —
Finkler, Ueber den Bacillus der Cholera nostras und seine Culture.
Vienne. — Fitzgerald (A.), A few Valuable Hints for the Prevention of
Cholera. Londres. — Foucault (T.), Les microbes du choléra. Paris. —
Gibier (P.), Contribution à l'étude étiologique du choléra. Paris. — Gor-
don (C.-A.) Certains Views regarding the bacillus of cholera compared
with each other (*Med. Press and circ.*). Londres. — Granger (J.), De la contagion du choléra (*Rev. d'hygiène*). — Hunter (M.-G.), Remarks on the
Epidemic of Cholera en Égypte (*Trans. of the epid. soc.*). Londres. —
Johne. Einiges über die bacteriologischen (sogenannten cholera) Curse im
k. Gesundheitsamt zu Berlin über Reinculturen, und den Cholera-kom-
mabacillus (*Deutsche zeitsch. für Thier. med.*). Leipzig. — Koch (R.), Ueber
die Cholerabakterien (*Deutsche med. Woch.*). Berlin. — Le même, Ueber die
Cholera mit besonderer Rücksicht auf die Commabacillen. Vienne. —
Le même, Die Entdeckung der Cholerabacillen. Vienne. — Macpherson
John), Annals of Cholera from the Earliest Periods to the year 1817.
Londres. — Mahé, Mémoire sur la marche et l'extension du choléra asiatique des Indes orientales vers l'Occident depuis les dix dernières années
(1875-1884) et sur quelques conséquences qui en résultent (*Gaz. méd.
d'Orient*). — Maragliano (E.), La pubblica profilassi del colera in rap-
porto alla sua etiologia. Milan. — Le même, Sulla misura di publica pre-
servazione contro il colera, e specialmente sulle quarantene maritime e
terrestre. Gènes. — Minutilla (S.), Sulla etiologia, patogenesi, e terapia
del colera. Palerme. — Mosso (Angelo), Le precauzioni contre il colera e
le quarantene. Rome. — Nicati et Rietsch, Sur l'inoculation du bacille
virgule du choléra. Berlin. — Pettenkofer (M. von) Ueber Desinfection
der ostindischen Post als schutzmittel gegen Einschleppung der Cholera
in Europa. Munich. — Pfeiffer (L.), Cholerabacillus, Graudwasser und
Bodenwarme. Bonn. — Prior (J.), Demonstration der Bacillen der Cholera
nostras und seine Cultur. Magdebourg. — Proust (A.), Le choléra de
Toulon (*Bulletin de l'Acad. de méd. et Rev. d'hygiène*). — Randon (Maxime),
Étude sur le choléra de 1884, observé à l'hôpital principal de la marine
de Toulon du 13 juin au 13 juillet. Lyon. — Richards (V.), An Outbreak
of cholera amongst Assam Immigrants (*Indian. med. Gaz.*). Calcutta. —
Robin (E.), Sur l'art de prévenir le choléra (*Gazette méd.*). Alger. — Roy,
Is Quarantine effective in cholera ? — Shattuck (G.-B.), Étiologie et
propagation du choléra (*Boston med. journ.*). — Stecher (Frieds), Zum
Schutze den Einzelnen vor der Cholera. Munich. — Straus, Roux, Nocard
et Thuillier, Recherches anatomiques et expérimentales sur le choléra
observé en 1883, en Égypte. Paris. — Sturm (C.), Der sicherste Schutz
vor der Cholera und die Absurditat der Cholerapilzes. Berlin. — Sur l'épidémie du choléra à Toulon et à Marseille (*Bull. de l'Acad. de méd.*). —
Szalardi (M.), Épidémie de choléra en Hongrie (en hongrois). Buda-Pest.

— Trevisan (V.), Il batterio del colera è une vibrione, non un bacillo, è agente esogene e causa occasionale della malattia, non agente endogeno e causa assoluta. Milan.

1885. Aitken (L.), On the Results of the International Sanitary Conference on Cholera lately held at Rome. Londres. — Amat (C.), Du rôle de l'atmosphère et de l'état hygrométrique en particulier comme facteur étiologique des épidémies du choléra. Paris. — Bartlett (Ezra A.), Cholera; its History, Cause and Prevention. Albany. — Bellew (H.-W.), The History of Cholera in India from 1862 to 1881. Londres. — Burner (B.), Kommabacillus der Cholera-asiatica und Krummerbacillus von Finkler-Prior. Berlin. — Breganze (N.), Sul colera asiatico e sulla teoria dei microbi o microorganismi (bacilli, bacteri). Milan. — Bouveret (L.), Études étiologiques sur les foyers cholériques de l'Ardèche (*Lyon médical*). — Brouardel (P.), Charrin et Albarran (J.), Rapport sur les essais de vaccination cholérique entrepris en Espagne par M. le docteur Ferran. Paris. — Brouardel, Épidémie cholérique en France en 1884; apparition du choléra, en juin 1884, à Toulon (Var). Paris. — Le même, Sur l'apparition d'une nouvelle épidémie cholérique à Marseille. Paris. — Buchner (H.) Beiträge zur Kenntniss des Neapeler Cholerabacillus (*Arch. für hyg.*). Munich et Leipzig. — Cheyne (W.-W.), Report on the Cholera-bacillus. Londres. — Ceci (A.), Sull' etiologia del colera asiatico. Gênes. — Le même, Sommario delle ulteriori ricerche. (Ibid.) — Corradi (A.), Etiologia e profilassi del colera. Milan. — Doyen (E.), Le bacille-virgule du choléra asiatique. Paris. — Dowdeswell (G.-F.), On the Cholera comma-bacillus. Londres. — Le même, The cholera comma-bacillus, and its Functions, Londres. — Drasche, Ueber die Bedeutung der Kommabacillen für die Cholera-prophylaxie. Vienne. — Dunin (T.), Najnowsze poglady na istote cholery. Varsovie. — Emmerich (R.), Untersuchungen über die Pilze der Cholera asiatica (*Arch. für hyg.*). Munich et Leipzig. — Ermengem (E. van), Rapport sur le système d'inoculation anticholérique du docteur Ferran, Bruxelles. — Le même, Recherches sur le microbe du choléra asiatique. Rapport présenté à M. le Ministre de l'Intérieur le 3 novembre 1884. Bruxelles. — Le même, Recherches sur le microbe du choléra asiatique. Paris et Bruxelles. — Fabregas Sola (L.), Consideraciones sobre la etiologia del cólera. Barcelone. — Ferrán, Conferencias sobre el parásito del cólera. Barcelone. — Fitz (R.-H.), The Recent Investigations concerning the aetiology of Cholera. Boston. — Flugge (C.), Dr. Emmerich 's Untersuchungen über die Pilze der Cholera. Berlin. — Gauthier (V.), Beiträge zur Lehre der Ursache der Cholera. Berlin. — Hamilton. Cholera. Its endemic Area and Epidemic Progression. In *Treatise on Asiatic Cholera* New-York. — Henritsi (A.-A.), Réminiscences de plusieurs épidémies de choléra (en russe). Saint-Pétersbourg. — Héricourt (J.), Sur la nature indifférente des bacilles courbes ou bacilles virgules (komma-bacillus) et sur la présence de leurs germes dans l'atmosphère. — Le Même, Les germes atmosphères des bacilles courbes (bacilles courbes, bacilles virgules, komma-bacillus.) — Hénon (G.-A.), The cholera-bacillus of Koch. (*Trans. Soc. med. off. Health*). Londres. — Honert (E.), Die Cholera und ihre Ursache. 2e édit. — JALAN DE LA CROIX (N.), Die bacteriologische Diagnose der Cholera (*St-Petersburger med. Woch.*). — JOHNSON (G.), On the Ætiology, Pathology and Treatment of Cholera. Londres. — KLEIN (E.) et HENEAGE GIBBES, An Inquiry into the Ætiology of Asiatic Cholera. Londres. — KLEIN et GIBBES (H.), Inquiry into the Ætiology of Asiatic cholera; Report of the English commission. Londres. — LATIMER (T.-S.), On the Origin and Diffusion of Cholera. Baltimore. — LAYET, Contribution à la doctrine du pseudo-choléra européen. Bordeaux. — LEHMANN (K.-B.), Die Cholera und die modernen Cholera-Theorien. Erlangen. — LUCONI (E.), Il microbo dopo il colera. Rome. — MAC DONNELL (J.-B.), Cholera, it Nature, Symptoms, History, Cause and Prevention; with an Outline Review of the Germ. Theory of Disease. Montreal. — MAGGI (L.), Intorno alle ricerche di Pacini risguardante i protisti colerigeni. Pavie. — LE MÊME. Sull' analogia delle forme del Komma-bacillus Koch, con quelle del spirillum tenue Ehr. osservate da Warming. Pavie. — MAREY, Résultats de l'enquête sur l'épidémie de choléra en France en 1884. (*Bull. de l'Acad. de méd. de Paris*). — MAUREL (A.), Considérations sur l'épidémie choléririque de 1885. Marseille. — MENDEZ (Rodriguez), Más datos sobre el micro-organismo colerigeno. Barcelone. — MORANO (Giovanni-Baptista), Il colera in Italia negli anni 1884 e 1885. Rome. — MOORE (W.-J.), The Cause of cholera. Calcutta. — NEGRI (A.-F) et CASSONE (G.), Contribuzione allo studio della genesi- e modo di diffusione del colera. Florence. — NICATI et RIETSCH, La vitalité du microbe du choléra (*Rev. scient.*). — LES MÊMES, Archives de physiologie normale et pathologique, 1872. — LES MÊMES, Expériences d'inoculation (*Revue de médecine*, n° 6). — LES MÊMES, Atténuation du virus cholérique (Comptes rendus de l'Académie des sciences, 13 juillet). — OVILO Y CANALES (Felipe), Origen del cólera y causas de su desarolles en Europa en 1884. Apuntes historicos seguidos de un cuadro grafico de las defunciones atribuidas al cólera en la ciudad de Toulon. Madrid. — PACCHIOTTI (G.), Discorso intorno alle quarantene contro il colera, pronunciato nella generale adunanza del congresso medico di Perugia. Turin. — PALLEN (M.-A.), Cholera as regards Quarantine, and its Prevention, Pathology and Treatment. New-York. — PETTENKOFER (V. VON), Die Cholera in Indien (*Arch. für Hygien.*). Munich et Leipzig. — RAMPAL, VILLARD, NICOLAS DURANTY et QUEIREL, Rapport sur l'épidémie de choléra qui a régné en 1884 dans le département des Bouches-du-Rhône. Marseille. — RAPTSCHEWSKI (J.), Nouvelles recherches sur l'épidémie du choléra asiatique (en russe). Saint-Pétersbourg. — RIGGS (H.), The Koch Komma-bacillus and its Relation to Asiatic Cholera. Philadelphie. — ROSSI-BEY, Mesure difensive contro l'importazione del colera en Europa. Milan. — SEMMELINK (J.), Geschiedenes der cholera in oost-Indië voor 1817. Amsterdam. — LE MÊME, Trad. française, Utrecht. — SPATUZZI (A.), La teoria di max von Pettenkofer sul colera. Naples. — STILLÉ (Alfred), Cholera; its Origin, History, Causation, Symptoms, Lesions, Prevention and Treatment. Philadelphie. — THOLOZAN (J.-D.), Le choléra dans l'Inde, ses degrés, ses variétés au point de vue de l'épidémiologie générale (*Bull. de l'Acad. de méd. de Paris*). — United States Consular Reports, Cholera in Europe in 1884. Reports from Consuls of the United States.

Washington. — Vincent, Choléra, contagiosité, importation ; l'épidémie de 1866 en Algérie, Alger. — Zampa (R.), Storia del colera del 1884 in Italia per servire di preparazione alla nostra pulizia sanitaria delle epidemie. Naples. — X. Le choléra n'est ni transmissible, ni contagieux : étude critique et pratique par un rationaliste. Paris.

1886. Afanaseff (M.-J.), Bakteriologija aziatskoi cholery. Saint-Pétersbourg. — Argento (G.), Sulla profilassi del colera. Palerme. — Canestrini (R.) et Morpugo (B.), Notizie biologiche sul bacillus-komma. Venise. — Charrin, Réflexions à propos du choléra de l'Isle-d'Yeu et de Bretagne 1885-86, netteté de la contagion. Paris. — Dutrieux-Bey, De l'origine du choléra épidémique à Damiette, Toulon, et Marseille (Congrès intern. des sc. med., Copenhague, 1884). — Épidémie cholérique de 1885-1886 eu France et en Algérie : Statistique des décès occasionnés par cette épidémie du 25 juin 1885 au 20 avril 1886 (Rec des trav. du Com. cons. d'hyg.). — Fábregas Sola (L.), Consideraciones sobre la etiologia del cólera. Madrid. — Ferran (J.) et Pauli (J.), El cólera morbo asiatico. Breves consideraciones sobre la etiologia y profilaxis. Séville. — Grant-Bey (J.-A.-S.), Cholera and how to deal with it ; being a Report on the cholera Epidemic in Egypt in 1883. New-York. — Kinsman (D.-N.), Etiology and prophylaxis of cholera asiatica. New-York. — Klein (E.), The Bacteria in Asiatic Cholera. Londres. — Lencastre (A. de) Prophylaxia interna contra o cholera. Lisbonne. — Martin Ayuso (A.), El cólera es infeccioso, contagioso ó miasmatico contagioso ? Madrid. — Mercadal Martin (J.), Datos estadisticos á la epidemia de cólera en España en 1885. Barcelone. Oliveri (Vincenzo), Sulle pretese ptomaine del colera. Palerme. — Raucu (J. H.), Coast Defences against Asiatic cholera. Report of an Inspection of the Quarantine mantained upon the Asiatic and Gulf Coasts from the St-Laurence to the Rio Grande. Concord, N. H. — Reiss (H.), Prinzipien der Cholera-prophylaxie. Vienne. — Silva Amado, Devem estabelecer se cordoës sanitarios na fronteira de Portugal, para se evitar a envasaõ da cholera ? Lisbonne. — Thoinot (L.-H.), Histoire de l'épidémie cholérique de 1884 ; origine, marche, étiologie générale. Paris. — Treille (M.), Critique historique de la théorie microbienne du choléra. Paris. — Trolard, Des mesures préventives contre le choléra. Alger. — Weichselbaum (A.), Ueber den gegenwartigen Standpunkt der Aetiologie der Cholera asiatica. Vienne. — Weisser ueber die Emmerich'schen sogenannten Neapler Cholerabacterien. Leipzig.

1887. Albanese (E.), Cholera and the Duties of Governents and Countries during Epidemics. New-York. — Baggio (Giovanni), Il colera è contagioso o no ? Trévise. — Charrin, Épidémie cholérique de 1885-86 dans les départements du Finistère et de la Vendée (Rec. des trav. du com. cons. d'hyg.). — Fazio (E.), I provvedimenti sanitari pel colera ; le quarantène ed i cordoni sanitarii. Plaisance. — Hart (B.-F.), Are Koch's bacilli the Cause of Cholera. Saint-Louis. — Hueppe (F.), Ueber Fortschritte inder Kenntniss der Ursachen der Cholera asiatica, Berlin. —

Klebs (E.), Die Biologie der Choleravibrionen. Vienne. — Kitasato (S.), Die Cholera in Japan. Tokio. — Koch et Gaffky. Bericht ueber die Thätigkheit der zur Erforschung der Cholera in Jahre 1883 nach Aegypten und India entsandten Kommission. — La Rotonda (Francesco), Il colera del 1886 in Trinitapoli. Naples. — Lustig (A.), Bacteriologische Studien über cholera asiatica Leipzig. — Mahé, La dernière épidémie de choléra en Sicile, dans l'Amérique méridionale et à Malte (*Gaz. méd. d'Orient*). Constantinople. — Martin (A.-J.), Épidémies cholériques de 1884 et 1885 en Italie. (*Rec. des trav. du com. cons. d'hyg.*). — N. P., Consideraciones y juicio étiologico sobre la ultima invasion del cólera morbo asiatico en el pueblo de Jadraque, Madrid. — Observation faite à l'hôpital de Maltépé sur la vitalité des microbes cholériques et sur la possibilité d'éteindre le foyer cholérique dès le commencement en prenant les mesures énergiques nécessaires (*Gaz. des hôp. de l'emp. ottoman*). Constantinople. — Netter, Le rapport de la mission allemande du choléra (*Bulletin médical*). — Proust, Rapport sur l'épidémie de choléra dans le département du Finistère (1885-86) (*Rec. des trav. du com. cons. d'hyg.*). — Saya-Merlino, Santi interrogativi sul tema delle virgole coleriche con precetti igienico curativi. Messine. — Simpson (W.-J.), The Progress and Distribution of Cholera mortality in Calcutta. — Thorne (R.-T.), On Sea-borne cholera; British Measures of Prevention v. European Measures of restricturi (*British med. journ.*). — Ulloa (J.-C.), Reaparición del cólera en Chile. Lima. — Zaeslein (T.), Beiträge zur chemischen Reaktion der Kulturen des Cholera-bacillus. Berlin.

1888. Bahier, Formose et les Pescadores. Le choléra pendant l'occupation de ces deux îles, 1884-1885. Paris. — Bomford (G.), Observations on bacteria in cholera. Calcutta. — Bruce (D.), On the epidemic of Cholera in Malta during 1887 (*Trans. of epidem. Soc.*). Londres. — Bujvid (Odo), Note sur la réaction chimique des bacilles du choléra (*Ann. de l'Inst. Pasteur*). — Cunningham (D.-D), On the Occurence of Schizomycetes in the Peritoneal Secretion of Cases of cholera. Calcutta. — Fayrer (Sir J.), The Natural History and Epidemiology of Cholera. Londres. — Gamaleïa (N.). Sur la vaccination préventive du choléra asiatique (*Bull. de l'Acad. de méd.*). — Mahé, Le choléra en Europe de 1881 à 1887 (*Rev. méd.-pharm.*). Constantinople. — Le même, Les pèlerinages du Hedjaz pendant les cinq dernières années de 1884 à 1888 (*Gaz. méd. d'Orient*). Constantinople. — Pettenkofer (Max von), Der epidemiologische Theil des Berichtes über die Thätigkeit der zur Erforschung der Cholera im jahre 1883 nach Aegypten und Indien entsandten deutschen Commission. Munich, Leipzig. — Simpson (W.-G.), The Causes of cholera in Calcutta. Londres. — Verdierre (Paul), Le choléra en Espagne en 1885. Paris. — Zaeslein (T), Nuove recerche sul bacille virgolta. Gênes.

1889. Blumberg (P.-M.), Sur les mesures préventives du choléra dans l'Inde. Paris. — Celli (A), Contributo alle conoscenze epidemiologiche sul colera (*Ann. del Ist. d'hyg. sper.*). Rome. — Henir (P.), The Etiology of

Cholera (*Indian méd. Gaz.*). Calcutta. — MACLEOD (N.) et MILLES (W.-J.), An Inquiry into the Causation of Asiatic Cholera. Londres. — NEVE (A.), The Kaskmir Cholera Epidemic of 1888 (*Indian. med. Gaz.*) Calcutta. — PFEIFFER (R.), Ueber den Vibrio Metschnikoff und sein Verhältniss zur Cholera asiatica (*Zeitsch. für hygiène*). Leipzig. — PROUST, Le choléra de Mésopotamie (*Bull. de l'Acad. de méd.*). Paris. — TADANORI (J.), Report on Preventive Measures against Cholera. Tokio. — ZAESLEIN (T.), Recerche bacteriologische sul colera. Pavie.

1890. ALBU (J.), Eine quarantenäreise und die Cholera 1889 in Persien. Berlin. — CANDELLA, El cólera en la provincia de Valencia; apuntes para la historia de la epidemia (*Cron. méd.*). Valence. — CHARRIN (A.), Les mesures prises contre le choléra, à Cerbère et à la partie orientale de la frontière d'Espagne (*Ann. d'hygiène*). Paris. — Le choléra en Mésopotamie (*Rev. méd.-pharm.*). Constantinople. — DUCHON-DORIS, Relation d'une épidémie de choléra en Chine en l'année 1887 (*Gaz. hebd. de méd.*). Paris. — FAJARNÉS (E.), El cólera en Valencia (*Rev. balear de cienc. méd.*). Palma. — HACKIN (A.), Le choléra est une névrose; conséquences thérapeutiques (*Bull. gén. de thér.*). Paris. — HUEPPE (F.), Zur Aetiologie der Cholera asiatica (*Berliner klin. Woch.*). — KARLINSKI (J.), Zur Kenntnis der tenacität der Choleravibrionen (*Cent. bl. für. Bacteriol.*). Iéna. — LATAPIE, Contagion et prophylaxie du choléra (*Gaz. des hôpit.*). Paris. — LEGRAND (H.), Contribution à l'étude de la prophylaxie sanitaire maritime moderne du choléra. Paris. — MACLEOD (N.) et MILLES (W.-J.), Abstract of the Results of an Inquiry into the causation of Asiatic Cholera (*Proc. Roy. Soc.*). Edinburgh. — MOLINER, Etiologia, patogenia y terapeutica del cólera segun el estado actual de la ciencia. Valence. — NUNOZ (A.), Cólera morbo epidemico. Asiatico o Español? (*Corr. méd.*). Salamanca. — NETTER. Les mesures prises contre le choléra, à Hendaye et a la partie occidentale de la frontière d'Espagne (*Ann. d'hygiène*). Paris. — ROUX (G.), Morphologie du bacille du choléra asiatique; action microbicide du touraillon sur ce microorganisme (*Lyon méd.*). — NUNES-VAIS (G.-D). Brevi note sul colera che si manifesto nel 1886 in Tunisi. Florence. — PROUST (A.), Épidémie de choléra en Mésopotamie (*Rec. des trav. du Com. d'hyg. publ. de France*). — LE MÊME, Projet d'un nouveau règlement général et international applicable aux navires faisant le trasnport des pèlerins musulmans de la Mecque (*Ibid.*). — LE MÊME, Rapport sur le pèlerinage musulman de la Mecque en 1887-1888. (*Ibid.*). — LE MÊME, Le choléra de Mésopotamie, de Perse et de Syrie en 1889 et 1890 (*Bull. de l'Acad. de méd.*). Paris. — SOEIRO GUARANY, Esboço historico das epidemias de cholera-morbus, que reinaram no Brazil desde 1855 até 1867. (*Ann. acad. de méd.*). Rio de Janeiro.

1891. DEMMLER (A.), De l'endémo-épidémie cholérique au Tonkin étudiée au point de vue du mode de contagion et des mesures prophylactiques (*Rev. de méd.*). Paris. — HOWARD (B), Personal Observations of the Course of Influenza and of cholera in Asia during the Recent Epidemics

of these Diseases (*Lancet*). Londres. — Proust (A.), Le choléra de la mer
Rouge en 1890 (*Bull. de l'Acad. de méd.*). Paris.

Consulter aussi : *Recueil des travaux du Comite consultatif d'hygiène
publique de France.* — *Bulletin de l'Académie de médecine de Paris.* —
Comptes rendus des séances de l'Académie des sciences.

FIN

TABLE DES MATIÈRES

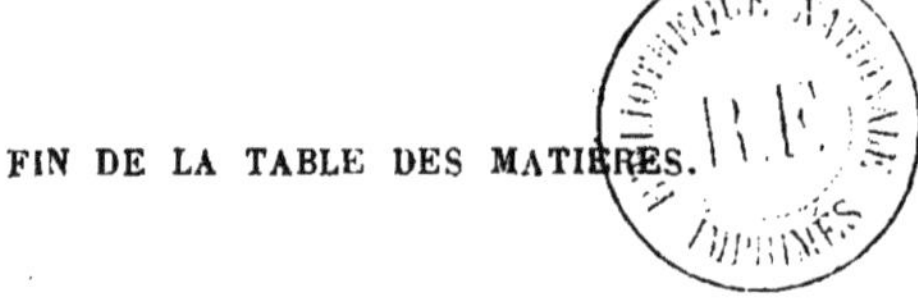

FIN DE LA TABLE DES MATIÈRES.

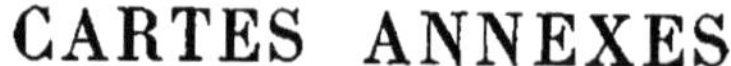

CARTES ANNEXES

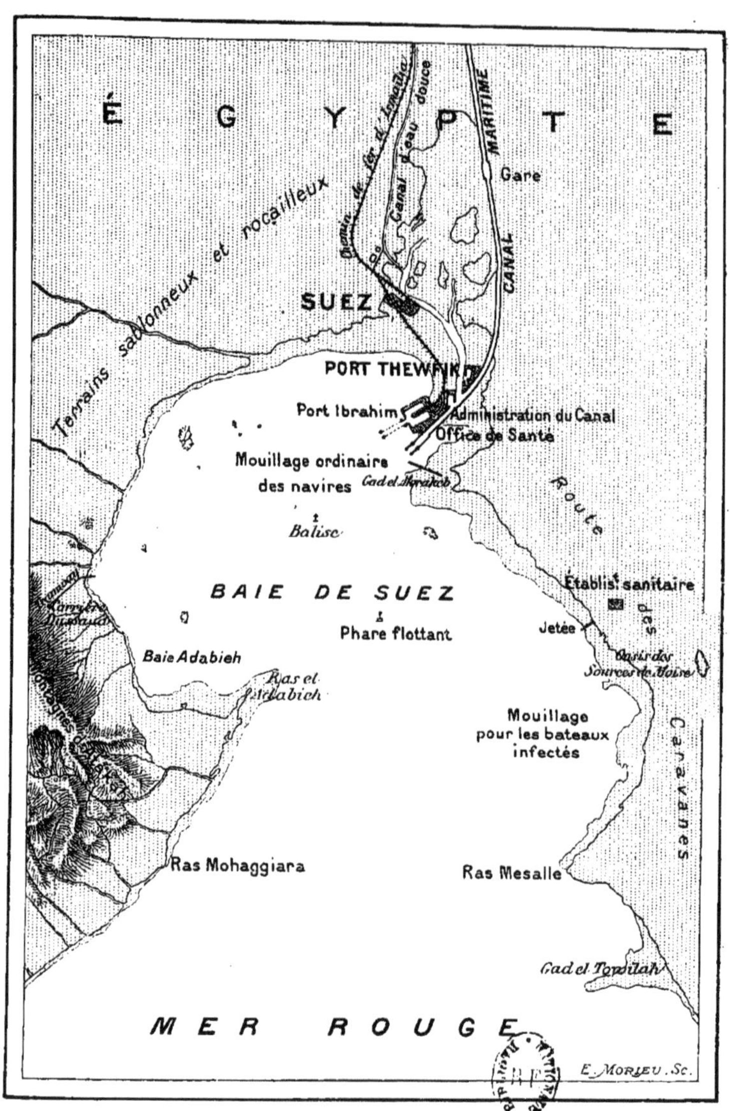

Baie de Suez indiquant l'entrée du canal maritime.

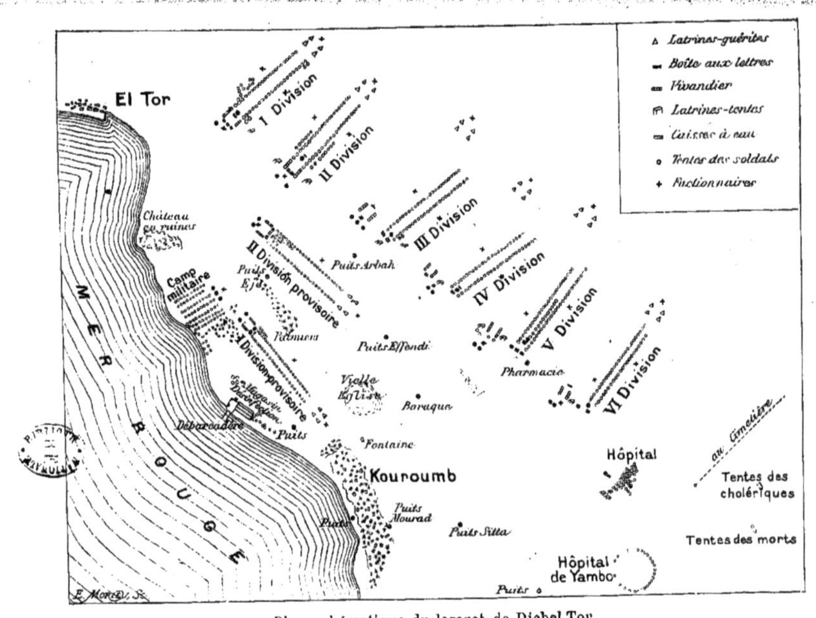

Plan schématique du lazaret de Djebel Tor

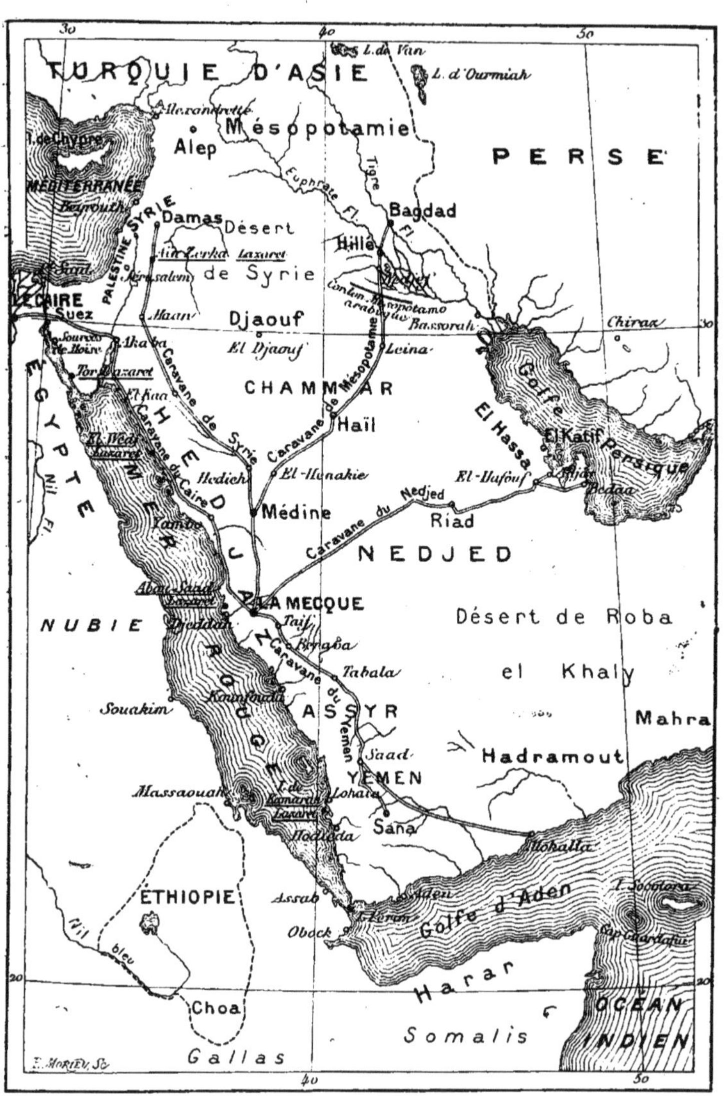

Carte de la mer Rouge, de l'Arabie, de la Syrie, de la Mésopotamie et du golfe Persique, indiquant les routes des caravanes des pèlerins se rendant au pèlerinage de la Mecque et les principales stations quarantenaires.

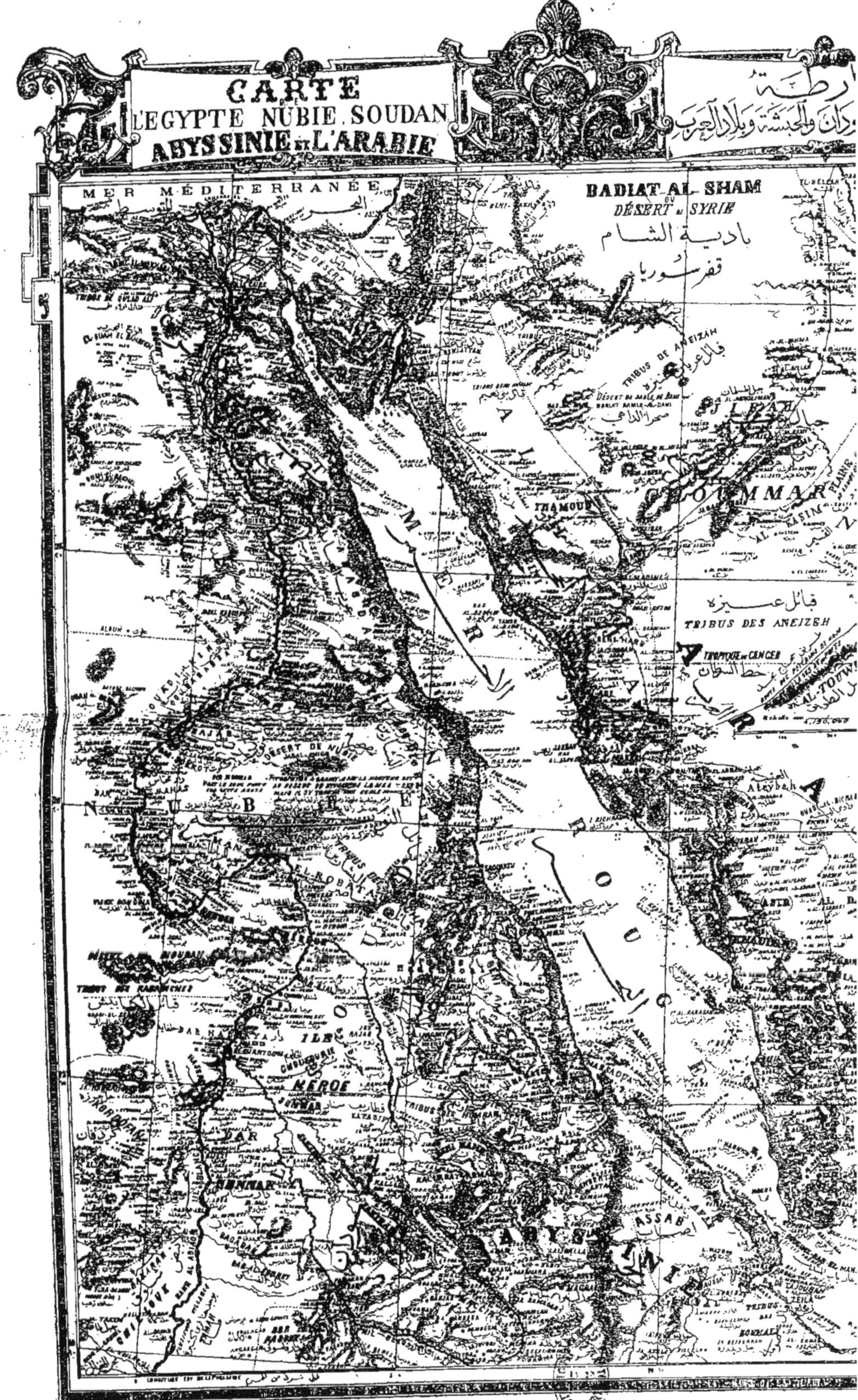

CARTE
L'EGYPTE NUBIE SOUDAN
ABYSSINIE et L'ARABIE
MER MÉDITERRANÉE
BADIAT-AL-SHAM
DÉSERT DE SYRIE
TRIBUS DE ANEIZAH
TRIBUS DES ANEIZEH
DÉSERT DE SABLE DE RAML
THAMOUD
DJEBEL CHAMMAR
TROPIQUE DE CANCER
DÉSERT DE NUBIE
NUBIE
MER ROUGE
MEROE
SENNAR
ABYSSINIE
ASSAB
ZEILA
LONGITUDE EST DE LE PREMIERE

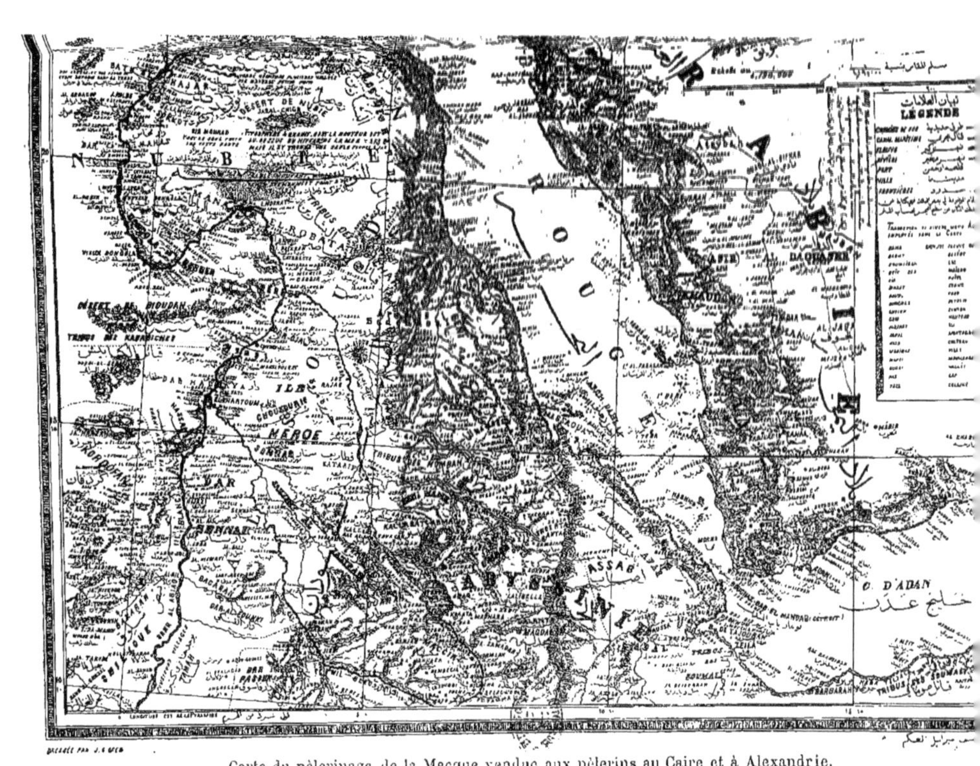

Carte du pèlerinage de la Mecque vendue aux pèlerins au Caire et à Alexandrie.

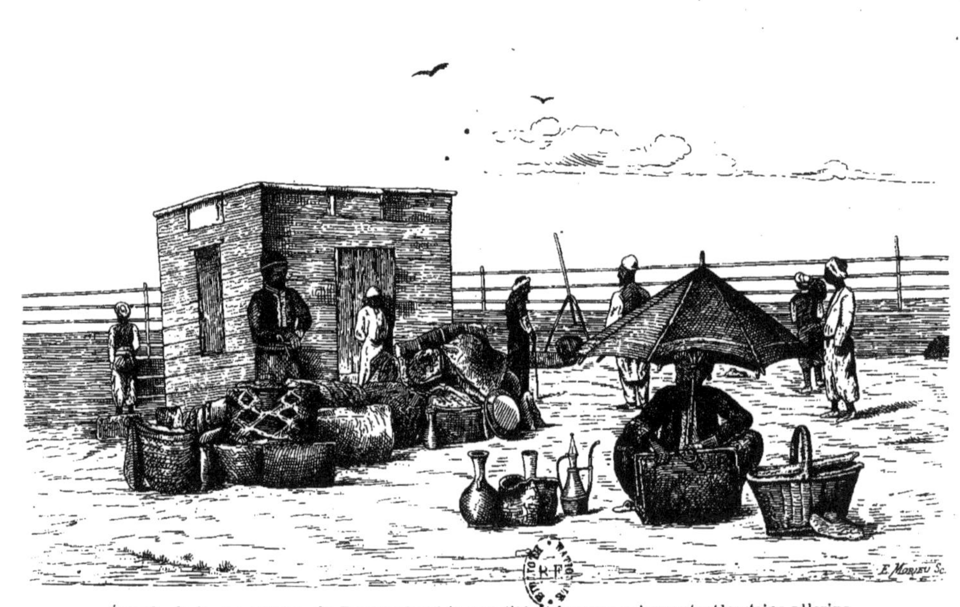

Épisode de la quarantaine de Tor montrant la quantité de bagages qu'emportent certains pèlerins.

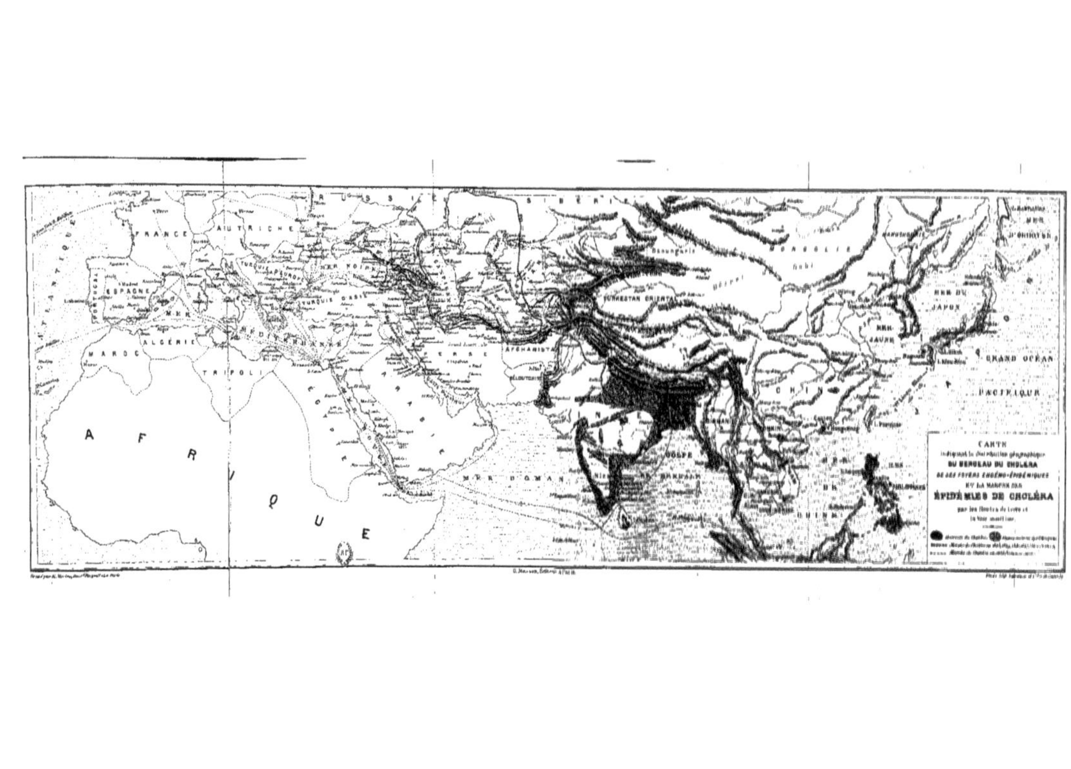

CARTE
indiquant la distribution géographique
DU BERCEAU DU CHOLÉRA
DE SES FOYERS ENDÉMO-ÉPIDÉMIQUES
ET LA MARCHE DES
ÉPIDÉMIES DE CHOLÉRA
par les routes de terre et
la voie maritime

CORBEIL. — IMPRIMERIE ÉD. CRÉTÉ.